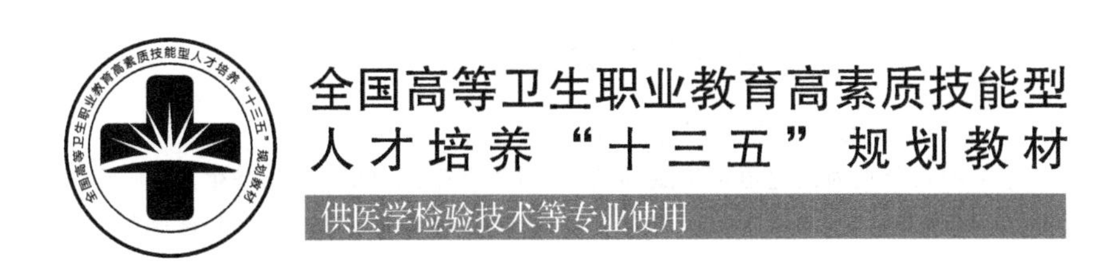

临床寄生虫检验

主　审　董忠生

主　编　丁　丽　靳　静

副主编　丁环宇　王建设　张洁莉

编　者　(以姓氏笔画为序)

丁　丽　郑州铁路职业技术学院

丁环宇　重庆医药高等专科学校

王建设　鹤壁职业技术学院

石中全　重庆三峡医药高等专科学校

何孝崇　第三军医大学

宋晓光　鹤壁职业技术学院

张洁莉　邢台医学高等专科学校

陈新江　宁波卫生职业技术学院

钟宇飞　肇庆医学高等专科学校

董春辉　郑州交通医院

曾镇桦　福建医科大学附属漳州市医院

靳　静　河南医学高等专科学校

華中科技大學出版社

http://press.hust.edu.cn

中国·武汉

内容简介

本书为全国高等卫生职业教育高素质技能型人才培养“十三五”规划教材。

本书包括总论和十个项目，十个项目分别为消化道寄生虫，肝脏与胆管寄生虫，脉管系统寄生虫，神经系统寄生虫，皮肤与组织寄生虫，呼吸系统寄生虫，眼部寄生虫，泌尿生殖系统寄生虫，寄生虫样本的采集、保存和诊断抗原的制备以及临床寄生虫检验实践训练。

本书适合医学检验技术等专业使用。

图书在版编目(CIP)数据

临床寄生虫检验/丁丽，靳静主编. —武汉：华中科技大学出版社，2017.8(2024.9 重印)
全国高等卫生职业教育高素质技能型人才培养“十三五”规划教材
ISBN 978-7-5680-3235-3

Ⅰ.①临… Ⅱ.①丁… ②靳… Ⅲ.①寄生虫病-医学检验-高等职业教育-教材 Ⅳ.①R530.4

中国版本图书馆 CIP 数据核字(2017)第 188124 号

临床寄生虫检验 丁 丽 靳 静 主编
Linchuang Jishengchong Jianyan

策划编辑：居 颖
责任编辑：秦 曌 陈 晶
封面设计：原色设计
责任校对：刘 竣
责任监印：周治超
出版发行：华中科技大学出版社(中国·武汉) 电话：(027)81321913
武汉市东湖新技术开发区华工科技园 邮编：430223
录 排：华中科技大学惠友文印中心
印 刷：武汉邮科印务有限公司
开 本：880mm×1230mm 1/16
印 张：11 插页：1
字 数：348 千字
版 次：2024 年 9 月第 1 版第 2 次印刷
定 价：48.00 元

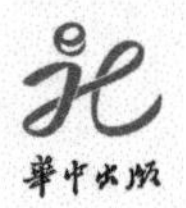

全国高等卫生职业教育高素质技能型人才培养“十三五”规划教材（药学及医学检验专业）

编委会

前言

QIANYAN

“检以求证，验以求实。”

培养适应医学实际工作需求的实用型高级检验技术人才是高等职业教育医学检验技术专业的宗旨所在。

临床寄生虫检验是医学检验技术专业核心课程之一，也是医学检验技术职业资格考试必考内容。据国家卫生计生委通报最新全国寄生虫病防治技术竞赛结果，参赛选手理论知识考核及格率超过98%，但技能考核超过一半人不及格（镜检技能考核及格率仅为46.77%）。看来，迫在眉睫的是进一步强化医学检验技术专业毕业生的实际工作能力。

本教材在华中科技大学出版社编写的全国高职高专医药院校医学检验技术专业工学结合“十二五”规划教材《寄生虫检验技术》（2014年第一版）的基础上进行修订。修订的原则是通过教材提高、培养学生的实际操作能力，主要通过细化操作流程，规范重要操作项目的考核及评价标准来实现。

本教材将进一步围绕推进高等职业技术教育“双证书”教学制度，符合“技能为主、理论为辅”和“院校合作、工学结合”的高职教育人才培养模式需要，反映新知识、新技术、新方法，是具有职业教育特色的教材。

本教材参考了最新全国临床医学检验专业技术资格考试大纲内容，严格按照医学检验技术专业高职高专人才培养目标，遵循“五性”（思想性、科学性、先进性、启发性、适应性）与“三基”（基本理论、基本知识、基本技能）的编写修订原则，既考虑学历教育所需知识要求，也兼顾职业资格考试具体的需要，将学历教育要求与职业资格考试所需内容有机融合，使所学知识更贴近社会、贴近岗位，符合社会对人才的需求。同时使学历教育与职业资格考试相衔接，使教材更具“双证书”教学制度的特色。

全教材按照项目教学法，将生物学科分类调整为按照感染部位来区分项目，更加贴近寄生虫检验的实际工作。每项目前列出具体学习目标，以便学生掌握与检测。教材内容撰写简明扼要，通俗易懂，图文并茂，重点突出。教材后所附各种寄生虫卵彩图，均为编写组人员精心选择的各种虫卵典型标本，采用显微摄影方法，拍摄制备而成。图片真实直观，有利于学生学习掌握。

本书的修订工作得到郑州铁路职业技术学院、重庆医药高等专科学校、鹤壁职业技术学院、重庆三峡医药高等专科学校、第三军医大学、邢台医学高等专科学校、宁波卫生职业学院、肇庆医学高等专科学校、郑州交通医院、福建医科大学附属漳州市医院、河南医学高等专科学校等院校的领导与老师们的大力支持，并得到华中科技大学出版社专业人员的指导。在此表示最真诚的感谢！同时对第一版的作者也表示最真诚的感谢！由于修订时间仓促，编审人员水平有限，教材中难免存在不足之处，恳请各位同仁给予批评指正。

董忠生

目录

MULU

总论 / 1

项目一　消化道寄生虫 / 18

项目二　肝脏与胆管寄生虫 / 57

项目三　脉管系统寄生虫 / 63

项目四　神经系统寄生虫 / 80

项目五　皮肤与组织寄生虫 / 84

项目六　呼吸系统寄生虫 / 112

项目七　眼部寄生虫 / 116

项目八　泌尿生殖系统寄生虫 / 118

项目九　寄生虫样本的采集、保存和诊断抗原的制备 / 120

项目十　临床寄生虫检验实践训练 / 126

实验 1　消化道寄生虫实验室检查 / 131

实验 2　肝脏与胆管寄生虫实验室检查 / 139

实验 3　脉管系统寄生虫实验室检查 / 140

实验 4　神经系统寄生虫实验室检查 / 146

实验 5　皮肤与组织寄生虫实验室检查 / 147

实验 6　呼吸系统寄生虫实验室检查 / 150

实验 7　眼部寄生虫实验室检查 / 151

实验 8　泌尿生殖系统寄生虫实验室检查 / 152

实验 9　寄生虫诊断抗原的制备 / 153

中英文名词对照 / 160

参考文献 / 165

总　论

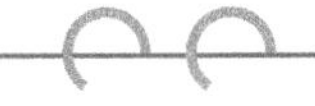

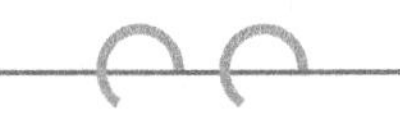

学习目标

1. 掌握寄生虫、宿主、中间宿主、终宿主、保虫宿主、寄生虫生活史、感染期的概念和常用寄生虫病实验诊断方法。

2. 熟悉寄生虫的基本特征及分类、寄生虫病流行的基本环节和影响流行的因素。

3. 了解人体寄生虫学的范畴和任务。

寄生虫学检验(parasitological laboratory medicine)是研究人体寄生虫的形态、生活史、致病性、实验诊断、流行情况、防治原则及其检验技术的一门科学，是医学检验专业的主干课程之一。通过本课程的学习，学生能够在基础理论知识的指导下，联系实际，正确运用寄生虫检验技术，进行临床标本的寄生虫检验，以判断寄生虫感染或污染情况以及寄生虫病的治疗及防控效果，为寄生虫病诊断和防控提供依据，从而达到控制和消灭寄生虫病，提高人民健康水平和促进生产力发展的目的。

一、寄生现象与寄生虫病

(一) 生物种间的几种关系

生物界中，各种生物千差万别，为了寻求食物或逃避敌害，各种生物之间形成各种错综复杂的关系。其中凡是两种生物在一起生活的现象，统称为共生(symbiosis)。在共生现象中根据两种生物之间的利害关系可分为共栖、互利共生和寄生。

1. 共栖(commensalism)　两种生物在一起生活，其中一方受益，另一方既不受益也不受害，这种关系称为共栖。例如，生活在海洋中的鲫鱼(*Echeneis naucrates*)用其背鳍演化成的吸盘吸附在大型鱼类的体表，随着大鱼的游动而到处觅食，这对鲫鱼有利，对大鱼无利也无害。

2. 互利共生(mutualism)　两种生物在一起生活，双方均受益，这种关系称为互利共生。例如，纤毛虫定居在牛、马的胃内，牛、马为纤毛虫提供栖息场所，纤毛虫则可分泌消化酶类帮助牛、马消化植物纤维；同时，纤毛虫大量迅速繁殖和死亡也可为牛、马提供蛋白质。

3. 寄生(parasitism)　两种生物在一起生活，其中一方受益，另一方受害，这种关系称为寄生。受害的一方称为宿主(host)；受益的一方称为寄生物，包括各种微生物和寄生虫(parasite)。宿主为寄生虫提供营养和寄居场所，并遭受损害，比如人类和其他生物；相应地，寄生虫则是部分或全部丧失自由生活能力，暂时地或长期地生活在人或其他生物体内或体表，摄取营养，并可造成对方损害的一类低等动物。其中，整个生活过程都营寄生生活的寄生虫称为专性寄生虫(obligatory parasite)；既可营自由生活，又可营寄生生活的称为兼性寄生虫(facultative parasite)；偶然机会侵入宿主体内寄生的称为偶然寄生虫(accidental parasite)；还有某些寄生虫在宿主体内通常处于隐性感染状态，但当宿主免疫功能受累时，可出现异常增殖且致病力增强，这些寄生虫被称为机会致病寄生虫(opportunistic parasite)，如弓形虫、隐孢子虫、卡氏肺孢子虫等。

生物之间的关系多样而复杂，上述的 3 种关系，并不是截然分开的，在特定情况下可以互相转化。寄生虫病(parasitic diseases)是寄生虫侵入人体所引起的疾病。因虫种和寄生部位不同，引起的病理变化和临床表现各异。寄生虫病分布广泛，世界各地均可见到，但以贫穷落后、卫生条件差的地区为多见，热带和亚热带地区更多，因此，狭义的热带病即指寄生虫病。非洲、亚洲的发展中国家发病人数较多，感染人群主要是接触疫源较多的劳动人民及免疫力较低的儿童。

（二）寄生虫的生活史

寄生虫的生活史(life cycle)是指寄生虫完成一代生长、发育和繁殖的整个过程及其所需的外界环境条件。

寄生虫的种类繁多，生活史也多种多样。某些寄生虫整个生活史只需要一个宿主，而某些却需要两个甚至两个以上的宿主，其中，寄生虫的成虫和有性生殖阶段所寄生的宿主称为终宿主(definitive host)，寄生虫的幼虫或无性生殖阶段所寄生的宿主称为中间宿主(intermediate host)。若有两个以上中间宿主，可按寄生先后顺序分为第一中间宿主、第二中间宿主等。某些寄生虫的某一发育阶段既可寄生于人体，也可寄生于某些脊椎动物，而脊椎动物体内的寄生虫在一定条件下又可传播给人，在流行病学上，这些脊椎动物被称为保虫宿主或储存宿主(reservoir host)。例如，华支睾吸虫的幼虫先后寄生于淡水螺体内和淡水鱼、虾体内，成虫寄生于人体外，还可寄生于猫、狗等动物体内，淡水螺即为华支睾吸虫的第一中间宿主，淡水鱼、虾为第二中间宿主，人为终宿主，猫狗则为保虫宿主。另外，某些寄生虫的幼虫侵入非正常宿主后不能发育成熟，而是长期保持在幼虫状态，但当此幼虫有机会进入正常终宿主体内后仍可继续发育成熟，这种能使寄生虫处于滞育状态的非正常宿主称为转续宿主(paratenic host 或 transport host)。例如，卫氏并殖吸虫侵入野猪体内不能发育成熟而是长期保持在童虫阶段，但人或犬若生食或半生食含有此童虫的野猪肉，童虫即可在人或犬体内发育为成虫，因此野猪是卫氏并殖吸虫的转续宿主。

寄生虫的生活史比较复杂，学习寄生虫的生活史要抓住其中的主要环节，这是了解寄生虫的致病性、寄生虫病诊断和流行规律及防治原则的必要基础知识。这些环节主要包括寄生虫的感染阶段、侵入宿主的方式和途径、在宿主体内移行或到达寄生部位的途径、正常的寄生部位、离开宿主机体的方式以及所需要的宿主或传播媒介的种类等。其中，寄生虫的感染阶段指的是能够感染人的特定发育阶段。例如，日本血吸虫的发育阶段依次为虫卵、毛蚴、胞蚴、尾蚴及成虫，其中只有尾蚴与人体皮肤接触后才能使人感染，因此，尾蚴是日本血吸虫的感染阶段。

二、寄生虫的基本特征及分类

按照动物分类系统，人体寄生虫主要隶属于动物界(Kingdom Animalia)中的7个门，即无脊椎动物中的扁形动物门(Phylum Platyhelminthes)、线形动物门(Phylum Nemathelminthes)、棘头动物门(Phylum Acanthoce-phala)与节肢动物门(Phylum Arthropoda)，以及单细胞原生动物亚界(Subkingdom Protozoa)中的肉足鞭毛门(Sarcomastigophora)、顶复门(Api-complexa)和纤毛门(Ciliophora)。寄生虫的命名遵循国际动物命名的二名制原则，即学名由属名和种名组成，采用拉丁文或拉丁化的文字表示，属名在前，种名在后，如有亚种名，则放在种名之后。种名和亚种名之后是命名者的姓与命名的年份。例如日本血吸虫的拉丁名为 *Schistosoma japonicum* Katsurada，1904，表明该名是由 Katsurada 于 1904 年命名的。在医学上，能够感染人而引起疾病的寄生虫主要归属于三类：医学原虫、医学蠕虫和医学节肢动物。在实际工作中掌握各类寄生虫的基本特征，有助于提供诊断思路，制订治疗和预防措施。

（一）原虫的生物学特征及其种类

原虫为单细胞真核动物，体积微小，在自然界分布广泛，种类繁多，迄今已发现65000余种，多数营自生或腐生生活，分布在海洋、土壤、水体或腐败物内。有近万种为寄生性原虫，生活在动物体内或体表。医学原虫是寄生在人体管腔、体液、组织或细胞内的致病及非致病性原虫，约40种。其中的一些种类以其独特的生物学和传播规律危害人群或家畜，构成广泛的区域性流行。

原虫基本构造由外到内依次为胞膜、胞质和胞核。胞膜为一层或多层单位膜结构，最外层为类脂和蛋白分子结合多糖分子形成的表被，或称糖萼(glycocalyx)，其上带有多种受体、抗原、酶类，甚至毒素。紧贴在表膜内层的微管和微丝可支撑虫体。因此，表膜既可保持虫体稳定，又可参与虫体营养、排泄、运动、感觉、侵袭、隐匿等多种生理功能。胞质主要由基质、细胞器(如参与合成代谢的线粒体、高尔基复合体、内质网、溶酶体等膜质细胞器；参与虫体运动且为原虫分类标志的伪足、鞭毛、纤毛等运动细胞器；以及帮助虫体取食、排废的胞口、胞咽、胞肛等营养细胞器)和内含物组成。许多原虫有内、外质之分，外质较透明，呈凝胶状，具有运动、摄食、营养、排泄、呼吸、感觉及保护等功能；内质呈溶胶状，含各种细胞器和内含物，为细胞代谢和营养储存的主要场所。胞核为原虫得以生存、繁衍的主要构造，由核膜、核质、核仁和染色质组成。寄生人体的原虫多数为泡状核型（vesicular nucleus），染色质少，呈粒状，分布于核质或核膜内缘，只含一个粒状核仁。少数纤毛虫为实质核型（compact nucleus），核大且不规则，染色质丰富，常具一个以上的核仁，故核深染而不易辨认内部。原虫的营养期大多只含一个核，少数可有两个或更多。一般仅在核分裂期核染色质才浓集为染色体，展示染色体核型的形态学特征。经染色后的细胞核形态特征是医学原虫病原学诊断的重要依据。

多数原虫借运动细胞器进行移位、摄食、防卫等活动。运动方式有伪足运动、鞭毛运动和纤毛运动。没有细胞器的原虫也可借助体表构造进行滑动和小范围扭转。具有运动、摄食能力和生殖的原虫生活史期统称为滋养体（trophozoite），是多数寄生原虫的基本生活型。许多原虫的滋养体在不良条件下分泌外壁，形成不活动的包囊（cyst）或卵囊（oocyst），用以抵抗不良环境，实现宿主转换，成为传播上的重要环节。寄生原虫的生殖方式包括无性生殖（如二分裂、多分裂和出芽生殖等）、有性生殖（如接合生殖和配子生殖等）及无性和有性兼有的生殖方式（表 0-1）。

表 0-1　常见寄生原虫分类

<table>
<tr><th>主要寄生部位</th><th>虫　名</th><th>科（family）</th><th>目（order）</th><th>纲（class）</th></tr>
<tr><td>单核吞噬系统</td><td>杜氏利什曼原虫
Leishmania donovani
热带利什曼原虫
Leishmania tropica
巴西利什曼原虫
Leishmania braziliensis</td><td rowspan="2">锥虫科
Trypanosomatidae</td><td rowspan="2">动基体目
Kinetoplastida</td><td rowspan="7">动鞭纲
Zoomastigophora</td></tr>
<tr><td>血液</td><td>锥虫 Trypanosoma</td></tr>
<tr><td>泌尿生殖道</td><td>阴道毛滴虫 Trichomonas vaginalis</td><td rowspan="3">毛滴虫科
Trichomonadidae</td><td rowspan="3">毛滴虫目
Trichomonadida</td></tr>
<tr><td>口腔</td><td>口腔毛滴虫 Trichomonas tenax</td></tr>
<tr><td rowspan="4">肠</td><td>人毛滴虫 Trichomonas hominis
脆双核阿米巴 Dientamoeba fragilis</td></tr>
<tr><td>蓝氏贾第鞭毛虫
Giardia lamblia</td><td>六鞭毛科
Hexamitidae</td><td>双滴虫目
Diplomonadida</td></tr>
<tr><td>梅氏唇鞭毛虫
Chilomastix mesnili</td><td>曲滴虫科
Retortamonadidae</td><td>旋滴虫目
Retortamonadida</td></tr>
<tr><td>溶组织内阿米巴
Entamoeba histolytica
哈门氏内阿米巴
Entamoeba hartmani
结肠内阿米巴
Entamoeba coli
布氏嗜碘阿米巴
Iodamoeba butschlii
微小内蜒阿米巴
Endolimax nana</td><td rowspan="2">内阿米巴科
Entamoebidae</td><td rowspan="4">阿米巴目
Amoebida</td><td rowspan="4">叶足纲
Lobosea</td></tr>
<tr><td>口腔</td><td>齿龈内阿米巴 Entamoeba gingivalis</td></tr>
<tr><td rowspan="2">脑（等）</td><td>棘阿米巴
Acanthamoeba</td><td>棘阿米巴科
Acanthamoebidae</td></tr>
<tr><td>福氏耐格里阿米巴
Naegleria fowleri</td><td>双鞭阿米巴科
Dimastigamoebidiae</td></tr>
</table>

续表

主要寄生部位	虫名	科(family)	目(order)	纲(class)
脑(等)	间日疟原虫 *Plasmodium vivax* 三日疟原虫 *Plasmodium malariae* 恶性疟原虫 *Plasmodium falciparum* 卵形疟原虫 *Plasmodium ovale*	疟原虫科 Plasmodidae	真球虫目 Eucoccidiida	孢子纲 Sporozoea
	巴贝虫 *Babesia*	巴贝虫科 Babesidae	梨浆虫目 Piroplasmida	
肺泡	卡氏肺孢子虫 *Pneumocystis carinii*	未定		
有核细胞	刚地弓形虫 *Toxoplasma gondii*	弓形虫科 Toxoplasmatidae	真球虫目 Eucoccidiida	
组织	肉孢子虫 *Sarcocystis*	肉孢子虫科 Sarcocystidae		
	等孢子球虫 *Isospora*	艾美虫科 Eimeriidae		
	隐孢子虫 *Cryptosporidium*	隐孢子虫科 Cryptosporidae		
结肠	结肠小袋纤毛虫 *Balantidium coli*	小袋科 Balantidiidae	毛口目 Trichostomatida	动基片纲 Kinetofragminophorea

(二)蠕虫的生物学特征及其种类

蠕虫(helminth)是借肌肉伸缩而蠕动的一类多细胞无脊椎动物。在动物分类学史上,蠕虫曾被认为是独立的一类动物,并无分类学上的意义,仅是习惯上的沿用。寄生于人体的蠕虫称为医学蠕虫,主要包括线形动物门中的线虫,扁形动物门中的吸虫和绦虫,以及棘头动物门中的棘头虫。蠕虫按生活史类型可分为两类:一类是土源性蠕虫(geohelminth),其发育阶段不需要中间宿主,生活史为直接型,即虫卵或幼虫直接在外界环境中(多为土壤)发育为感染阶段,然后经口和皮肤侵入终宿主体内发育为成虫,大多数肠道线虫就属于这一类;另一类是生物源性蠕虫(biohelminth),其发育阶段至少需要一个中间宿主,生活史为间接型,即幼虫需要在中间宿主体内发育为感染阶段,然后再进入终宿主体内发育为成虫,吸虫、绦虫以及部分线虫属于此类。

1. 线虫(表 0-2) 线虫呈圆柱形,两侧对称,前端一般较钝圆,后端则逐渐变细,体不分节,虫体大小因种类不同而相差悬殊。除极少数虫种外,线虫均为雌雄异体。雄虫一般比雌虫小,且尾端多向体腹面卷曲或膨大。线虫体壁自外向内由角皮层、皮下层和纵肌层组成(图 0-1)。在体壁与消化管之间的腔隙,因无体腔膜覆盖,故称原体腔(protocoele)。线虫的消化系统包括消化管和腺体。消化管由口孔、口腔、咽管、中肠、直肠和肛门组成,是完全的消化道。雄虫的直肠通入泄殖腔,雌虫的肛门通常位于虫体末端的腹面。线虫的雄性生殖器官通常为单管型,由睾丸、储精囊、输精管、射精管及交配附器组成;雌性生殖器官通常为双管型,即具有结构相同的两套雌性生殖管道,包括卵巢、输卵管、子宫、排卵管、阴道和阴门等。两个排卵管汇合通入一个阴道,开口于虫体腹面的阴门。阴门的位置依虫种而异,均在肛门之前。线虫神经系统的中枢部分是咽部神经环,为神经节的联合体。由此向前、向后发出纵行的神经干,均位于背索和腹索中,各神经干之间尚有神经联合(图 0-2)。

表 0-2 常见寄生线虫分类

亚纲	目	科	属	种
尾感器亚纲 Phasmidea	小杆目 Rhabditata	类圆科 Strongyloididae	粪类圆线虫属 *Strongyloides*	粪类圆线虫 *S. stercoralis*
	圆线目 Strongylata	钩口科 Ancylostomatidae	钩口线虫属 *Ancylostoma*	十二指肠钩口线虫 *A. duodenale*
			板口线虫属 *Necator*	美洲板口线虫 *N. americanus*
		毛圆科 Trichostrongylidae	毛圆线虫属 *Trichostrongylus*	东方毛圆线虫 *T. orientalis*
		管圆科 Angiostrongylidae	管圆线虫属 *Angiostrongylus*	广州管圆线虫 *A. cantonensis*
	蛔目 Ascaridata	蛔科 Ascaridae	蛔线虫属 *Ascaris*	似蚓蛔线虫 *A. lumbricoides*
	尖尾目 Oxyurata	尖尾科 Oxyuridae	住肠线虫属 *Enterobius*	蠕形住肠线虫 *E. vermicularis*
	旋尾目 Spirurata	颚口科 Gnathostomatidae	颚口线虫属 *Gnathostoma*	棘颚口线虫 *G. spinigerum*
		筒线科 Gongylonematidae	筒线虫属 *Gongylonema*	美丽筒线虫 *G. pulchrum*
		吸吮科 Thelaziidae	吸吮线虫属 *Thelazia*	结膜吸吮线虫 *T. callipaeda*
	丝虫目 Filariata	盖头虫科 Dipetalonematidae	吴策线虫属 *Wuchereria*	班氏吴策线虫 *W. bancrofti*
			布鲁线虫属 *Brugia*	马来布鲁线虫 *B. malayi*
无尾感器亚纲 Aphasmidea	鞭尾目 Trichurata	毛形虫科 Trichinellidae	旋毛形线虫属 *Trichinella*	旋毛形线虫 *T. spiralis*
		鞭虫科 Trichuridae	鞭虫属 *Trichuris*	毛首鞭形线虫 *T. trichiura*

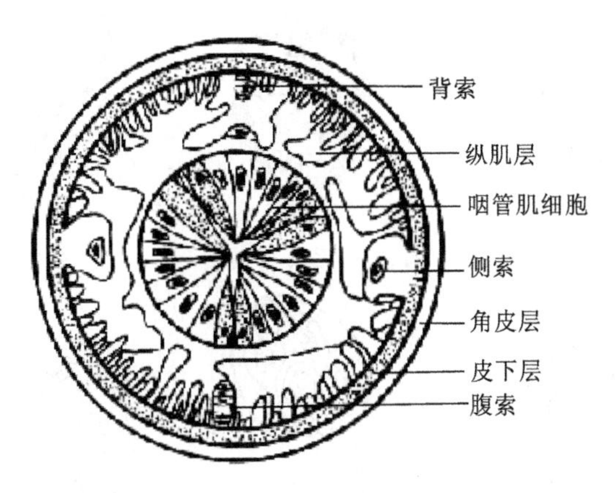

图 0-1 线虫横切面模式图示体壁结构

线虫的基本发育过程分为虫卵、幼虫和成虫三个阶段。但有些线虫（如丝虫和旋毛虫）成虫可直接产幼虫，其幼虫需在中间宿主体内发育为感染期蚴，通过中间宿主再感染人体。线虫的幼虫在发育中最显著的特征是蜕皮。幼虫发育一般分为四期，共蜕皮四次。

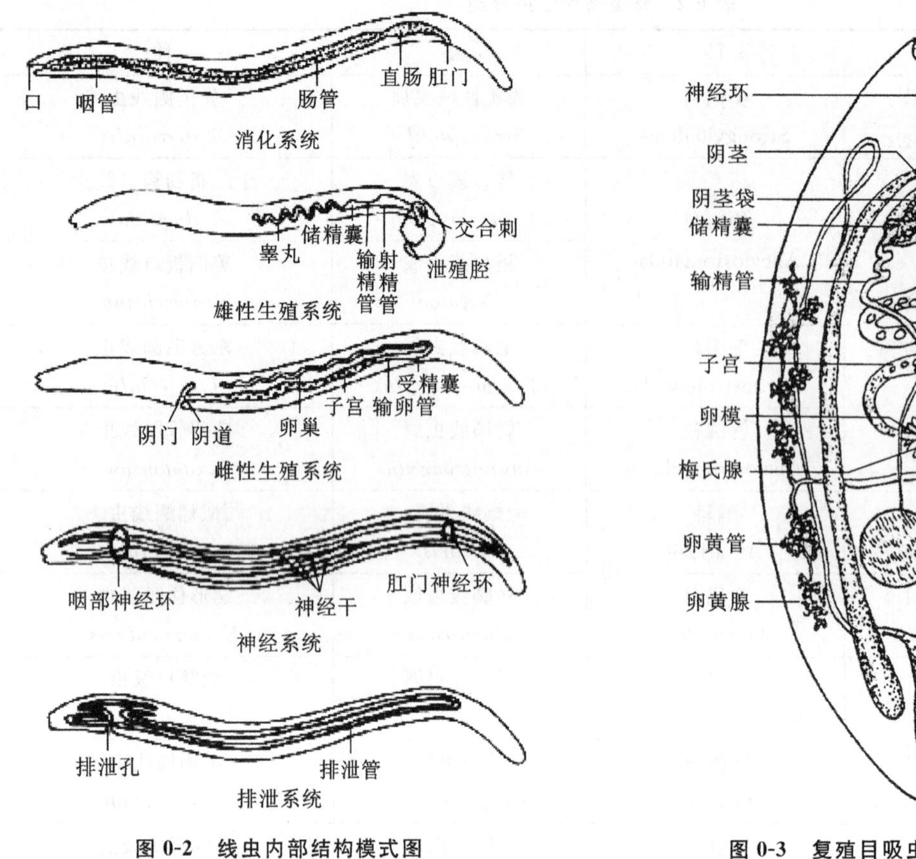

图 0-2 线虫内部结构模式图

图 0-3 复殖目吸虫成虫形态结构示意图

2. 吸虫 寄生人体的吸虫属于复殖目。复殖目吸虫虽种类繁多，形态各异，生活史复杂，但基本结构和发育过程略同。成虫外观呈叶状或长舌状，两侧对称，背腹扁平，通常具口吸盘与腹吸盘（图 0-3）。吸虫成虫外被体壁，体壁上有凹窝、凸起、皱褶、体棘、感觉乳突等，具有保护虫体、吸收营养、感觉等生理功能，其形态、数量和分布随虫种与虫体部位而异。吸虫消化系统由口、前咽、咽、食管和肠管组成。肠管通常分为左右两个肠支。人体吸虫除血吸虫外都具有雌雄两性的生殖器官，为雌雄同体。

复殖目吸虫的生活史常经历有性世代与无性世代的交替现象。无性世代一般寄生于软体动物（中间宿主），通常是腹足类，如螺蛳等，也可是斧足类，如蚌类等。有性世代大多寄生于脊椎动物（终宿主）。复殖目吸虫的生活史一般包括虫卵、毛蚴、胞蚴、雷蚴、尾蚴、囊蚴、后尾坳（囊内脱去尾部的虫体称后尾蚴）与成虫（图 0-4）。毛蚴侵入螺蛳的淋巴系统内发育为胞蚴。胞蚴通过体表摄取营养物质，其体内的胚细

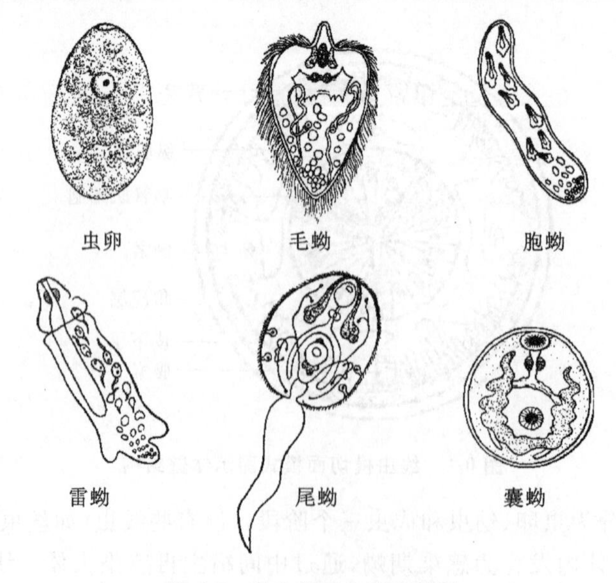

图 0-4 吸虫的基本发育过程

胞团经过分裂、发育形成多个雷蚴。雷蚴体内的胚细胞团再分化发育为多个子雷蚴或大量的尾蚴。有的吸虫，在寒冷季节，雷蚴不产生尾蚴而只产生雷蚴，可连续数代。绝大多数的尾蚴都有体部和尾部，但形态结构各异。尾蚴从螺体逸出后或侵入第二中间宿主体内或在物体的表面形成囊蚴。有些吸虫缺雷蚴期或有两代以上的雷蚴期，也可缺囊蚴期，尾蚴直接侵入终宿主发育为成虫（表 0-3）。

表 0-3 常见寄生吸虫的分类

目	科	属	种
复殖目 Digenea	后睾科 Opisthorchiidae	支睾属 *Clonorchis*	华支睾吸虫 *C. sinensis*
	异形科 Heterophyidae	异形属 *Heterophyes*	异形异形吸虫 *H. heterophyes*
	片形科 Fasciolidae	姜片属 *Fasciolopsis*	布氏姜片吸虫 *F. buski*
		片形属 *Fasciola*	肝片吸虫 *F. hepatica*
	并殖科 Paragonimidae	并殖属 *Paragonimus*	卫氏并殖吸虫 *P. westermani*
		狸殖属 *Pagumogonimus*	斯氏狸殖吸虫 *P. skrjabini*
	裂体科 Schistosomatidae	裂体属 *Schistosoma*	日本裂体吸虫 *S. japonicum*
	棘口科 Echinostomatidae	棘隙属 *Echinochasmus*	日本棘隙吸虫 *E. japonicus*

3. 绦虫 绦虫虫体呈白色或乳白色，背腹扁平，左右对称，长如带状，大多分节，又称带虫。绦虫体长因虫种不同可为数毫米至数米。虫体前端细小，具有固着器官的头节。紧接着头节是短而纤细、不分节的颈部，颈部以后是分节的链体，由三至数千个节片组成（图 0-5）。圆叶目绦虫头节多呈球形（图 0-6），固着器官常为 4 个圆形的吸盘，分列于头节四周；头节顶部可有能伸缩的圆形突起，称顶突，顶突周围常有 1～2 圈棘状或矛状的小钩。假叶目绦虫头节呈梭形（图 0-6），其背、腹两侧向内凹入形成两条沟槽，称吸槽。绦虫靠头节上的固着器官吸附在宿主肠壁上。颈部具有生发功能，链体上的节片即由此向后连续长出，靠近颈部的节片较细小，其内的生殖器官尚未发育成熟，称为幼节；幼节往后至链体中部节片较大，其内的生殖器官已发育成熟，称为成节；链体后部的节片最大，节片中除了储满虫卵的子宫外，其他生殖器官均已退化，称为孕节。末端的孕节可从链体上脱落，新的节片又不断从颈部长出，这样就使绦虫得以始终保持一定的长度。绦虫无口和消化道，缺体腔，吸收营养依靠遍布整个虫体体表的微毛。微毛结构与肠绒毛相似，由无数微小的指状胞质突起构成，但末端呈尖棘状（图 0-7）。除极少数外，绦虫均是雌雄同体。

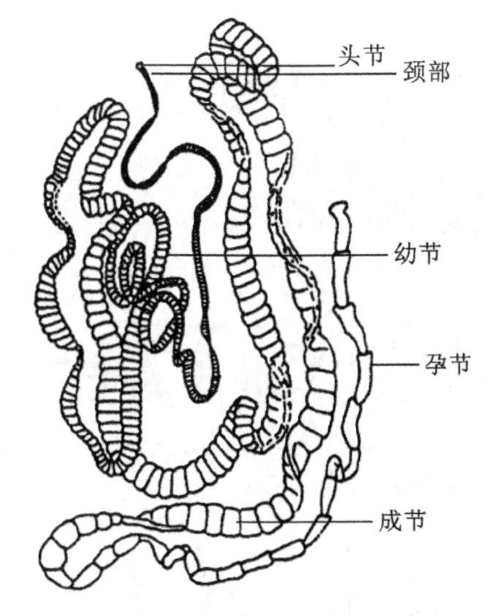

图 0-5 绦虫成虫形态模式图

绦虫生活史复杂，一般包括成虫、虫卵和幼虫。成虫寄生于脊椎动物消化道中，虫卵自子宫孔排出或随孕节脱落而排出。假叶目绦虫生活史中需要 2 个中间宿主。虫卵排出后必须进入水中才能继续发育。圆叶目绦虫生活史只需 1 个中间宿主，个别种类甚至可以无需中间宿主，虫卵在子宫中即已发育。绦虫幼虫在中间宿主体内发育的时期称为中绦期(metacestode),各种绦虫的中绦期结构和名称不同(图 0-8)。各种中绦期幼虫名又可作为属的名称,表示该种绦虫的这一期幼虫,如曼氏裂头蚴即表示曼氏迭宫绦虫的裂头蚴;猪囊尾蚴指猪肉绦虫的囊尾蚴。中绦期幼虫被终宿主吞食后,在肠道内受胆汁的激活才能脱囊或翻出头节,逐渐发育为成虫。成虫在终宿主体内存留的时间随种类而异,有的仅能活几天到几周,有的却可长达几十年(表 0-4)。

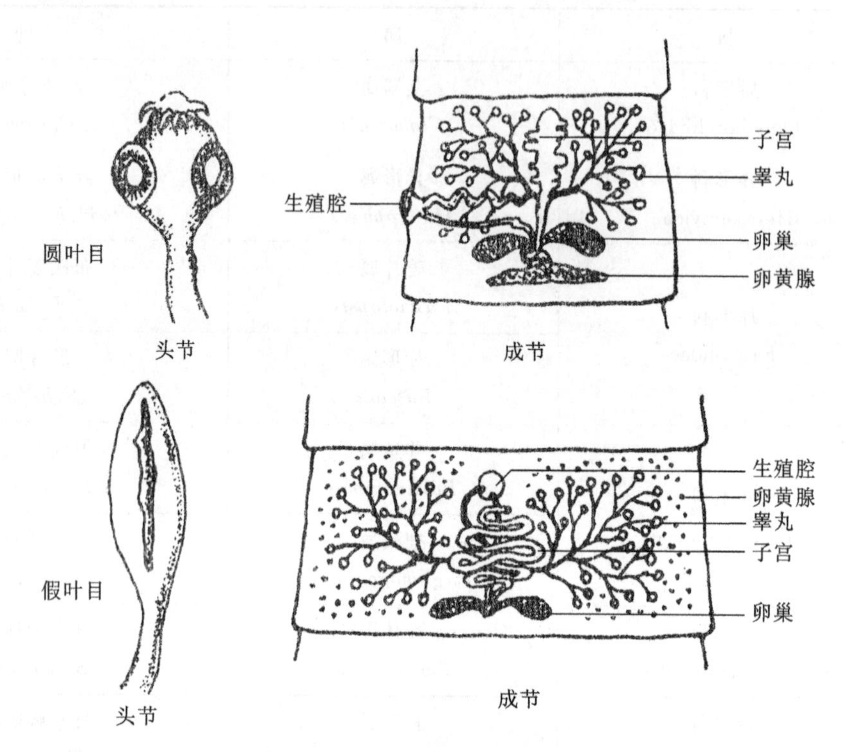

图 0-6 圆叶目和假叶目绦虫比较

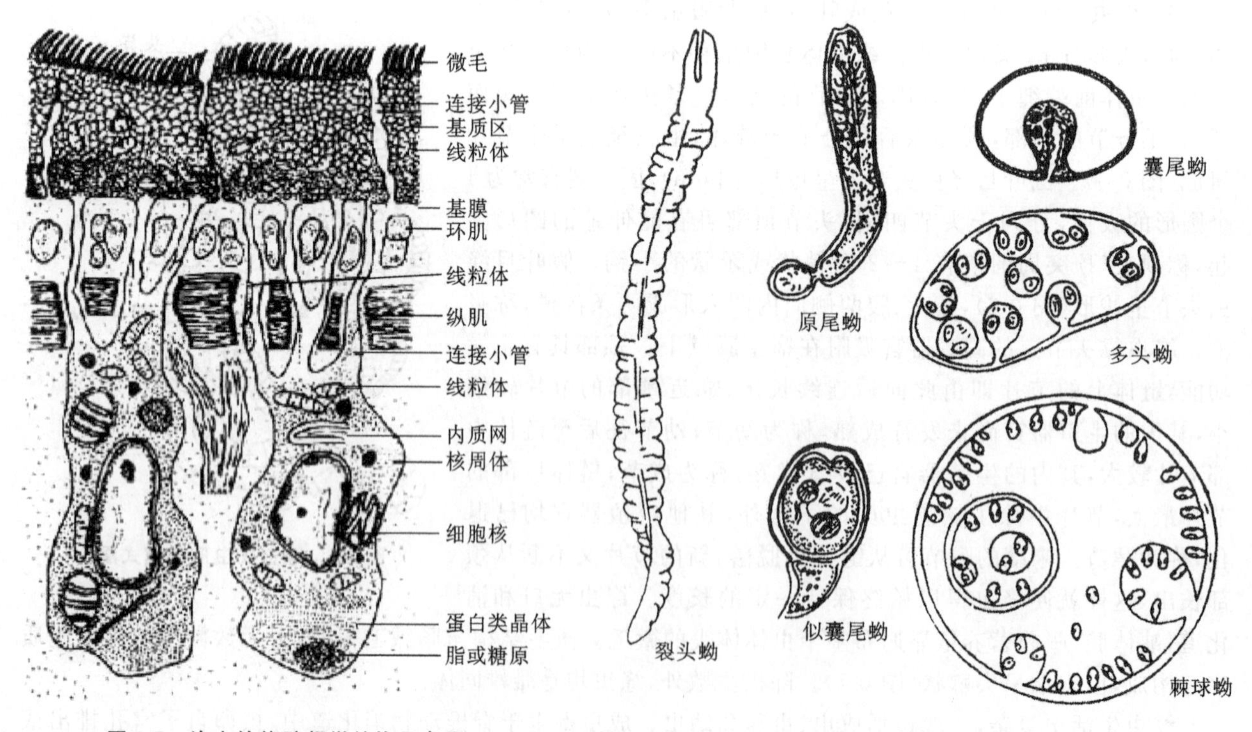

图 0-7 绦虫的体壁超微结构示意图

图 0-8 绦虫的幼虫

表 0-4 常见人体绦虫的分类

目	科	属	种
假叶目 Pseudophyllidea	裂头科 Diphyllobothriidae	迭宫属 *Spirometra*	曼氏迭宫绦虫 *S. mansoni*
		裂头属 *Diphyllobothrium*	阔节裂头绦虫 *D. latum*
圆叶目 Cyclophyllidea	带科 Taeniidae	带属 *Taenia*	链状带绦虫 *T. solium* 肥胖带绦虫 *T. saginata*
		棘球属 *Echinococcus*	细粒棘球绦虫 *E. granulosus* 多房棘球绦虫 *E. multilocularis*
	膜壳科 Hymenolepididae	膜壳属 *Hymenolepis*	微小膜壳绦虫 *H. nana* 缩小膜壳绦虫 *H. diminuta*
		假裸头属 *Pseudanoplocephala*	克氏假裸头绦虫 *P. crawfordi*
	囊宫科 Dilepididae	复孔属 *Dipylidium*	犬复孔绦虫 *D. caninum*
	代凡科 Davaineidae	瑞列属 *Raillietina*	西里伯瑞列绦虫 *R. celebensis*

（三）节肢动物的生物学特征及其种类

节肢动物是无脊椎动物，主要特征包括：①虫体左右对称，躯体和附肢（如足、触角、触须等）既是分节，又是对称结构；②体表骨骼化，由几丁质及醌单宁蛋白质组成的表皮，亦称外骨骼。外骨骼与肌肉相连，可做敏捷的动作；③循环系统开放式，体腔称为血腔，含有无色，或不同颜色的血淋巴；④发育过程大都有蜕皮和变态现象。

与医学有关的节肢动物分属于五个纲：①蛛形纲：虫体分头、胸和腹 2 部分或头、胸、腹愈合成躯体，有足 4 对，无触角。能传播疾病或引起疾病的有硬蜱、软蜱、恙螨、疥螨、蠕形螨、尘螨、粉螨，能毒害人体的有蜘蛛和蝎子等。②昆虫纲：虫体分头、胸、腹 3 部分。头部有触角 1 对，胸部有足 3 对。能传播疾病或引起疾病的有蚊、蝇、白蛉、蠓、蚋、虻、蚤、虱、臭虫、蟑螂、锥蝽、桑毛虫、松毛虫、毒隐翅虫等。③甲壳纲：虫体分头胸部和腹部，有触角 2 对，步足 5 对，大多数种类水生，有些是蠕虫的中间宿主。如淡水蟹或蝲蛄是并殖吸虫的第二中间宿主；淡水桡足类中的剑水蚤、镖水蚤是阔节裂头绦虫、曼氏迭宫绦虫、棘颚口线虫及麦地那龙线虫等的中间宿主。④唇足纲：虫体窄长，腹背扁，多节，由头及若干形状相似的体节组成。头部有触角 1 对，每 1 体节各有足 1 对。第 1 体节有 1 对毒爪，蜇人时，毒腺排出有毒物质伤害人体，如蜈蚣等。⑤倍足纲：体呈长管形，多节，由头及若干形状相似的体节组成。头部有触角 1 对，除第 1 体节外，每节有足 2 对，所分泌的物质常引起皮肤过敏，如马陆等。

节肢动物对人体健康最大的危害是传播疾病，它们不但能在人与人之间传播，也能在动物与动物之间以及动物与人之间传播。有的节肢动物的寿命很长，且能长期保存病原体，如乳突钝缘蜱能保存回归热病原体长达 25 年。因此，节肢动物既是某些疾病的传播媒介，又是病原体的长期储存宿主，对保持自然疫源性疾病的长期存在起着重要作用。

表 0-5 是我国重要的虫媒病分类。

表 0-5 我国重要的虫媒病分类

类　别	病　名	病　原　体	我国重要传播媒介
病毒病	流行性乙型脑炎	日本脑炎病毒	三带喙库蚊
	登革热	登革热病毒	埃及伊蚊、白纹伊蚊
	森林脑炎	森林脑炎病毒	全沟硬蜱
	新疆出血热	新疆出血热病毒	亚东璃眼蜱
	流行性出血热	汉坦病毒	革螨

续表

类别	病名	病原体	我国重要传播媒介
立克次体病	流行性斑疹伤寒	普氏立克次体	人虱
	鼠型斑疹伤寒	莫氏立克次体	印鼠客蚤
	恙虫病	恙虫立克次体	地里纤恙螨、红纤恙螨
	Q热	贝氏立克次体	蜱
细菌病	鼠疫	鼠疫杆菌	印鼠客蚤、方形黄鼠蚤、长须山蚤
	野兔热	土拉伦斯菌	蜱、革螨
螺旋体病	虱媒回归热	俄拜氏疏螺旋体	人虱
	蜱媒回归热	波斯疏螺旋体	钝缘蜱
	莱姆病	伯氏包柔疏螺旋体	全沟硬蜱
原虫病	疟疾	疟原虫	中华按蚊、嗜人按蚊、微小按蚊、大劣按蚊
	黑热病	杜氏利什曼原虫	中华白蛉、中华白蛉长管亚种、硕大白蛉吴氏亚种
蠕虫病	马来丝虫病	马来布鲁线虫	中华按蚊、嗜人按蚊
	班氏丝虫病	班氏吴策线虫	致倦库蚊、淡色库蚊

三、寄生虫与宿主的相互作用

寄生虫与宿主的关系，包括寄生虫对宿主的损害以及宿主对寄生虫的影响两个方面。

（一）寄生虫对宿主的损害

1. 夺取营养 寄生虫寄生于宿主时，不断从宿主机体摄取营养物质，如蛔虫在人体小肠内以半消化的食物为营养；钩虫在小肠内，以口囊咬附肠壁组织，主要以血液为食，从而导致宿主营养损耗、贫血、抵抗力下降、生长发育受影响。

2. 机械性损伤 寄生虫在宿主体内发育或移行的过程中，可引起宿主器官、组织或细胞的损伤和破坏。尤其在寄生部位，往往导致局部的压迫、阻塞及其他机械性损伤。如蛔虫在小肠可形成虫团，引起肠梗死，甚至可钻入胆囊或胆管，导致胆道蛔虫症。卫氏并殖吸虫多在宿主肺部寄生，可致肺部脓肿或囊肿，引起咳痰、咯血，甚至导致气胸。猪囊尾蚴可在脑或眼内寄生，引起癫痫、偏瘫或视力减退。疟原虫在血液中寄生于红细胞，可引起贫血。疥螨寄生于表皮层内，可破坏皮肤组织，引起疥疮。

3. 毒性与免疫损伤 寄生虫排泄物、分泌物、虫体、虫卵死亡崩解物、蠕虫蜕皮液、被损伤宿主组织的分解产物等对宿主是有害的，这些物质可能引起组织损害、组织改变或免疫病理反应。如疟原虫的排泄物、红细胞碎片、血红蛋白崩解物等刺激大脑调节中枢，引起发热；松毛虫，毒毛和体液有毒，刺叮人体后不仅引起局部红、肿、痛等炎症反应，而且能引起变态反应，有的还引起骨质破坏及多器官损害；寄生在胆管系统的华支睾吸虫，其分泌物、代谢产物可引起胆管上皮增生，附近肝实质萎缩，胆管局限性扩张，管壁增厚，进一步发展可致上皮瘤样增生；血吸虫虫卵分泌的可溶性抗原与宿主抗体结合形成抗原抗体复合物，引起肾小球基底膜损伤，所形成的虫卵肉芽肿则是血吸虫病的病理基础。

上述寄生虫对宿主三个方面的影响往往是综合在一起的，有时因其他生物，如病毒、细菌、真菌等协同作用而加重了对宿主的损害。

（二）宿主对寄生虫的影响

宿主对寄生虫的影响是很重要的，它决定了寄生虫在宿主体内的存亡及演化。寄生虫攻击宿主就受到宿主的抵御性反应，除去天然屏障作用，主要是一系列免疫反应，如皮肤是天然屏障，从皮肤进入的血吸虫尾蚴或钩虫丝状蚴，有一部分会在这里被杀死；胃酸也可杀死部分进入体内的寄生虫；血液中各种免疫效应细胞、成分、抗体等也能有效杀死寄生虫；在组织中移行或定居的寄生虫，受到组织内各种细胞包围、攻击甚至杀灭。

寄生虫与宿主相互作用，有三种不同结果：宿主将寄生虫全部清除，并具有抵御再感染能力；宿主清除部分寄生虫，但宿主也具有部分抵御再感染能力，大多数的寄生虫与宿主关系属于此类型；宿主不能有效控制寄生虫，寄生虫在宿主体内发育甚至大量繁殖，引起寄生虫病，严重者可致死。寄生虫与宿主相互作用会出现何种结果则与宿主遗传因素、营养状态、免疫功能、寄生虫种类、数量等因素有关，这些因素是综合起作用的。

四、寄生虫感染的特点

（一）带虫者、慢性感染与隐性感染

人体感染寄生虫后没有明显的临床症状和体征，但可传播病原体，称为带虫者(carrier)。寄生虫感染人体的数量不多时，临床症状较轻，若未经治疗则易逐渐成为慢性感染(chronic infection)。慢性感染是寄生虫病的重要特点之一。多次感染或在急性感染之后得不到治疗或治疗不彻底，未能清除所有病原体，也常常转为慢性持续感染。带虫者与慢性感染者在流行病学上有重要的意义。寄生虫在人体内可存在相当长一段时期，这与人体对绝大多数寄生虫未能产生完全免疫有关。在慢性感染期，除了寄生虫造成的损伤外，人体往往伴有修复性病变。例如，血吸虫病流行区大多数患者属慢性感染，这些患者体内既有虫卵肉芽肿的形成，也伴有纤维化的产生。隐性感染是人体感染寄生虫后，既没有临床表现，又不易用常规方法检获病原体的一种寄生现象。只有当机体抵抗力下降或者免疫功能不全时(如艾滋病患者、长期服用激素或抗肿瘤药物的患者)，这些寄生虫的增殖力和致病力大大增强，出现明显的临床症状和体征，严重者可致死。因此，这类寄生虫又可称为机会致病寄生虫(opportunistic parasite)。

（二）多寄生现象

人体内同时有 2 种或 2 种以上的寄生虫感染是比较常见的现象。同时存在的不同种类的寄生虫之间也相互影响，它们之间常常出现相互制约或促进现象，增加或减少它们的致病作用，从而影响临床表现。

（三）幼虫移行症和异位寄生

幼虫移行症(larva migrant)是指一些寄生蠕虫幼虫侵入非正常宿主(人或动物)后，不能发育为成虫，这些幼虫在体内长期移行造成局部或全身性的病变。根据各种寄生幼虫侵入的部位及症状不同，幼虫移行症可分为 2 种类型：①皮肤幼虫移行症：以皮肤损害为主。最常见的是钩虫幼虫引起的皮肤损害，如巴西钩虫、犬钩虫等，以及禽类血吸虫引起人的尾蚴性皮炎。②内脏幼虫移行症：以有关器官损害为主，包括全身性疾病，例如，东南亚地区的广州管圆线虫，其幼虫侵犯中枢神经系统引起嗜酸性粒细胞增多性脑膜炎或脑膜脑炎。有的寄生虫既可引起皮肤的，又可引起内脏的幼虫移行症，如斯氏狸殖吸虫等。

异位寄生(ectopic parasitism)是指某些寄生虫在常见寄生部位以外的组织或器官内寄生，可引起异位的损伤，出现不同的症状和体征。例如，血吸虫卵主要沉积在肝、肠，但也可出现在肺、脑、皮肤等部位。又例如，卫氏并殖吸虫正常寄生在肺，但也可寄生在脑等部位，这些都可归为异位寄生。了解寄生虫移行症和异位寄生现象，对于疾病的诊断和鉴别诊断至关重要。

（四）嗜酸性粒细胞增多和 IgE 水平上升

许多寄生虫，尤其是蠕虫感染，均伴有外周血及局部组织内嗜酸性粒细胞增多，其中以组织、血液内的寄生虫，如血吸虫、肺吸虫、丝虫、旋毛虫及引起内脏移行症的寄生虫等更为明显。蠕虫感染引起嗜酸性粒细胞增多的机制，主要是寄生虫的嗜酸性粒细胞趋化因子所致。原虫感染时，嗜酸性粒细胞增多不典型或减少。嗜酸性粒细胞虽属非特异性免疫成分，但常作为一种效应细胞与特异性抗体和其他非特异性成分一起，对入侵的寄生虫起杀害作用，并参与肉芽肿的形成以抵抗来自寄生虫的毒性物质。IgE 水平升高时由于虫体的变应原(allergen)刺激了肥大细胞，导致 IgE 的释放。IgE 在寄生虫感染引起的免疫中起着一定的调节作用。嗜酸性粒细胞增多与 IgE 水平升高对宿主起两重作用，既有杀伤或辅助攻击寄生虫、调节免疫作用，又有使宿主组织损伤与引起超敏反应的作用。

五、寄生虫感染的免疫

寄生虫对人体来说是感染性外源性物质，具有抗原性，感染后可诱导宿主产生免疫应答，发生一系列

细胞和分子改变。

(一) 寄生虫抗原

由于寄生虫生活史和组织结构的复杂性加之虫种繁多及其发生过程表现的遗传差别，以及为适应环境变化有些寄生虫产生了变异等多种原因，寄生虫抗原十分复杂。由于寄生虫抗原在寄生虫感染的免疫学诊断、致病机制以及疫苗研究中的重要作用，因此对寄生虫抗原的鉴定、纯化以及用生物技术制备抗原，如基因工程重组抗原、抗独特型抗体等的研制一直是寄生虫感染免疫学研究的重要课题之一。

寄生虫抗原按虫体结构分类可分为体抗原、表膜抗原、卵抗原和排泄-分泌抗原等；按寄生虫的种、株和发育阶段分类可分为不同的种、株和期抗原；按化学成分分类可分为蛋白、多糖、糖蛋白、磷脂等抗原；按功能分类可分为诊断性抗原、保护性抗原、致病性抗原等。上述抗原中，虫体表膜抗原和排泄-分泌抗原可与宿主直接接触，诱发宿主产生保护性免疫应答及引起免疫病理反应，同时又可作为免疫诊断的检测对象。因此这类抗原在寄生虫感染免疫中备受重视。

(二) 寄生虫免疫逃避的机制

寄生虫不受宿主免疫力的攻击而能够继续生存的现象称为免疫逃避(immune evasion)。寄生虫能在有免疫力的宿主体内增殖，长期存活，有多种复杂的机制，包括寄生虫表面抗原性的改变如抗原变异、抗原伪装等及可通过多种破坏机制改变宿主的免疫应答等。但是，任何一种寄生虫的存活机制均未能完全弄明白。

1. 抗原性的改变 寄生虫表面抗原性的改变是逃避免疫效应的基本机制。有些寄生虫在宿主体内寄生时，其表面抗原性发生变异，直接影响免疫识别，例如，非洲锥虫在宿主血液内能有顺序地更换其表被糖蛋白，产生新的变异体，而宿主体内每次产生的抗体，对下一次出现的新变异体无作用，因此寄生虫可以逃避特异性抗体的作用。这种抗原变异(antigenic variation)现象也见于恶性疟原虫寄生的红细胞表面。抗原伪装(antigenic disguise)是寄生虫体表结合有宿主的抗原，或者被宿主的抗原包被，妨碍了宿主免疫系统的识别。例如，曼氏血吸虫肺期童虫表面结合有宿主的血型抗原(A、B和H)和主要组织相容性复合物(MHC)抗原，这类抗原来自宿主组织而不是由寄生虫合成的，因此宿主抗体不能与这种童虫结合，为逃避宿主的免疫攻击创造了条件。

2. 抑制或直接破坏宿主的免疫应答 寄生在宿主体内的寄生虫释放出可溶性抗原，大量存在时可以干扰宿主的免疫反应，这些抗原可与抗体结合，形成抗原抗体复合物(又称免疫复合物)，抑制宿主的免疫应答。例如，曼氏血吸虫感染者血清中存在循环抗原，可在宿主体内形成可溶性免疫复合物。实验证明，这种复合物可能改变宿主免疫反应，如抑制嗜酸性粒细胞介导的对童虫的杀伤，抑制淋巴细胞转化等。也可表现为直接破坏特异性的免疫效应分子，例如，枯氏锥虫的锥鞭毛体的蛋白酶能分解附着于虫体上的抗体，使虫体上仅有 Fab 部分，而无 Fc 部分，因而不能激活补体以导致虫体的溶解。

另外，有几种寄生虫感染中发现有免疫抑制因子。这种因子来自寄生虫本身，或存在于宿主血液中。例如，感染枯氏锥虫的小鼠血清中就有一种物质能在体内或体外经激活抑制细胞而抑制抗体反应，这种物质是相对分子质量为 200000 的蛋白质。越来越多的证据表明，寄生虫感染中或在感染的某些阶段，寄生虫可引起宿主的全身性或局部免疫抑制。

(三) 寄生虫感染宿主免疫应答的特点

寄生虫抗原致敏宿主免疫系统，诱发免疫应答(immune response)，包括体液免疫和细胞免疫，对体内寄生虫可产生免疫效应，对同种寄生虫的再感染可产生抵抗力。

体液免疫是抗体介导的免疫效应。抗体属免疫球蛋白，包括 IgM，IgG，IgA，IgE 和 IgD。寄生虫感染的初期，血 IgM 水平上升，之后 IgG 升高。蠕虫感染，IgE 水平常升高。分泌性 IgA 可见于肠道寄生虫感染。抗体可单独作用于寄生虫，使其丧失侵入细胞的能力。例如，伯氏疟原虫子孢子单克隆抗体的 Fab 部分与子孢子表面的抗原表位结合，使子孢子失去附着和侵入肝细胞的能力。抗体结合寄生虫抗原和补体，并通过经典途径激活补体系统，导致虫体溶解。例如，非洲锥虫患者血清中的 IgM，在补体参与下，溶解血内的锥虫。抗体还可结合效应细胞(巨噬细胞，嗜酸性粒细胞，中性粒细胞)，使其作用于已与抗体结合的寄生虫。例如，血中疟原虫裂殖子或感染疟原虫的红细胞与抗体结合以后，可被单核细胞或巨噬细胞吞噬。

细胞免疫是淋巴细胞和巨噬细胞或有其他炎症细胞介导的免疫效应。寄生虫感染时，常见的细胞免疫有淋巴素（lymphokine）参与的抗体依赖细胞介导的细胞毒作用（antibody-dependent cell-mediated cytotoxicity，ADCC）产生的免疫效应。淋巴细胞受抗原刺激以后，产生淋巴素。例如，致敏的淋巴细胞产生单核细胞趋化因子（monocyte chemotactic factor，MCF），吸引单核细胞到抗原与淋巴细胞相互作用的部位，另一种淋巴素游走抑制因子（migration inhibitory factor，MIF）使巨噬细胞留在局部，而巨噬细胞激活因子（macrophage-activating factor，MAF）则激活巨噬细胞，激活的巨噬细胞（activated macrophage）主要通过氧代谢产物活性氧的作用，杀死在其胞内寄生的利什曼原虫、枯氏锥虫或弓形虫。ADCC 对寄生虫的作用需要特异性抗体，如 IgG 或 IgE，结合于虫体，然后效应细胞（巨噬细胞、嗜酸性粒细胞或中性粒细胞）通过 Fc 受体附着于抗体，发挥对虫体的杀伤效应。ADCC 可能是宿主杀伤寄生于组织、血管或淋巴系统蠕虫（如血吸虫童虫、微丝蚴等）的重要效应机制。

在寄生虫感染时，宿主的免疫应答在初期多处于增强状态，若能清除寄生虫，应答常终止；若应答的效应不显著或无效，则感染转为慢性，应答常下降。免疫应答的增强和下降属于免疫调节（immune regulation）。免疫调节使应答限制在适当限度，不会无限制地增强。在免疫调节中，T 细胞起重要作用。免疫应答的初期，T 细胞产生白细胞介素 2（interleukin-2，IL-2），促使 T 细胞亚群增生和分化，包括 T 辅助细胞、T 抑制细胞和 T 细胞毒细胞。其中，T 辅助细胞可诱发 B 细胞分化为浆细胞，分泌抗体。免疫应答的下降，常是 T 抑制细胞抑制其他 T 细胞亚群的功能，从而影响体液和细胞免疫的效应。在免疫应答中，抗独特型抗体（anti-idiotypic antibody）的产生是调节应答的重要机制。曼氏血吸虫感染已证明这种抗体的存在。免疫抑制因子也可来自寄生虫，例如，曼氏血吸虫成虫抑制白细胞介素 2 依赖的细胞毒 T 细胞系的增生。

宿主的免疫应答、寄生虫的免疫逃避及宿主和寄生虫的免疫调节三者之间的相互作用和制约，形成寄生虫感染免疫的复杂网络。人体对寄生虫产生的免疫应答既能清除寄生虫，又能对再感染具有完全的抵抗力，此称为消除性免疫（sterilizing immunity），见于由利什曼原虫（Leishmania spp.）所引起的皮肤利什曼病。而人体对寄生虫的免疫应答大多属于非消除性免疫（non-sterilizing immunity），包括带虫免疫（premunition）（宿主体内的寄生虫未被清除，仍保持低密度水平，但宿主对再感染有一定的抵抗力，见于疟疾）及伴随免疫（concomitant immunity）（宿主体内的成虫不受免疫效应的作用，但宿主对再感染侵入的幼虫却具有一定的抵抗力，见于血吸虫）。非消除性免疫常致寄生虫病呈慢性经过，并在一个地区的人群中维持寄生虫病的地方性流行。近年报道，在免疫功能受累的人群中，一些寄生虫增强了对人体的致病性，如肺孢子虫、弓形虫、隐孢子虫、粪类圆线虫等。

（四）免疫病理

免疫反应是机体在进化过程中所获得的“识别自身、排斥异己”的一种重要生理功能，在正常情况下，免疫系统通过细胞和（或）体液免疫机制以抵抗外界入侵的病原生物（如寄生虫等），维持自身生理平衡以及消除突变细胞，起到保护机体的作用。但免疫反应异常，无论是反应过高（变态反应）或过低（免疫缺陷）均能引起组织损害，导致疾病。寄生虫往往可诱导宿主产生超敏反应（hypersensitivity），又称变态反应（allergy）。超敏反应是特异性应答的超常形式，可引起炎症反应、组织损伤和功能紊乱等免疫病理反应。超敏反应一般分为 4 型，Ⅰ、Ⅱ、Ⅲ型为抗体介导，Ⅳ型主要为 T 细胞和巨噬细胞所介导。

Ⅰ型超敏反应：有些寄生虫抗原，如尘螨、棘球蚴囊液等刺激某些个体产生 IgE，IgE 可与肥大细胞或嗜碱性粒细胞表面 IgE 的 Fc 受体结合，该抗原对宿主即产生致敏作用。当宿主再次接触同类抗原时，该抗原可与已结合在肥大细胞或嗜碱性粒细胞表面的 IgE 结合，发生桥联反应，导致上述细胞脱颗粒，释放炎症介质，使毛细血管扩张、通透性增强，器官和内脏平滑肌收缩和导致局部炎症反应，严重者出现过敏性休克，甚至死亡。此反应在接触抗原后数秒至数分钟即可迅速发生，故称为速发型超敏反应。Ⅰ型超敏反应具有明显的个体差异与遗传倾向，发生迅速，消退亦快，只引起宿主的机能紊乱，一般不导致机体的组织损伤。引起Ⅰ型超敏反应的抗体主要是 IgE，此外，某些 IgG 的亚类也能固定在肥大细胞表面，导致Ⅰ型超敏反应的发生。

Ⅱ型超敏反应：又称为细胞溶解型（cytolytic type）或细胞毒型（cytotoxic type）超敏反应。Ⅱ型超敏反应的主要靶细胞为红细胞、白细胞和血小板，靶细胞表面抗原与 IgG 或 IgM 结合，导致补体活化或经 ADCC 损伤靶细胞。在黑热病和疟疾患者中，虫体抗原吸附于红细胞表面，引起Ⅱ型超敏反应，出现溶血，这是导致患者出现贫血的重要原因。

Ⅲ型超敏反应：又称为免疫复合物型（immune complex type）超敏反应。其特征为抗原与抗体在血液循环中形成免疫复合物，可沉积于肾小球基底膜、血管壁等处，激活补体，产生充血水肿、局部坏死和中性粒细胞浸润的炎症反应和组织损伤。免疫复合物的形成和在组织中的沉积是Ⅲ型超敏反应发生的关键环节，抗原的持续存在是形成大量免疫复合物的先决条件。例如，血吸虫和疟原虫寄生在宿主体内，不断释放虫体抗原至循环中。另外免疫复合物的大小决定其被清除的速率。当抗原大量过剩时，可形成小分子可溶性免疫复合物，多通过肾小球滤过膜随尿液排出体外。而抗原和抗体比例合适，则形成大分子的免疫复合物，易被单核细胞清除。只有抗原略过剩时，可形成沉淀系数为 19S、相对分子质量约 100000、中等大小的可溶性免疫复合物，此免疫复合物可在循环中长期存在也可在组织中沉积。抗原表位数量与形成的免疫复合物的大小也有关系，多价抗原可结合多个抗体分子，易形成被清除的大分子免疫复合物，而单价和双价抗原形成的则是较难被清除的中小分子免疫复合物。免疫复合物的大小除了和抗原有关，也与抗体有关，IgM 形成的免疫复合物相对分子质量明显大于同种抗原与 IgG 形成的免疫复合物。高亲和力抗体可形成大分子免疫复合物，而低亲和力抗体则形成小分子免疫复合物。IgG 型免疫复合物可结合在红细胞上，从而逐步被清除，IgA 型免疫复合物则与红细胞结合能力差，故在肾脏、肺脏和脑有较多的沉积。循环免疫复合物的清除主要靠单核-巨噬细胞系统的吞噬和补体与免疫复合物的结合。循环免疫复合物经 C3b 调理作用后被吞噬细胞清除。清除功能主要在肝脏和脾脏。免疫复合物的清除由补体 C3b 受体——CR1 介导。研究表明，红细胞在免疫复合物的清除过程中也具有重要作用。每个红细胞表面大约有 700 个 CR1。通过 CR1 介导，固定补体的免疫复合物可结合至红细胞表面，红细胞充当了清除免疫复合物的缓冲系统，将其从循环中清除。免疫复合物在组织中沉积可导致炎症产生。这是由于免疫复合物结合补体，产生过敏毒素 C3a 和 C5a，引起肥大细胞和嗜碱性粒细胞脱颗粒，释放血管活性胺等生物活性介质。巨噬细胞受刺激后可释放 TNF-α 和 IL-1，在炎症反应中起重要作用。免疫复合物也可通过 Fc 受体介导直接作用于嗜碱性粒细胞和血小板，诱导其释放血管活性胺。上述物质可引起血管内皮组织收缩、毛细血管通透性增强，加速免疫复合物的沉积。免疫复合物病有全身性和局部性两种。全身性发病如血清病，注射异种动物血清后一周发生，表现为发热、荨麻疹、淋巴结肿大、关节肿痛等，其机制为动物血清对人类是异种抗原，当抗原量过多时，机体产生相应抗体并形成免疫复合物，在皮肤、关节等处沉积发病。急性血吸虫感染时有时会出现类血清病的Ⅲ型超敏反应。局部性发病如免疫复合物性肾炎、疟疾和血吸虫肾炎等。

Ⅳ型超敏反应：又称迟发型超敏反应（delayed type hypersensitivity，DTH），此型变态反应是细胞介导的免疫反应，其产生机制前已叙述。已经证明血吸虫虫卵肉芽肿的形成是 T 细胞介导的迟发型变态反应。在寄生虫感染中，有的寄生虫病可存在多种类型的变态反应，使如，血吸虫病可引起速发型、免疫复合物型和迟发型变态反应。

六、寄生虫病的流行与防治

（一）流行因素

1. 自然因素 温度、湿度、雨量及地理环境等自然因素可影响寄生虫在外界或在传播媒介体内的发育，从而直接或间接地影响寄生虫病的流行。例如，当气候干燥或气温低于 15 ℃时，疟原虫在按蚊体内的发育便停滞。

2. 生物因素 生物种类或群落是影响寄生虫病流行的生物因素，广而言之，自然因素和生物因素共同构成一个复杂的生态系统，对寄生虫病的流行产生重要影响。例如，日本血吸虫病仅在我国长江流域及其以南有钉螺分布的地区传播或流行。

3. 社会因素 社会制度、经济发展水平、文化教育状况、医疗卫生设施、居民生活习惯及生产劳动方式等社会因素都对寄生虫病的流行产生重要影响。例如，我国新中国成立前后寄生虫病发病率高低变化悬殊。目前，肝吸虫病和肺吸虫病等食源性寄生虫病流行，这与人们食用醉虾或未熟的蟹或蝲蛄有关。

（二）流行的基本环节

寄生虫病与其他传染病一样，其流行过程包括传染源、传播途径和易感人群3个基本环节。

1. 传染源 寄生虫病患者、带虫者和保虫宿主均可将体内病原体排出，并在外界扩散，传播给新的宿主，因此都是传染源；此外，转续宿主也可作为传染源。例如，卫氏并殖吸虫患者是卫氏并殖吸虫病的传染源，犬和猫等保虫宿主及转续宿主野猪也是该病的传染源；弓形虫病的传染源则是弓形虫感染者（包括带虫者）及许多动物。

2. 传播途径 寄生虫侵入人体的途径称为传播途径；寄生虫通过一定的形式侵入人体，称为传播方式。例如，蛔虫感染是由于人吃了被感染期卵污染的食品所致。寄生虫病的传播途径和方式主要有以下几种。

（1）经口感染：寄生虫感染期通过污染的食品、蔬菜和瓜果等被人食入，如蛔虫和鞭虫等；吃了未熟的含有寄生虫感染期的食物或喝了被污染的生水也可引起感染，如华支睾吸虫、姜片虫等。

（2）经皮肤感染：寄生虫感染期直接侵入皮肤引起感染，如钩虫、血吸虫等。

（3）经媒介昆虫感染：有些寄生虫需在媒介昆虫体内发育至感染期，然后经昆虫叮刺吸血感染人体，如丝虫、疟原虫等。

（4）经接触感染：有些寄生虫可经直接或间接接触进行传播，如阴道毛滴虫等。

（5）经胎盘感染：母体内寄生虫可经胎盘传播给胎儿，引起先天性感染，如疟原虫、弓形虫等。

（6）经输血传染：献血者患有寄生虫病，血内寄生虫可通过输血使受血者感染，如疟原虫等。

此外，还有经其他途径感染的，如经呼吸道感染（肺孢子虫）、自体感染（猪囊尾蚴、微小膜壳绦虫）等。

3. 易感人群 对寄生虫缺乏免疫力或免疫力低下的人群称为易感人群。作为个体则称为易感者。例如，某种寄生虫病非流行区的人到流行区生活，由于缺乏特异性的保护性免疫力，故容易感染这种寄生虫。感染某种寄生虫后，产生的部分保护性免疫力可逐渐降低或消失，亦可引起再感染。通常儿童比成人更易感染。

（三）流行特点

1. 地方性 有些寄生虫病的分布和流行有明显区域性，此与自然因素和生物因素的关系尤为密切。例如，在热带和亚热带，寄生虫病的流行更为严重，我国黑热病仅在长江以北白蛉孳生的地方流行。当然社会因素的作用亦十分重要。例如，棘球蚴病主要分布在我国北部和西北部牧区，而钩虫病则常分布在用新鲜人粪施肥的旱田作物地区。

2. 季节性 很多寄生虫病的流行有明显季节性，在温度、湿度较高，雨量较多的季节流行更为严重。此主要与这些寄生虫在外界或在媒介昆虫体内发育所需要的条件有关，同时也与人们的活动有关。例如，血吸虫病、钩虫病及疟疾等主要在夏秋季流行。

3. 自然疫源性 有的寄生虫起初仅在某些荒漠地区的脊椎动物之间传播，这些地区称为自然疫源地。当人们进入这些地区后，这种寄生虫也可传播给人。在人与脊椎动物之间自然地传播着的寄生虫病称为人兽共患寄生虫病（parasitic zoonoses），如血吸虫病、旋毛虫病、黑热病和弓形虫病等。

（四）寄生虫病的防治进展

1. 寄生虫病的防治原则 寄生虫病防治的基本原则是控制寄生虫病流行的三个环节。

（1）控制或消灭传染源：普查、普治带虫者和寄生虫患者，处理或杀灭保虫宿主和转续宿主等非保护性动物。

（2）切断传播途径：搞好环境和个人卫生，控制或消灭传播媒介（如蚊、蝇和钉螺等）；注意饮食卫生，不吃未熟食品（如肉类和鱼类等），避免寄生虫感染。

（3）保护易感人群：搞好卫生宣传，普及卫生知识；加强体育锻炼，提高机体免疫力；注意个人防护，贯彻预防为主的方针。

2. 我国寄生虫病防治成就与现状 新中国成立以来，党和政府十分重视寄生虫病防治工作，并采取专家咨询、政府决策、群专结合的办法，大规模地开展寄生虫病的群防、群治，取得了巨大的成就，尤其是过去流行猖獗的疟疾、血吸虫病、丝虫病、黑热病和钩虫病五大寄生虫病明显得到控制。解放初期(当时全国总人口仅4.5亿)，疟疾年发病3000万例，至2000年已减少至2万多例；血吸虫病亦由原来的1200多万患者减少至70多万，已有5个省、自治区、直辖市宣布达到消灭血吸虫病标准；丝虫病原有3000多万感染者，现亦已基本消灭，其中10个省、自治区、直辖市达到消灭标准；黑热病原先有53万多例，早在1958年就已宣布消灭；钩虫感染率大幅度降低，感染度亦越来越轻，平均感染率由新中国成立前的55.56%降至17.15%左右，感染人数亦由原先的2.5亿减少至1.9亿左右，且97.2%左右均为轻度感染。

由于我国幅员辽阔，自然环境复杂，加上在不断开发过程中引起某些生态改变，所以，我国寄生虫病防治任务仍十分艰巨。1988—1992年全国人体寄生虫病普查结果表明，我国寄生虫总感染率高达62.63%，感染者超过7亿，其中猪带绦虫与猪囊尾蚴、华支睾吸虫、并殖吸虫、旋毛虫、钩虫、蛔虫、鞭虫、蛲虫和棘球蚴等引起的寄生虫病被列为我国优先防治的病种。目前，食源性寄生虫病在部分地区的传播或流行有不断扩大的趋势，机会致病寄生虫引起的感染也有所增加，人们对这些都必须高度重视。

3. 今后我国寄生虫病防治的任务 在全国基本完成了原卫生部关于“七五”期间开展全国人体寄生虫分布调查决定的基础上，1992年8月1日原卫生部又颁布全国寄生虫病防治“八五计划”和2000年规划的文件。文件的指导方针和发展战略明确指出：“控制和消灭严重危害人民健康的寄生虫病，是实现人人享有卫生保健全球战略的组成部分，是20世纪90年代突出预防保健和农村卫生两个重点的主要内容”。并指出“寄生虫病防治工作要贯彻预防为主、依靠科技进步、动员全社会参与和为人民服务的方针，总结和发扬新中国成立以来的成功经验，并根据各地社会经济发展的水平和寄生虫的危害程度，实行因地制宜、分类指导、综合治理，制订与我国国情相适应的战略目标”。

关于2000年我国寄生虫病防治的总目标是：“继续控制疟疾，实现基本消灭丝虫病，巩固和发展黑热病的防治成果，降低钩虫病等土源性蠕虫病及包虫病、绦虫病和囊虫病、华支睾吸虫病、肺吸虫病、旋毛虫病等的感染率和发病率。”该文件对上述寄生虫病到1995年和2000年的防治目标均做出了具体规定，并提出，各地应根据具体情况，开展阿米巴病、贾第虫病、弓形虫病等的调查研究和防治。1992年12月召开了全国血防工作会议，会议上明确了“今后血防工作要继续贯彻综合治理、科学防治的方针，加强领导，将各项防治任务落实到基层”；同时制订了血防工作“八五规划”，对流行地区逐年逐步地提出消灭标准，包括减少钉螺面积，减少急性、慢性和晚期患者的数量等；提出加快血防改革步伐，努力完成“八五规划”规定的各项防治任务。

我国寄生虫病的防治工作的方针、路线、目标和措施均已明确，为综合治理指明了方向；但要使防治措施更有成效，尚需加强科学研究，进一步贯彻科学防治的方针，以促进寄生虫病防治的深入进行。目前寄生虫病诊断和防治上还存在许多问题，如提高寄生虫病血清学诊断的敏感性和特异性；巩固防治工作的成果，避免已基本消灭的寄生虫病的回升；疟疾和丝虫病防治后期的监测工作；晚期丝虫病患者的治疗；中间宿主和媒介节肢动物的消灭问题；从分子生物学水平探索寄生虫与宿主之间相互关系，探讨寄生虫病诊断技术；寄生虫疫苗制备等新课题，都需要加强科学研究来解决。

寄生虫病的防治具有极强的科学性、社会性和群众性，需要各级政府的统一领导，有关部门的配合，专业人员的认真负责，广大群众的积极参与，各自发挥自己的优势，长期反复地努力工作，才有可能实现从控制直至消灭寄生虫病的目标。

七、寄生虫感染的诊断

寄生虫病的诊断主要包括临床诊断和实验室诊断两个方面。了解有关病史、流行病学资料、临床表现及必要的影像学检查结果等是诊断寄生虫病的重要线索，实验室诊断则往往是确诊寄生虫病的主要依据。

(一) 临床诊断

1. 询问病史 应详细了解患者的居住地、旅行史、生活行为方式、饮食习惯、感染史、治疗史等。对于长江以南的血吸虫病流行区患者，如有相应的症状和体征应考虑到血吸虫病；我国加入WTO后，大量频繁的人口流动也会带来某些输入性病例(imported cases)；阴道毛滴虫感染多见于性行为不洁的个体；生食淡水鱼虾有感染肝吸虫的可能；与猫密切接触的孕妇如有不良妊娠结局应警惕弓形虫的感染等。

2. 物理诊断 对于某些病原检查不易确诊，而病理变化又具有一定特征的患者，可采用物理检查方法。除了认真体检，注意寄生虫病的特征性表现外，还可辅以各种影像学诊断。例如，棘球蚴病的囊性肿大、弓形虫脑炎、血吸虫肝硬化、胆道蛔虫症等可用CT、MRI、超声波或胆道造影等方法辅助诊断。

（二）实验室诊断

1. 病原学诊断 在寄生虫感染中，检查出寄生虫病原体是确诊的依据。根据临床诊断提供的线索，通过标本的采集、处理、检验、分析等，得出明确结论，为临床治疗和流行病学调查提供可靠的依据。根据寄生虫的种类、在人体的发育阶段和寄生部位的不同可采集相应的标本（粪便、血液、阴道分泌物、尿液、痰液、组织活检或骨髓穿刺等），采取不同的检查方法。对于肉眼可见的大部分蠕虫和节肢动物，根据标本来源和形态特征可作出初步判断，如粪便中的蛔虫、蛲虫、绦虫节片，组织中的蝇蛆等；对于原虫等肉眼无法见到的小型寄生虫，如阿米巴原虫、阴道毛滴虫、疟原虫、各种蠕虫的卵、疥螨、蠕形螨等则须借助显微镜观察。病原体检查的质量取决于检验医生的责任感和对寄生虫的形态、生活史、致病等基本知识和基本技能的掌握程度。

2. 免疫学诊断 有些寄生虫病难以根据症状或体征及病原检查作出诊断，此时需采取免疫学方法辅助诊断。在感染早期、轻度感染、单性感染（仅有雄虫）、隐性感染或由于特殊的寄生部位而使病原检查十分困难以及在流行病学研究中，免疫诊断具有突出的优点。所用的抗原包括同种抗原、生活史某期特异性抗原或基因工程抗原。根据反应原理分为皮内反应和血清学试验（沉淀反应、凝集反应和标记反应）。检测物质包括特异性抗体、循环抗原、免疫复合物。近年来也有学者检测细胞因子以了解机体的免疫状态、抗虫感染的免疫机制或作为疗效评价的参考。此外，嗜酸性粒细胞计数和嗜碱性粒细胞脱颗粒试验也可用于蠕虫感染的辅助诊断。20世纪70年代以来，免疫学及免疫学技术取得了长足的进展。近年发展起来的蛋白质芯片技术可望为寄生虫感染的免疫诊断带来又一技术突破。免疫诊断方法应具有高度的特异性（specificity）、敏感性（sensitivity）和可重复性（reproducibility），同时应具有简便、经济、快速且便于基层社区实验室操作等优点。此外，理想的免疫学诊断还应具有能够判别感染、估计感染度和疗效考核的价值。

3. 分子生物学诊断 检测的靶物质为寄生虫基因组中特异性的DNA片段。如根据碱基互补原理可设计并标记DNA探针（probe）进行原位杂交；也可设计合成引物进行聚合酶链反应（PCR），扩增样本中微量的DNA片段。将免疫检测技术与基因扩增技术嫁接而创立的PCR-ELISA（PCR酶联免疫吸附测定），用于疟原虫的检测，最低可测阈值为0.001%的原虫密度。21世纪之交发展起来的DNA微阵列（DNA microarray），或称DNA芯片（DNA chip）技术通过高通量、自动化的DNA杂交检测，可在一张芯片上同时检测成千上万个DNA片段，将为包括寄生虫病在内的感染性疾病和遗传性疾病的基因诊断带来一场革命。理论上，检测某种寄生虫的特异性DNA片段与检测虫体具有同样的诊断价值。

八、寄生虫病实验室诊断中的生物安全

为了加强病原微生物实验室生物安全管理，保护实验室工作人员和公众的健康，避免危险生物因子造成实验室人员暴露，向实验室外扩散并导致危害，国家出台了相应的法规。根据病原因子的危害程度和目前的控制能力，对其进行了安全分级；同时规定了实验室生物安全管理、建设原则、设施设备的配置、个人防护和实验室安全行为的要求，也进行了相应的实验室生物安全分级。各级别的生物危害病原体的操作必须在相应级别的生物安全实验室内进行。在寄生虫感染的实验室诊断中，常需近距离接触患者的分泌物、排泄物和血液等，对于这些可能带有生物危险因子标本的采集、保存、运送、检查和废弃物处理的全过程中，必须在相应的生物安全条件下进行。例如，在对绦虫患者驱虫、对孕节和虫卵的处理、对血吸虫尾蚴的动物感染、进行弓形虫包囊和滋养体的分离等，应严格遵循操作程序，避免实验室感染和病原体的污染。多数寄生虫病原体和血液样本的检测一般需在二级生物安全实验室内操作。

（靳　静）

项目一　消化道寄生虫

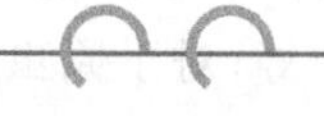
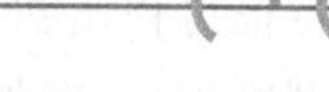

学习目标

1. 掌握消化道寄生主要虫种的形态和实验室检查操作方法。
2. 熟悉消化道寄生主要虫种的生活史、感染阶段、感染途径及流行的因素。
3. 了解消化道寄生虫的致病机制及所致疾病、流行分布与防治原则。

似蚓蛔线虫 PPT

一、似蚓蛔线虫

似蚓蛔线虫(*Ascaris lumbricoides* Linn,1758)简称蛔虫,是人体肠道最大的寄生线虫,也是最常见的寄生虫之一。蛔虫是世界性分布虫种,其感染率农村高于城市,儿童高于成人。目前我国农村人群的感染率仍然较高。蛔虫成虫寄生于人体的小肠,引起蛔虫病(ascariasis),有时可引起严重的并发症,如胆道蛔虫病、肠梗阻等。

【形态】

1. 成虫　蛔虫的成虫(图 1-1)虫体呈圆柱形,形似蚯蚓,头、尾两端略细,雌虫尾端钝圆,雄虫尾端向腹面卷曲。蛔虫是寄生于人体肠道的线虫中体型最大者,雌虫长 20～35 cm,可达 49 cm,最宽处直径为 3～6 mm;雄虫长 15～31 cm,最宽处直径为 2～4 mm。活体呈粉红色或微黄色,死后灰白色,体表光滑有纤细的横纹和两条明显的侧线。口孔位于虫体顶端,周围有三个呈"品"字形排列的唇瓣,唇瓣内缘有细齿(图 1-2),口孔下连食管、肠管。直肠短,雌虫消化道末端开口于肛门,雄虫则通入泄殖腔。雌性生殖系统为双管型,阴门位于虫体前、中 1/3 交界处的腹面;雄性生殖系统为单管型,具有一对可伸缩的交合刺(图 1-3)。

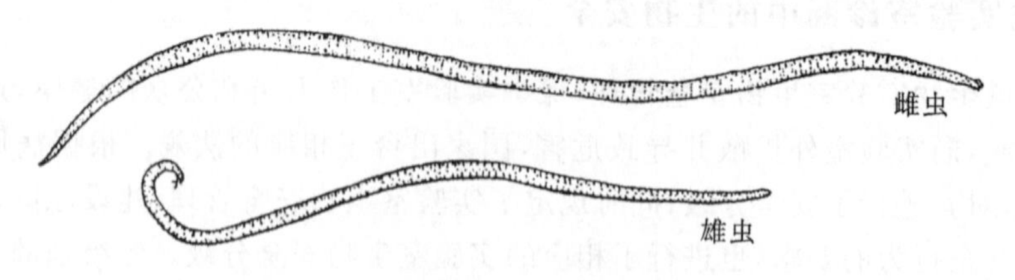

图 1-1　蛔虫成虫

2. 虫卵　从人体粪便标本中能够检出的蛔虫卵有受精卵(fertilized egg)和未受精卵(unfertilized egg)。受精卵及未受精卵的蛋白质膜均易脱落,卵壳呈无色透明,称脱蛋白质膜蛔虫卵(图 1-4)。

受精卵呈宽椭圆形,棕黄色,大小为(45～75) μm×(35～50) μm,卵壳厚而均匀,电子显微镜下观察,卵壳自外向内分为三层,即受精膜(fertilization membrane)、壳质层(chitinous layer)和蛔甙层(ascaroside layer)。壳质层较厚,其余两层极薄,在普通光学镜下难以分辨。卵壳外被有一层凹凸不平的蛋白质膜(albuminous layer),被宿主胆汁染成棕黄色。新鲜粪便标本的蛔虫卵,卵内含有一个大而圆的卵细胞,卵

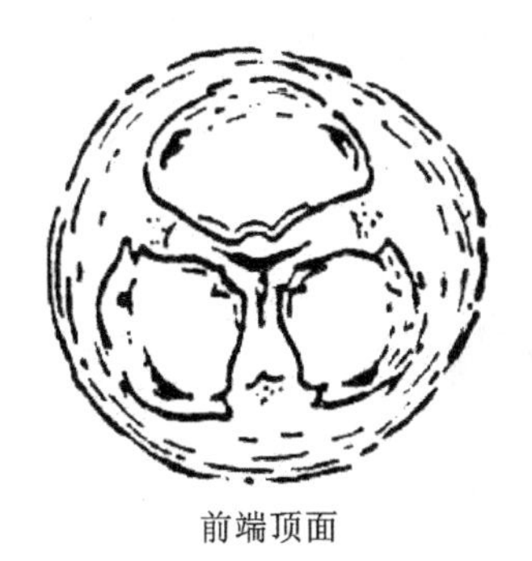

图 1-2 口孔和唇瓣

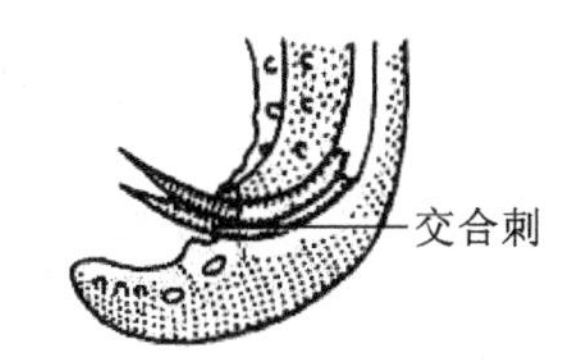

图 1-3 雄虫的尾部及交合刺

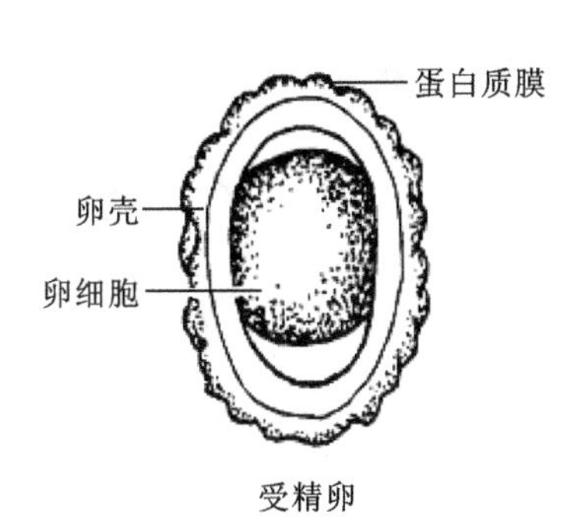

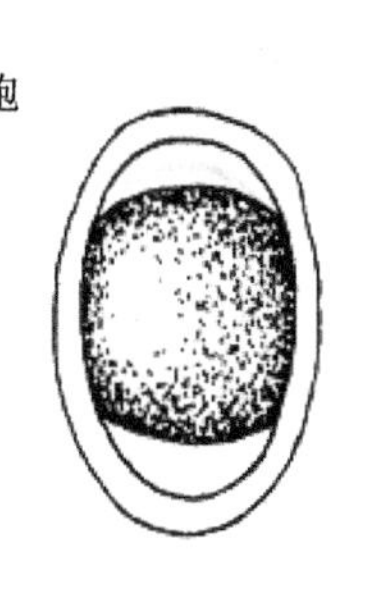

受精卵　　未受精卵　　脱蛋白质膜蛔虫卵

图 1-4 各种蛔虫卵

细胞两端与卵壳之间可见新月形的空隙。有时由于观察虫卵的角度不同，可见到圆形的受精虫卵，卵细胞充满整个卵内空间，见不到新月形的空隙。实际标本检验时，有时可见到卵细胞已经分裂，甚至可以见到卵内含一幼虫。

未受精卵呈长椭圆形，棕黄色，大小为(88～94) μm×(39～44) μm，卵壳与蛋白质膜均较受精卵薄，无蛔甙层，卵内充满大小不等屈光的卵黄颗粒。

脱蛋白质膜蛔虫卵在普通光学显微镜下有时很像钩虫卵，需要认真鉴别。卵壳厚而透明是蛔虫卵的主要特征。而钩虫卵的卵壳则很薄。此外，内含物、内含物与卵壳间的间隙等特征也是鉴别时的注意点。

【生活史】

蛔虫生活史 01 视频讲解

蛔虫生活史 02 视频讲解

蛔虫的生活史不需要中间宿主。成虫寄生于人体小肠，吸取人的营养物质，以小肠内半消化物为食，雌虫的产卵量很大，一条雌虫每天可产卵 23.4 万～24.5 万个。受精卵随粪便排出，在潮湿、荫蔽、氧气充足、温度适宜(22～30 ℃)的土壤中，经 2 周，卵内的细胞发育为第一期幼虫，经 1 周，卵内幼虫经第一次蜕皮后发育为感染期虫卵(infective egg)。感染期虫卵通过污染的瓜果蔬菜等食物，经口感染人体。感染期虫卵在人体小肠内孵出幼虫，然后侵入小肠黏膜和黏膜下层的小静脉或小淋巴管，沿门静脉或胸导管，经右心到肺，穿过肺泡毛细血管壁进入肺泡，在肺泡中停留约 2 周，幼虫经 2 次蜕皮后，再沿支气管、气管移行至咽喉部，经吞咽入食管，经胃回到小肠，在小肠再蜕皮一次后，发育为成虫(图 1-5)。从感染期卵进入人体到雌虫成熟产卵需 60～75 天。肺部移行的幼虫还可以通过肺，经左心室进入大循环，侵入肺以外的其他组织或器官，引起相应的异位病变或在异位被检出。成虫的钻孔习性，使其达到小肠以外的多处组织和器官，引起多种并发症。成虫在人体内寿命为12～18个月，但其导致的病程往往不超过1年，在流行区反复感染的情况很常见。

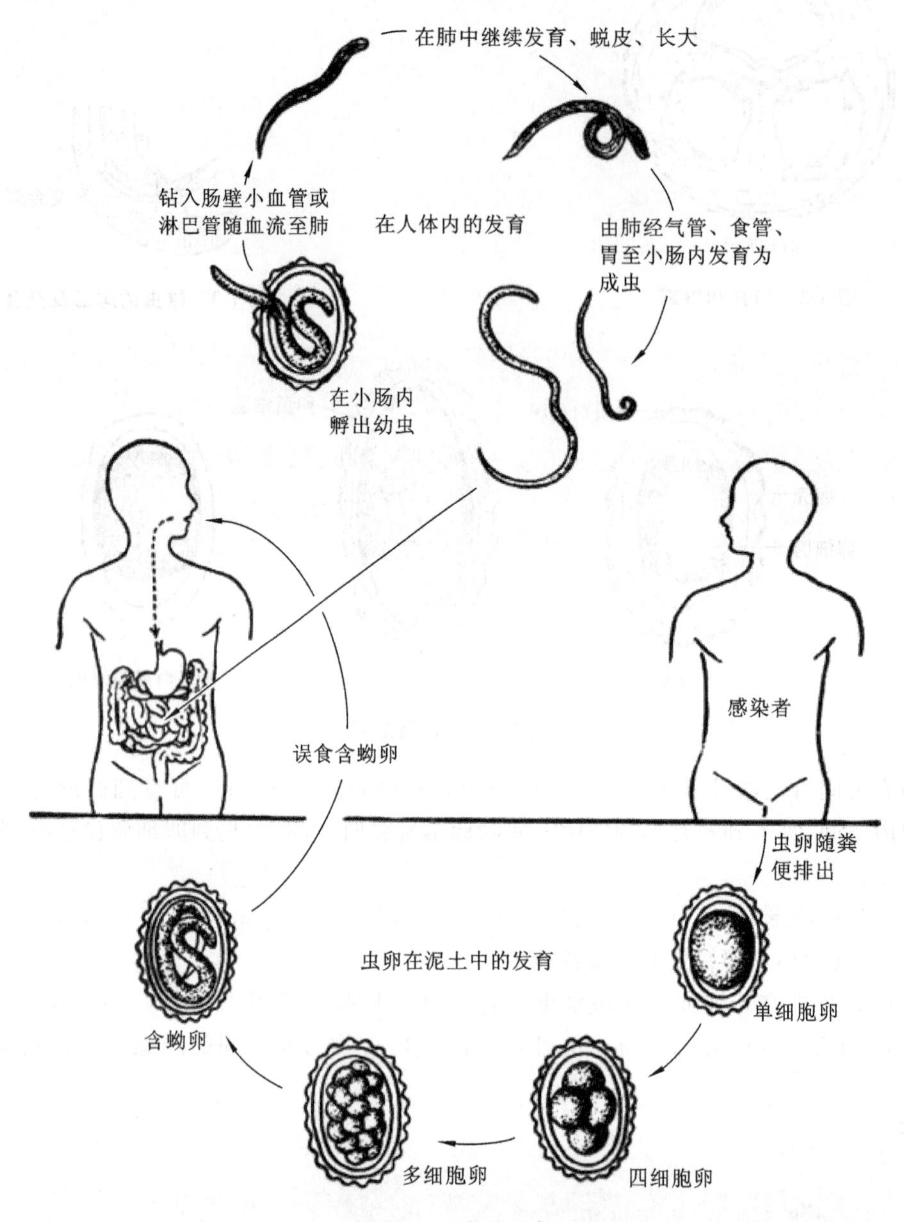

图1-5 蛔虫生活史

【致病】

蛔虫致病主要由幼虫在体内移行和成虫对宿主的损伤所致，主要表现为机械性损伤、引起超敏反应以及导致宿主肠道功能障碍，有时还会引起肠梗阻等严重并发症。

1. 幼虫致病 蛔蚴性肺炎：幼虫在移行过程中，人体最常受损的器官是肺，感染严重时可引起蛔蚴性肺炎。幼虫移行到肺部，在肺泡壁的血管内产生局部炎症反应最终形成肉芽肿，穿破肺毛细血管壁进入肺泡，造成组织损伤，肺泡有点状出血，幼虫在肺泡内发育、蜕皮，释放出变应原物质引起超敏反应，局部的炎症反应造成嗜酸性粒细胞浸润。患儿出现发热、咳嗽、痰中带血、胸痛、哮喘、呼吸困难等临床表现，可伴有体温升高、荨麻疹和神经性水肿等。肺部X线检查可见迁徙性浸润性阴影，临床上称为过敏性肺炎，多数病例在发病后1～2周自愈。

2. 成虫致病 蛔虫对人体的致病主要由成虫引起，称蛔虫病。蛔虫成虫的危害作用包括夺取营养、机械性损伤、毒素作用和变应原导致超敏反应等，并可导致严重并发症。

(1) 营养不良：成虫寄生于小肠，在小肠内以半消化的食物为食，直接掠夺宿主的营养物质，而且其代谢产物可刺激、损伤局部小肠黏膜引起痉挛性收缩和平滑肌的局部缺血，小肠黏膜皱襞变粗，影响小肠正常蠕动和吸收，引起消化不良和营养吸收障碍，严重感染的儿童可因此出现营养不良，从而影响生长发育，甚至出现发育障碍。

(2) 消化道症状：成虫在小肠寄生的机械刺激对小肠黏膜造成损伤，会引起一系列消化道症状，患者可有腹部不适、间歇性脐周疼痛或上腹部绞痛、消化不良、食欲不振、恶心、呕吐、腹泻或便秘等表现。

(3) 蛔虫性超敏反应：研究证明，成虫的代谢产物和分泌物具有毒性作用，成虫本身也含有毒性物质，可被吸收入血引起全身反应。一般表现为头痛、失眠、精神烦躁、磨牙等神经系统症状。

(4) 并发症：蛔虫成虫所致的并发症有多种，主要包括：①蛔虫性肠梗阻：主要是由于大量成虫扭结成团堵塞肠管所致，有时虫量虽然不多，但虫体机械刺激或其所分泌的毒素作用使肠的蠕动发生障碍而导致梗阻，严重的梗阻可造成肠扭转或肠套叠。临床症状主要有腹部阵发性绞痛，以脐周或右下腹部为甚。②蛔虫病肠穿孔：蛔虫可使病变或正常的肠壁发生穿孔，其临床表现为亚急性腹膜炎，也可形成弥漫性或局限性腹膜炎。③胆道蛔虫症：蛔虫有钻孔乱窜习性，当成虫钻入胆道，可引起胆道蛔虫症。临床表现为突发阵发性上腹部钻顶样疼痛，辗转不安，面色苍白，常伴有恶心、呕吐。若蛔虫致胆道穿孔，可出现全腹持续剧烈腹痛及腹膜刺激征。胆道或胆囊内的蛔虫卵或蛔虫残体为胆结石的核心，可致胆石症。

此外，钻孔习性还可引起蛔虫性胰腺炎、蛔虫性阑尾炎等。

【实验诊断】

1. 病原学检查

(1) 幼虫的检查：早期感染若在痰或支气管肺泡灌洗液中查到蛔虫的幼虫，即可确诊。但痰液中蛔蚴的检出率较低，约10%。

(2) 成虫的检查：在粪便、呕吐物中或从其他部位取到蛔虫的成虫，即可确诊。

(3) 虫卵的检查：粪便查虫卵是确诊蛔虫感染最常用的方法。可用直接涂片法、加藤厚涂片法或改良加藤厚涂片法以及饱和盐水浮聚法检查患者粪便，用任何一种方法查到蛔虫卵即可确诊。

粪便检查蛔虫卵应注意以下几点。

①由于蛔虫产卵量大，采用直接涂片法的检出率较高，有资料表明，查一张涂片的检出率为80%左右，查3张涂片可达95%。所以一份标本需连查3片。

②对直接涂片阴性者，采用饱和盐水浮聚法，饱和盐水浮聚法对受精蛔虫卵检出率较高，但未受精蛔虫卵在饱和盐水中不易漂浮，常造成漏检。

③厚涂片法虫卵的检出率高而且简便，是粪检蛔虫卵的首选方法。但蛔虫卵尤其是未受精蛔虫卵在厚涂片法中发生形态变化，因此检查者必须熟悉蛔虫卵在厚涂片中形态变化特征，否则易造成漏检或误判。

受精蛔虫卵在厚涂片法中形态特征是不论卵壳外有无蛋白质膜层，均可见其卵壳厚，呈双线层，这是与钩虫卵及其他薄壳虫卵的重要区别。

未受精蛔虫卵在厚涂片法中形态变化较大。由于此法透明液的作用，卵内所含油滴状屈光性颗粒消失，给辨认带来困难，易与血吸虫卵及其他大型吸虫卵相混淆，但常因外周锯齿状凸起的蛋白质膜不易消失，故虫卵边缘不整齐，这是其他虫卵所没有的；如果透明时间过长，钩虫卵与其他薄壳虫卵、血吸虫卵及其他大型虫卵易变形甚至消失，而蛔虫卵则不易消失。

④未受精蛔虫卵可见于仅有雌虫感染者，也可见于两性感染者。

⑤粪检阴性时，并不能排除蛔虫感染的存在，如果肠内仅有雄虫寄生或所感染的雌虫均未达成熟产卵阶段，粪便中就查不到虫卵。据统计有3.4%～5.0%的蛔虫感染者仅有雄虫寄生，此时可试用驱虫法找成虫。

2. 免疫学诊断 成虫抗原皮内试验的阳性率可达80%以上。粪便查虫卵阴性，而成虫抗原皮内试验阳性提示可能是蛔虫感染的早期或仅有雄虫寄生。成虫抗原皮内试验还有助于蛔虫感染的流行病学调查。

【流行】

蛔虫病呈世界性分布，在温暖、潮湿、卫生条件差的地区人群的感染较为普遍，蛔虫感染率农村高于城市，儿童高于成人。影响蛔虫流行主要因素：①蛔虫生活史简单。虫卵在外界环境中不需中间宿主而直接发育为感染期卵。②产卵量大、虫卵抵抗力强。卵在荫蔽的土壤中或蔬菜上可存活数月至一年；

10%盐酸、硫酸、磷酸均不影响卵内幼虫的存活和发育;食用醋、酱油、腌菜盐水均不能杀死虫卵。③粪便管理不当。用未经无害化处理的新鲜粪便施肥或随地大便,粪便污染环境如水源和土壤等,加上虫卵可借蝇类、鸡、犬等动物的机械携带或风力散播而广泛传播,污染环境、物品、食物等。④卫生习惯不良。饭前便后不洗手或有喝生水、吃生菜习惯均易误食感染期虫卵而感染。此外,蛔虫病流行还与经济条件、生产方式、生活水平、文化水平、社会风俗等有密切关系。

【防治】

(1) 治疗患者,消灭传染源。人是蛔虫病的唯一传染源,驱虫治疗尤其是开展学龄儿童预防性集体服药驱虫,是控制传染源的重要措施。目前常用药物有以下4种:①阿苯达唑;②甲苯达唑;③噻嘧啶;④左旋咪唑。对蛔虫并发症的治疗,应视具体病情采取相应的治疗措施。

(2) 进行健康教育,增强自我保健意识。教育儿童养成良好的个人卫生习惯,饭前便后洗手,勤剪指甲,勿随地大便,不饮生水,吃瓜果、萝卜、红薯、甘蔗等要做到洗净、削皮吃。

(3) 改水改厕,保护水源。因地制宜,改善饮水卫生条件,保证生活用水的清洁卫生,是预防蛔虫感染的重要一环。建无害化厕所,或高温堆肥,既可防病,又能保肥增效。菜农还应避免将地里的蔬菜连根带回家里整理,以免将植物根部的大量感染期蛔虫卵在居室散布造成感染。

二、十二指肠钩口线虫和美洲板口线虫

十二指肠钩口线虫(*Ancylostoma duodenale* Dubini,1843),简称十二指肠钩虫;美洲板口线虫(*Necator americanus* Stiles,1902),简称美洲钩虫,是两种寄生于人体的最常见钩虫,其成虫寄生于人的小肠,是人钩虫病的病原体。锡兰钩口线虫(*Ancylostoma ceylanicum* Loose,1911)偶尔可寄生于人体,其危害性与前两种钩虫相似。此外,犬钩口线虫(*Ancylostoma caninum* Ercolani,1859)和巴西钩口线虫(*Ancylostoma braziliense* Gomez de Faria,1910)的感染期蚴,虽然也可侵入人体,引起皮肤幼虫移行症,但不能发育为成虫。钩虫是世界上分布极为广泛的寄生虫之一,也是我国五大人体寄生虫之一。

钩虫 PPT

【形态】

1. 成虫 虫体圆柱形,雌虫(9～13) mm×(0.35～0.6) mm,雄虫略小,(5～11) mm×(0.3～0.45) mm,活时呈肉红色,死后乳白色。十二指肠钩虫前端及后端均向背侧弯曲,略呈"C"形,美洲钩虫前端向背面仰曲,后端向腹侧弯曲,略呈"S"形(图1-6)。钩虫虫体前端较细,顶端有一发达的口囊,由坚韧的角

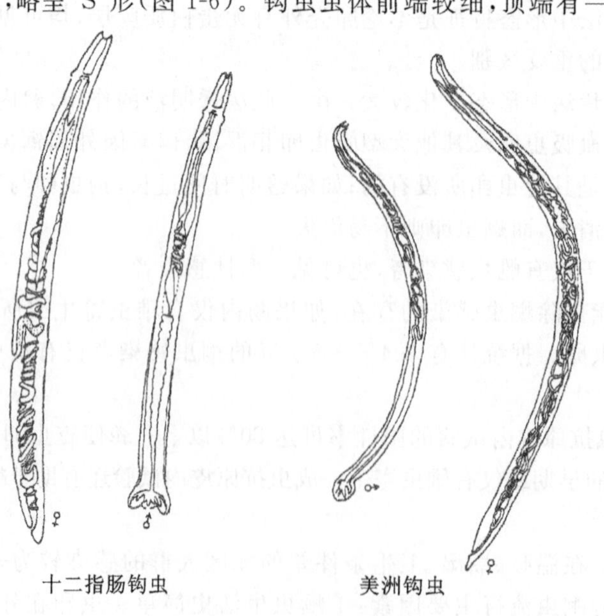

图1-6 两种钩虫成虫

质构成。口囊的上缘为腹面、下缘为背面。十二指肠钩虫的口囊呈扁卵圆形，其腹侧缘有钩齿2对，外齿一般较内齿略大。美洲钩虫口囊呈椭圆形，其腹侧缘有板齿1对(图1-7)。咽管约为体长的1/6，管壁肌肉发达，有助于吸血。钩虫体内有头腺1对，位于虫体两侧，前端与头感器相连，开口于口囊两侧的头感器孔，后端可达虫体中横线前后。头腺主要分泌抗凝素及乙酰胆碱酯酶，抗凝素具有抗凝血酶原作用，阻止宿主肠壁伤口的血液凝固，有利于钩虫的吸血；乙酰胆碱酯酶可破坏乙酰胆碱，影响神经介质的传递，降低宿主肠壁的蠕动，有利于虫体的附着。此外，成虫还有咽腺和排泄腺，分泌物为乙酰胆碱酯酶、胶原酶及蛋白酶等。

雄虫生殖系统为单管型，虫体末端膨大，由角皮延伸形成膜质交合伞。交合伞由2个侧叶和1个背叶组成，其内有肌性指状辐肋，依其部位分别称为背辐肋、侧辐肋和腹辐肋。背辐肋的分支特点是鉴定虫种的重要依据之一。雄虫的消化管和生殖管均开口于交合伞，有一对交合刺(图1-7)。雌虫生殖系统为双管型，虫体末端呈圆锥形，有的虫种具有尾刺，阴门位于虫体腹面中部或其前、后。

十二指肠钩虫与美洲钩虫的鉴别主要依据虫体外形，口囊特点，雄虫交合伞外形及其背辐肋分支、交合刺形状，雌虫尾刺的有无及阴门的位置等，其鉴别要点见表1-1。

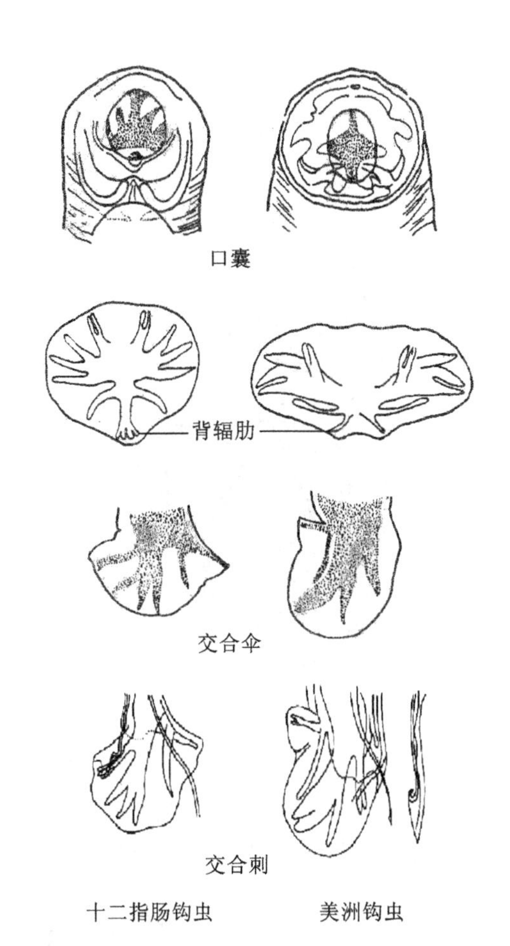

图1-7 两种钩虫的口囊、背辐肋、交合伞和交合刺

表1-1 十二指肠钩虫与美洲钩虫的鉴别

鉴别要点	十二指肠钩虫	美洲钩虫
大小/mm	雌虫：(10～13)×0.6 雄虫：(8～11)×(0.4～0.5)	雌虫：(9～11)×0.4 雄虫：(7～9)×0.3
体形	前端与后端均向背面弯曲，略呈“C”形	前端向背面仰曲，后端向腹面弯曲，略呈“S”形
口囊	腹侧前缘有两对钩齿	腹侧前缘有一对板齿
交合伞	撑开时略呈圆形	撑开时略呈扁圆形
背辐肋	远端分两支，每支再分三小支	基部先分两支，每支远端再分两小支
交合刺	两刺呈长鬃状，末端分开	一刺末端呈钩状，常包套于另一刺的凹槽内
阴门	位于体中部略后	位于体中部略前
尾刺	有	无

2. 虫卵 十二指肠钩虫卵与美洲钩虫卵极为相似，不易区别。虫卵呈椭圆形，无色透明，大小(56～76) μm×(35～40) μm，卵壳薄。随粪便排出时，卵内通常含4～8个卵细胞，卵壳和卵细胞之间有明显的透明环状空隙(图1-8)。若患者便秘或粪便放置过久，卵细胞可以分裂为多个，成为桑椹期，甚至发育至幼虫期。

3. 幼虫 钩虫的幼虫分杆状蚴和丝状蚴两个阶段。杆状蚴体壁透明，前端钝圆，后端尖细。口腔细长，有口孔，分两期，两期杆状蚴形态结构相似，第一期杆状蚴大小为(0.23～0.4) mm×0.017 mm，第二期杆状蚴大小约为0.4 mm×0.029 mm。丝状蚴大小为(0.5～0.7) mm ×0.025 mm，口腔封闭

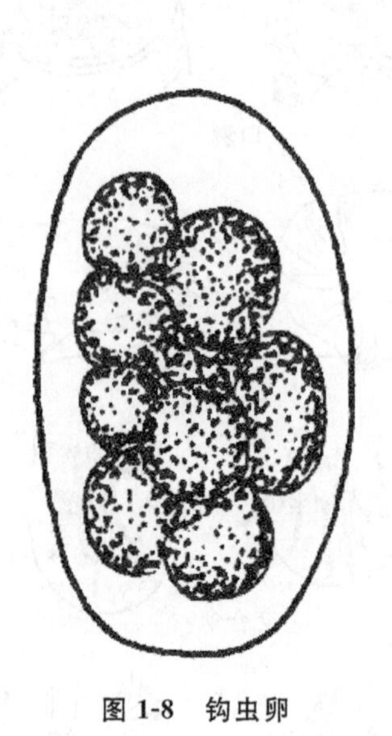

图 1-8 钩虫卵

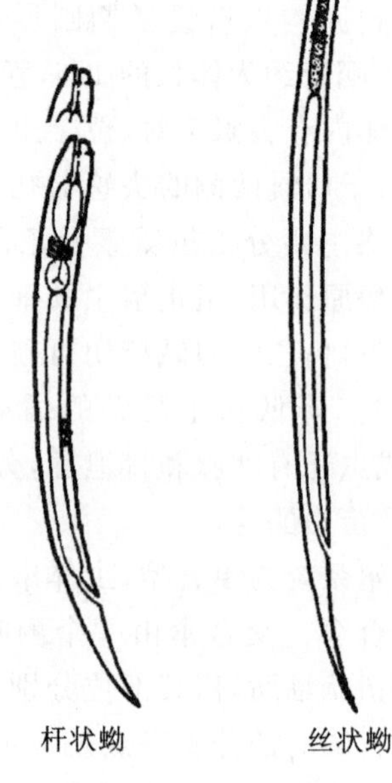

图 1-9 钩虫幼虫

(图 1-9)。在与咽管连接处的腔壁背面和腹面各有 1 个角质矛状结构，称为口矛或咽管矛(图 1-10)。丝状蚴体表覆有鞘膜，对虫体有保护作用。丝状蚴是钩虫感染人体的发育阶段，故也称感染期蚴。两种钩虫丝状蚴的鉴别在流行病学、生态学及防治方面都有一定的实际意义，其特点见表 1-2。

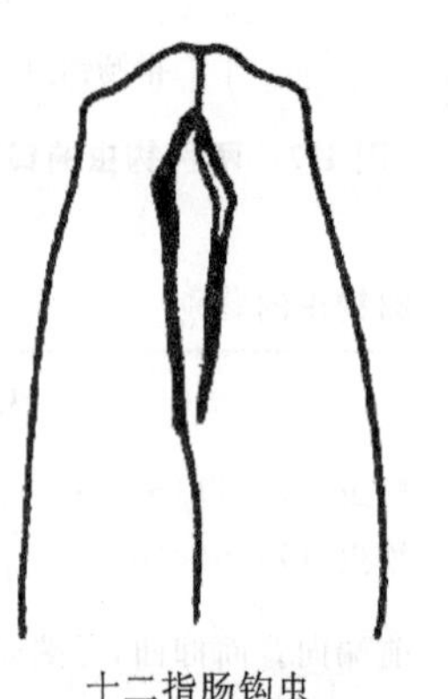

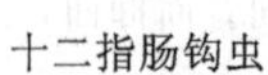

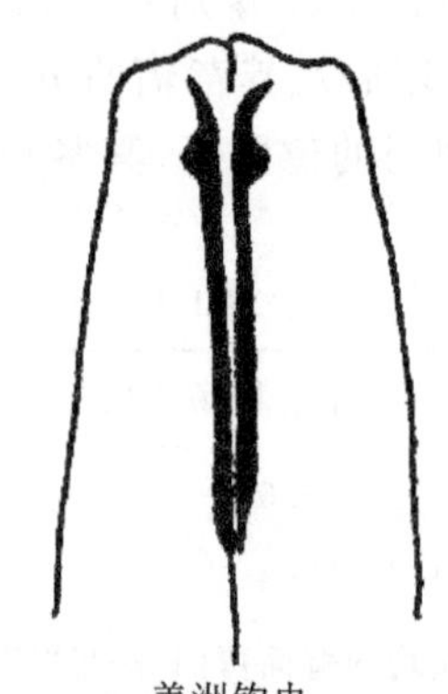

图 1-10 丝状蚴口矛

表 1-2 两种钩虫丝状蚴的鉴别

鉴别要点	十二指肠钩虫	美洲钩虫
外形	圆柱形，虫体细长，头端略扁平，尾端较钝	长纺锤形，虫体较短粗，头端略圆，尾端较尖
鞘横纹	不显著	显著
口矛	透明丝状，背矛较粗，两矛间距宽	黑色杆状，前端稍分叉，两矛粗细相等，两矛间距窄
肠管	管腔较窄，为体宽的 1/2，肠细胞颗粒丰富	管腔较宽，为体宽的 3/5，肠细胞颗粒少

【生活史】

十二指肠钩虫与美洲钩虫的生活史基本相同。

成虫寄生于人体小肠上段，借口囊内钩齿或板齿咬附在肠黏膜上，以血液、组织液、肠黏膜为食。钩虫头腺等分泌的抗凝血素和乙酰胆碱酯酶等物质有助于成虫的吸血和附着寄生。抗凝血素物质具有抗凝血酶原作用，阻止宿主肠壁伤口的血液凝固，有利于钩虫的吸血，同时也加大了宿主血液的丢失量；乙酰胆碱酯酶等物质，可破坏乙酰胆碱，影响神经介质的传递，降低宿主肠壁的蠕动，有利于虫体的附着。钩虫分泌乙酰胆碱酯酶、谷胱甘肽-S-转移酶、抗 IgG 酶等还有抑制宿主的炎症反应和免疫反应作用。

雌虫与雄虫交配后，雌虫在宿主肠腔内产卵。虫卵随粪便排出体外后，在温暖（23～33 ℃）、潮湿（相对湿度为 60%～80%）、荫蔽、含氧充足的疏松土壤中，虫卵内的卵细胞不断分裂，1～2 天内第一期杆状蚴即可孵出，此期幼虫以细菌及有机物为食，营自生生活，生长很快，在 48 h 内进行第一次蜕皮，发育为第二期杆状蚴。第二期杆状蚴仍然以细菌及有机物为食，虫体继续增长，并可将摄取的食物储存于肠细胞内。经 5～6 天后，第二期杆状蚴口腔封闭，停止摄食，并进行第二次蜕皮，发育为丝状蚴，即感染期蚴。绝大多数的丝状蚴生存于 1～2 cm 深的表层土壤内，并常呈聚集性活动，在污染较重的一小块土中，有时可检获数千条幼虫。此期幼虫还可借助覆盖体表水膜的表面张力，沿植物茎或草枝向上爬行，最高可达 20 cm 左右。丝状蚴对外界环境因素的抵抗力较强，其保存活力的时间与土壤的温度、湿度有关，在热带地区，其感染性可保持 6～9 周，在温带地区保持时间更长，可达半年。在肥沃的沙土中存活最好，而在天气寒冷时大多数丝状蚴死亡，不能越冬。

丝状蚴对接触、二氧化碳或热均有明显的趋向性。当其与人体皮肤接触并受到体温的刺激后，虫体活动力显著增强，可经毛囊、汗腺口或皮肤破损处主动钻入人体，其侵入的时间需 30 min 至 1 h。丝状蚴侵入皮肤，除主要依靠虫体活跃的穿刺能力外，可能也与咽管腺分泌的胶原酶活性有关。丝状蚴侵入皮肤后 24 h 内，大部分幼虫仍滞留在真皮与皮下组织内，然后进入小静脉或淋巴管，随血流经右心至肺，穿出毛细血管壁进入肺泡。此后，肺泡中的幼虫借助小支气管、支气管上皮细胞纤毛摆动向上移行至咽喉部，随吞咽活动经食管、胃到达小肠。幼虫在小肠内迅速发育，并在感染后的第 3～4 天进行第三次蜕皮，形成口囊，吸附肠壁，摄取营养，再经 10 天左右，进行第四次蜕皮后逐渐发育为成虫（图 1-11）。有学者研究发现，十二指肠钩虫的丝状蚴在人体移行时，部分幼虫在进入小肠之前，可滞留于某些组织中很长时间（可达 253 天），在受到某些因素刺激后，才陆续到达小肠发育成熟，这种现象被称为钩蚴的迁延移行。

从丝状蚴钻入皮肤至成虫交配产卵，一般需时 5～7 周。雌虫产卵数因虫种、虫数、虫龄而不同，每条十二指肠钩虫日平均产卵为 10000～30000 个，美洲钩虫为 5000～10000 个，一般以感染 12～18 个月时产卵量最多。十二指肠钩虫成虫的寿命一般是 6～7 年，美洲钩虫成虫寿命为 5～6 年，有的可达 15 年。

钩虫除主要通过皮肤感染人体外，也存在经口感染的可能性，尤以十二指肠钩虫多见。被吞食而未被胃酸杀死的感染期蚴，有可能直接在小肠内发育为成虫。若自口腔或食管黏膜侵入血管的丝状蚴，仍需像皮肤感染一样在宿主体内移行。婴儿感染钩虫则主要是因为使用了被丝状蚴污染的尿布，或因穿“土裤子”以及与土壤接触等。有报道母体内的丝状蚴有经胎盘侵入胎儿或经母乳感染婴幼儿的可能。

Schad 等曾用十二指肠钩虫丝状蚴人工感染兔、小牛、小羊、猪等动物，经 26～34 天后，在其肌肉内均能查出活的同期幼虫，提示某些动物可作为十二指肠钩虫的转续宿主。人若生食这种肉类，也有受到钩虫感染的可能性。

【致病】

十二指肠钩虫和美洲钩虫的致病作用相似，其致病阶段均为丝状蚴和成虫，但比较而言，十二指肠钩虫较美洲钩虫对人体的危害更大一些。这是因为，十二指肠钩虫的丝状蚴引起皮炎者较多见，成虫导致的贫血亦较严重，也是引起婴儿钩虫病的主要虫种。人体感染钩虫后是否出现临床症状，与丝状蚴侵入皮肤的数量、成虫在小肠寄生的数量以及宿主的健康状况、营养条件及免疫力等有密切关系。

1. 幼虫致病

（1）钩蚴性皮炎（hookworm dermatitis）：钩虫的丝状蚴钻入皮肤时，由于机械性刺激和化学性分泌物的作用，引起移行创伤和皮炎。局部皮肤可有针刺、烧灼和奇痒感，这通常在丝状蚴钻入皮肤后数十分钟出现，随后局部出现红斑和水肿，进而形成丘疹和疱疹，若有继发细菌感染则可形成脓疱，大约在 2 周内病变自动消退，经结痂、脱皮而愈。皮炎部位多见于与泥土接触的足趾、手指间等皮肤较薄处，也可见于手、足的背部。钩蚴性皮炎的俗称有“着土痒”、“粪毒”等。

（2）肺部的损害（pulmonary lesion）：丝状蚴移行导致的肺部损害通常较轻，在其移行穿破微血管进入肺泡时可引起局部轻微出血，可引起支气管肺炎和支气管炎。患者可出现咳嗽、痰中带血，并常伴有畏

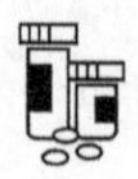

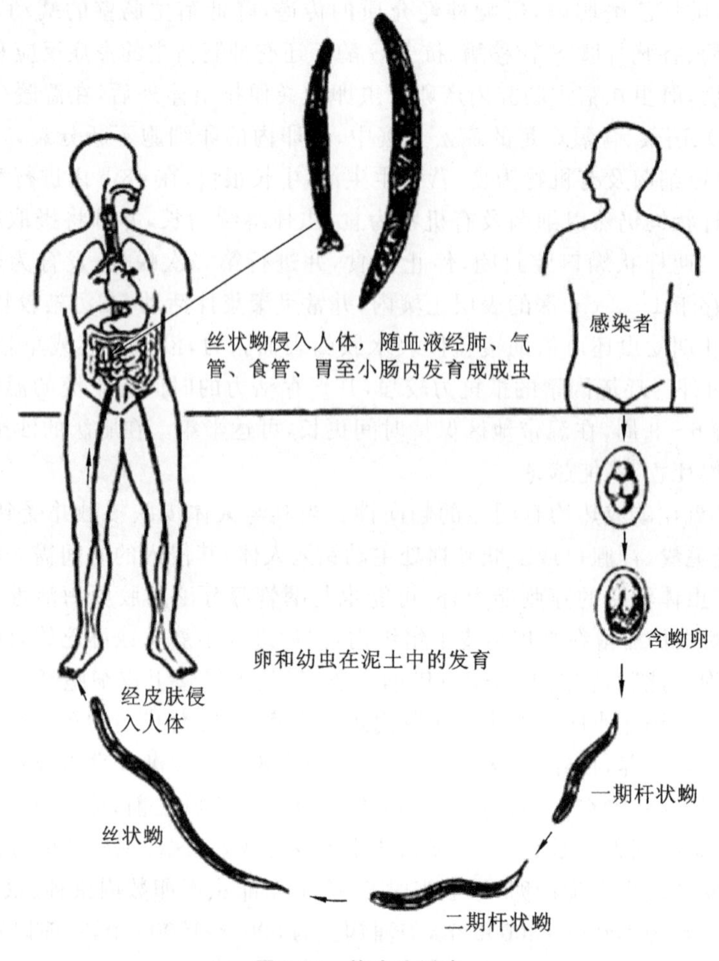

图 1-11 钩虫生活史

寒、发热等全身症状，此时嗜酸性粒细胞明显增多。

2. 成虫致病

(1) 肠道病变及症状：成虫以口囊和齿咬破肠黏膜吸血，可造成肠黏膜散在性出血点及小溃疡，有时也可形成片状出血性淤斑，偶然造成大量出血，可引起肠道功能紊乱。患者可出现上腹部不适、恶心、呕吐、腹泻等症状。腹泻常呈黏液样或水样便。重度者可出现消化道出血，患者排柏油样黑便。

(2) 贫血：钩虫感染导致宿主贫血的原因是成虫在患者小肠中寄生的吸血活动，致使宿主长期慢性失血，铁和蛋白质不断耗损而导致贫血。钩虫所致的贫血是缺铁性贫血(iron deficiency anemia)。由于缺铁，血红蛋白的合成速度比细胞新生速度慢，使红细胞体积变小、颜色变浅，故而呈低色素小细胞型贫血。大量钩虫寄生可导致急性肠黏膜出血。贫血的发生除了与钩虫的虫种、寄生数量和寄生时间等有关外，还与宿主的铁储备和需求量以及膳食中的可利用铁的含量有关。

成虫寄生引起患者慢性失血的主要原因如下：钩虫咬破肠黏膜吸血，并分泌抗凝血物质，使伤口血液难凝固而不断渗血，加重失血。虫体的吸血量与伤口的渗血量大致相等。虫体为逃避咬附部位炎症细胞对其的损害作用，经常更换咬附部位，原伤口在凝血前继续渗出的血量称为移位伤口渗血量。钩虫寄生造成的人体失血量为吸血量、咬附点渗血量、移位伤口渗血量及偶然肠黏膜大出血的总和。应用放射性同位素^{51}Cr等标记红细胞或蛋白质，测得每条钩虫每天所致的失血量，美洲钩虫为 0.02～0.10 mL，十二指肠钩虫所致失血量较美洲钩虫可高达 6～7 倍，为 0.15～0.26 mL。

临床上主要为眩晕，倦怠无力，体弱，劳动力减退，神经衰弱，精神萎靡，反应迟钝，毛发干燥、无光泽。体检可发现黏膜、结膜和皮肤苍白，足和踝部可发生凹陷性水肿，严重时可出现心脏扩大、心慌等贫血性心脏病体征和症状。缺铁性贫血的血象和骨髓象的改变，嗜酸性粒细胞增高，血红蛋白减少等。妇女则可引起停经、流产等。婴幼儿钩虫病严重影响婴幼儿发育，甚至导致其死亡。在国外有报道钩虫引起的严重贫血及急性肠出血是造成 1～5 岁婴幼儿最常见的死亡原因，应引起高度重视。

（3）异嗜症：少数严重感染的患者可出现食欲改变，喜食一些粗硬物品，如生米、生泥土、瓦片、炉灰等，称为异嗜症。其原因尚不完全清楚，可能与钩虫寄生导致患者的铁质丢失有关。患者经驱虫治疗和补充铁剂，该症状可迅速消失。

【实验诊断】

虫卵计数法视频讲解

成虫利用口囊牢固咬吸在小肠黏膜上，因此在粪便中罕见，钩虫病的诊断主要依赖虫卵的鉴别或经钩蚴培养检出幼虫。

1. 病原学检查

（1）粪便检查虫卵：①生理盐水直接涂片法：方法简单，但检出率低，轻度感染者常容易漏诊，适于重度感染者（每克粪便1200个虫卵）。②浮聚法：饱和盐水浮聚法、硫酸锌漂浮法和甲醛-乙醚浓集法检出率高，用于轻型患者的诊断。

（2）钩蚴培养法：20～30 ℃体外培养5～7天，观察钩蚴。检出率与饱和盐水浮聚法相似，高于直接涂片法。主要用于流行病学调查。放置24 h以上，在未固定保存的粪便中虫卵发育，幼虫可从卵中孵出，注意与粪类圆线虫区别，因为这两种线虫的治疗方法不同。在同一份粪便中既有钩虫卵又有杆状蚴可能是钩虫感染或混合感染，如果仅有杆状蚴应怀疑粪类圆线虫，但也可能是混合感染。

确诊粪类圆线虫病主要依靠从粪便、痰液、十二指肠引流液、尿液或脑脊液中检出幼虫或培养出丝状蚴。也可用ELISA检测患者血清抗体，阳性率达94.4%，无假阳性反应。

（3）虫卵计数法：依靠计数方法测定每克粪便中的虫卵数，以粗略推算患者体内寄生的钩虫数目，适用于疗效考核及流行病学调查。常用以下方法：①饱和盐水浮聚计数法：采用洪氏过滤改良计数法及方口圆底盒浮聚法。对轻度感染者较为准确，不易漏诊，重度感染，由于虫卵过于密集，其计数不易准确。②钩蚴培养计数法：感染轻者可数清集于培养管底的全部幼虫（一般孵出率可达95.3%，故约相当于虫卵数），重度感染可适当稀释后再计数，比司（徒尔）氏稀释虫卵计数法更为准确，且可鉴别虫种。③定量板-甘油玻璃涂纸透明计数法：该法为近年国内学者在加藤厚涂片法的基础上改良设计的蠕虫卵定量计数方法，其方法简便、稳定性较好。钩虫感染度的划分如下：轻度感染为每克粪便小于2000个卵，中度感染为每克粪便2000～11000个卵，重度感染为每克粪便大于11000个卵。

（4）痰液涂片查钩蚴：钩虫丝状蚴移行肺部，可随痰液咳出，痰液检查时可以检出。

（5）成虫检查法：可鉴定成虫虫种和考核驱虫治疗的疗效。服驱虫药后淘洗粪便收集成虫。有病例报道，用胃镜从十二指肠降部取到十二指肠钩虫。

2. 免疫学诊断 应用于钩虫产卵前，并结合病史进行早期诊断。方法有皮内试验、间接荧光抗体试验等，但均因特异性低而少有应用。

【流行与防治】

1. 流行 钩虫感染和钩虫病呈世界性分布。在我国流行也很广泛，曾被列入我国五大寄生虫之一。我国除青海、黑龙江和吉林三省外，其他省、自治区、直辖市均有钩虫感染和流行，但主要流行在温暖、潮湿的地区，如海南、广西、四川、重庆和福建等省份。

钩虫流行的主要影响因素如下：传染源和易感者的存在、自然因素（温暖、潮湿气候，适合钩虫发育的土壤）、社会因素（人们的生活条件、卫生习惯以及农作物的种植方式等）。

（1）传染源和易感者：钩虫病患者和带虫者是钩虫病的唯一传染源。人类普遍对钩虫易感。

（2）自然因素：钩虫卵及幼虫在外界发育需要适宜的温度和湿度。钩虫多流行在年平均降雨量为126.9 cm的热带和亚热带地区，干燥寒冷条件下幼虫死亡。温度在26.7～32.2 ℃范围内适于幼虫发育，低于0 ℃或高于40 ℃卵和幼虫迅速死亡，平均温度低于10 ℃土壤中虫卵不能孵化。

（3）社会因素：用未经无害化处理的粪便施肥或随地大便是土壤污染的主要形式。人的感染取决于土壤污染的程度和皮肤接触土壤的机会。粪便处理方式和农作物种植方式的差别对钩虫流行起着重要作用。在种植桑、红薯、玉米、甘蔗、烟草、麻、棉、茶、蔬菜、果树等田地中，采用新鲜粪便或未经无害化处理的粪便施肥，其环境又适于钩虫卵、幼虫的发育，人们在田间徒手、赤足操作极易受到感染。

2. 防治原则 对钩虫病的防治主要包括控制传染源、加强粪便管理和粪便无害化处理、注意个人防护、防止感染等综合性防治措施。

(1) 治疗患者和控制带虫者：控制传染源是预防钩虫病传播的重要环节。常用驱虫药物有甲苯咪唑、丙硫咪唑、噻苯咪唑等，除对成虫有杀灭驱虫作用外，对虫卵及幼虫亦有抑制发育或杀灭作用。

对贫血严重者，需要采取服用铁剂等治疗贫血的措施。

用噻苯咪唑配制15%软膏局部涂敷，可治疗钩蚴性皮炎，若同时辅以透热疗法，效果更佳。将受感染部位浸入53 ℃热水中，持续20～30 min，有可能杀死皮下组织内移行的幼虫。

(2) 加强粪便管理：这是切断钩虫传播途径的重要措施。不随地大便，不用新鲜粪便施肥，因地制宜建无害化厕所，既提高了粪便的利用率和肥效，又有利于控制钩虫病的流行。

(3) 加强个人防护：在进行旱地作物耕作时，提倡穿鞋下地，流行区提倡机械化操作，尽量减少与土壤接触的机会，必要时，手、足皮肤涂抹1.5%左旋咪唑硼酸乙醇液或15%噻苯咪唑软膏，对预防感染有一定作用。

三、毛首鞭形线虫

毛首鞭形线虫PPT

毛首鞭形线虫（*Trichuris trichiura*（Linnaeus，1771）Stiles，1901）简称鞭虫，是人体常见的寄生虫之一。成虫寄生于人体盲肠，引起鞭虫病（trichuriasis）。地理分布广泛，发病率高，值得重视。

【形态】

1. 成虫 鞭虫的成虫外形似马鞭（图1-12），前细后粗，细部约占总长3/5，有口腔及咽管。鞭虫口腔极小，具有2个半月形唇瓣。在两唇瓣间有一尖刀状口矛，活动时可自口腔伸出。咽管细长，前端为肌性，后端为腺性。咽管外由呈串珠状排列的杆细胞组成的杆状体包绕，杆细胞的分泌物可能具有消化宿主细胞的酶，且有抗原性。虫体后部较粗，内有肠管及生殖器官等。雌虫长35～50 mm，尾端钝圆，阴门位于虫体粗大部前方的腹面。雄虫长30～45 mm，尾端向腹面呈环状卷曲，有交合刺1根，可自鞘内伸出，鞘表面有小刺。两性成虫的生殖系统均为单管型。

2. 虫卵 呈纺锤形（图1-13），大小为（50～54）μm×（22～23）μm，黄褐色，卵壳较厚，内有脂层，中为壳质层，外为卵黄膜。其壳质层由壳质及蛋白质复合物组成。虫卵两端各具一透明塞状突起，称为盖

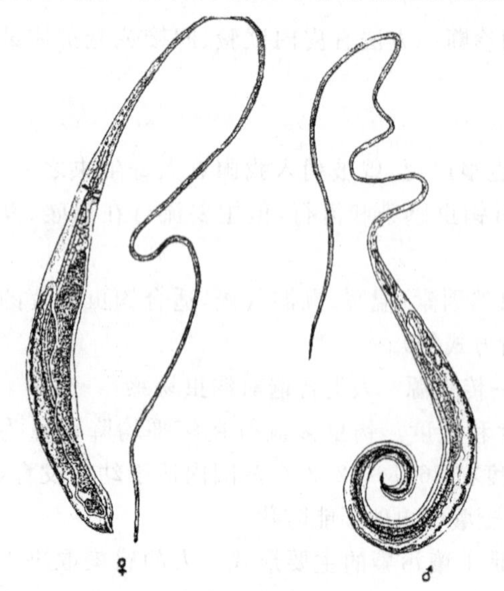

图1-12 鞭虫成虫

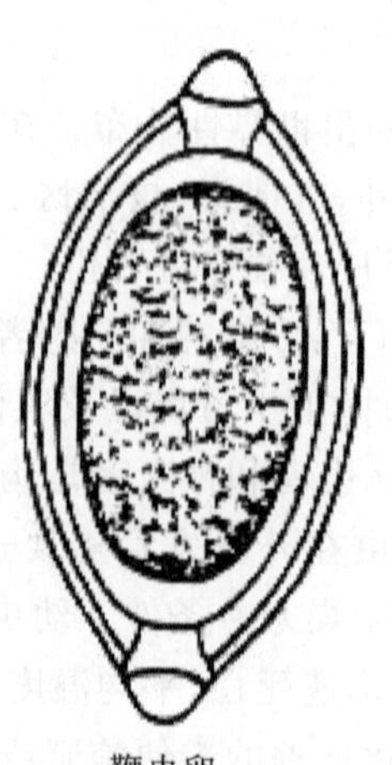

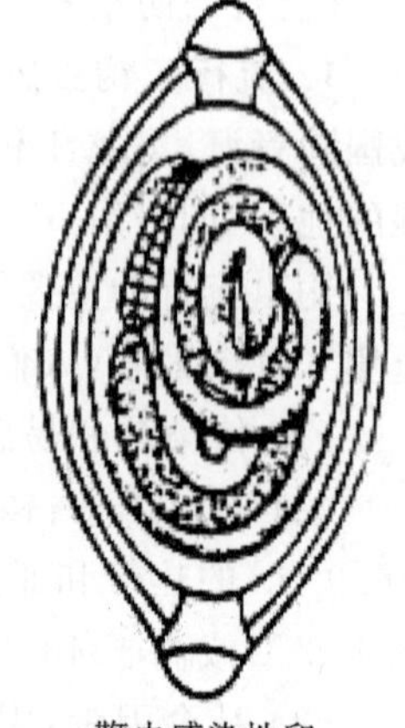

图1-13 鞭虫虫卵

塞(opercular plug)。盖塞也具有此三层,但盖塞处的壳质层含蛋白质的成分较卵壳为少,呈现透明状。虫卵自人体排出时,其中细胞尚未分裂。

【生活史】

成虫主要寄生于盲肠内,虫数多时,亦可在结肠、直肠甚至回肠下段寄生。雌虫每日产卵 1000～7000 个(平均 2000 个),虫卵随粪便排出体外,在泥土中温度、湿度适宜的条件下,经 3～5 周即可发育为感染期卵。这种虫卵随被污染的食物、饮水等经口进入人体。在小肠内,虫卵内幼虫活动加剧,幼虫分泌壳质酶,使盖塞降解及破裂,用其口矛刺破脂层,幼虫自卵壳一端的盖塞处逸出,并多从肠腺隐窝处侵入局部肠黏膜,摄取营养,进行发育。经 10 天左右,幼虫重新回到肠腔,再移行至盲肠,以其纤细的前端钻入肠壁黏膜至黏膜下层组织,摄取营养并发育为成虫。自误食感染期虫卵至成虫发育成熟并产卵,需时 1～3 个月(图 1-14)。鞭虫在人体内一般可存活 3～5 年。

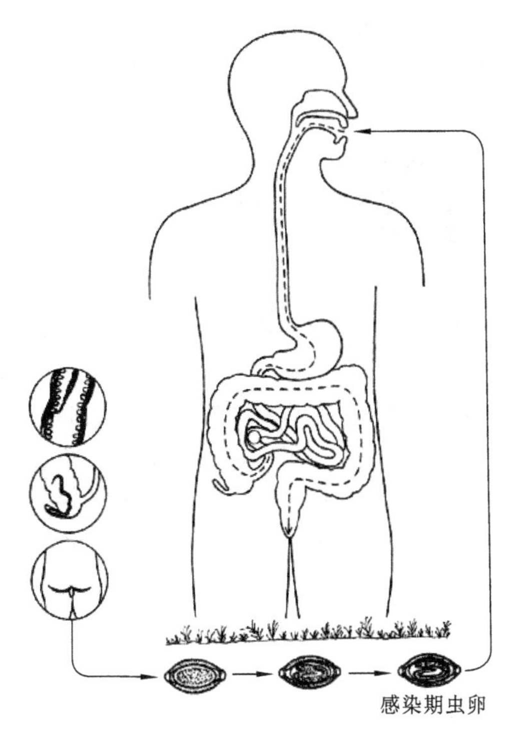

图 1-14 鞭虫的生活史

【致病】

成虫细长的前端能侵入宿主黏膜下层乃至肌层,以组织液和血液为食。当寄生虫体数目较多时,由于虫体的机械性损伤和分泌物的刺激作用,可致肠壁黏膜组织出现充血、水肿或出血等慢性炎症反应。少数患者可有细胞增生,肠壁组织明显增厚,以及在炎症基础上形成肉芽肿等病变。由于鞭虫吸血和损伤肠黏膜渗血,重度感染者可致慢性失血。一般轻度感染多无明显症状,只是在进行粪检查见虫卵时,才发现有鞭虫感染。严重感染者可出现头晕、下腹部阵发性腹痛、慢性腹泻、大便隐血或带鲜血、消瘦及贫血等。儿童重度感染,可导致直肠脱垂,多见于营养不良或并发肠道致病菌感染的病例。少数患者可出现发热、荨麻疹、嗜酸性粒细胞增多、四肢水肿等全身反应,患者容易并发肠道细菌感染,从而导致病情加重。

【实验诊断】

鞭虫病的诊断以检获虫卵为依据,可采用粪便直接涂片法、沉淀集卵法、饱和盐水浮聚法及定量透明法等。因鞭虫卵较小,容易漏检,需仔细检查,以提高检出率。

【流行】

鞭虫广泛分布在温暖、潮湿的热带、亚热带及温带地区,多与蛔虫同时存在,但感染率一般不及蛔虫高。人是唯一传染源。鞭虫感染呈全国性分布,数据资料表明,感染率以海南省为最高,其次为广西,内蒙古为最低。儿童的感染率较成人高,这与儿童卫生习惯较差,接触感染期虫卵机会多有关。

鞭虫感染来源主要为虫卵污染的土壤和地面,用人粪施肥或有虫卵污染的生活用水灌溉的蔬菜是主要的传染来源。家蝇体表可查见鞭虫卵,可作为传播媒介。鞭虫流行广泛与虫卵抵抗力有关,在温暖、潮湿、荫蔽和氧气充足的土壤中,可保持感染能力达数月至数年之久。鞭虫对干燥、低温的抵抗力不如蛔虫卵强,因此在我国南方地区感染率明显高于北方地区。

人对鞭虫感染无抵抗力,甚至婴儿或 6 个多月的儿童都可被感染,感染度高峰在 4～10 岁年龄组,在少年期即开始下降。一般感染度较轻,个别严重感染者虫体数可达 4000 条以上。有人报道一重症患者,死后尸检发现鞭虫 4604 条。

【防治】

鞭虫病预防应加强粪便管理、个人卫生和饮食卫生,并注意保护水源和环境卫生。对病人和带虫者应驱虫治疗,常见的药物有阿苯达唑和甲苯达唑,均对鞭虫病有较好的驱虫效果。

四、蠕形住肠线虫

蠕形住肠线虫(*Enterobius vermicularis*(Linnaeus,1758)Leach,1853)又称蛲虫。蛲虫感染可引起蛲虫病(enterobiasis),分布遍及全世界,感染率儿童高于成人,尤以幼儿园、托儿所及学龄前儿童感染率为高。

蛲虫 PPT

【形态】

1. 成虫 细小,乳白色。口孔位于头顶端,周围有三个小唇瓣。虫体角皮具横纹,前端的角皮扩大形成头翼(cephalic alae)。咽管末端膨大呈球形,称咽管球(pharyngeal bulb)。雄虫较雌虫为小,体长 2～5 mm,宽 0.1～0.2 mm,后端向腹面卷曲,有尾翼及数对乳突。生殖系统为单管型,包括睾丸、输精管及射精管。射精管与直肠共同开口于泄殖腔,由肛门通向体外,有一交合刺,长约 70 μm。雌虫长 8～13 mm,宽 0.3～0.5 mm,虫体中部膨大,略呈长纺锤形。尾端直而尖细,尖细部可达体长的 1/3。生殖系统为双管型,前后两子宫汇合通入阴道,阴门位于虫体前、中 1/3 交界处腹面正中。肛门位于中、后 1/3 交界处腹面(图 1-15)。

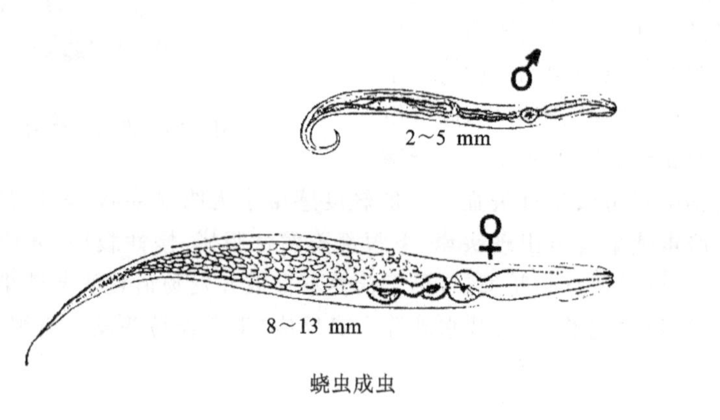

图 1-15　蛲虫成虫

2. 虫卵 无色透明,大小为(50～60) μm×(20～30) μm。在光学显微镜下常见两侧不对称,一侧较平,一侧稍凸(图 1-16)。在扫描电镜下,较凸的一侧有 2 条纵行的嵴,立体构形为不完全对称的长椭球形。卵壳分三层,最内为脂层,中间为壳质层,壳质层外有一光滑的蛋白质膜。自虫体排出时,虫卵内胚胎已发育至多细胞期。电镜观察见虫卵的一端有一粗糙小区,是幼虫的孵出口,孵化时幼虫由此逸出。

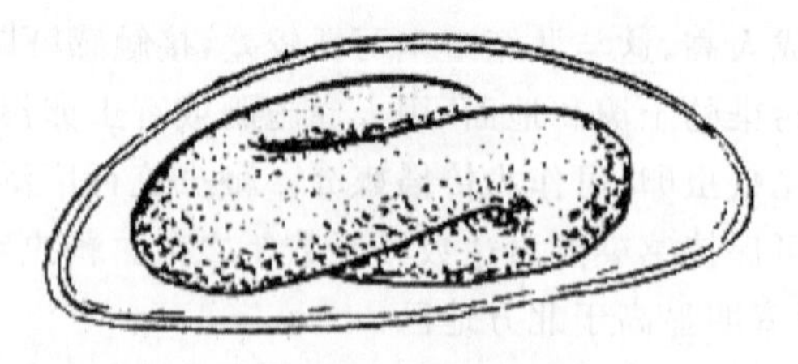

图 1-16　蛲虫虫卵

【生活史】

成虫通常寄生于人体的盲肠、结肠及回肠下段,重度感染时,也可达胃和食管等处。虫体可游离于肠腔,或借助头翼、唇瓣和食管球的收缩而附着在肠黏膜上,以肠腔内容物、组织液和血液为食。雌、雄虫交配后,雄虫多很快死亡而被排出。成熟的雌虫子宫内充满虫卵,常脱离宿主肠壁,在肠腔内向下段移行,在肠内的温度和低氧压的环境中,一般不排卵或仅排少量卵。一条雌虫子宫内含卵 5000～17000 个。当宿主熟睡时,肛门括约肌较松弛,部分雌虫可从肛门爬出,因受温度及湿度改变和空气的刺激,便开始大量排卵。雌虫排卵后大多干枯死亡,但有少数雌虫可再进入肛门或阴道、尿道等处,引起异位损害。

虫卵在肛门附近,因温度、相对湿度适宜,氧充足,卵胚很快发育,约经 6 h,卵壳内幼虫发育成熟,并蜕皮 1 次,即为感染期卵。雌虫的产卵活动引起肛周皮肤发痒,当患儿用手搔痒时,虫卵污染手指,再经口食入而形成自身感染。感染期卵也可散落在衣裤、被褥或玩具、食物上,经吞食或随空气吸入等方式使人感染(图 1-17)。

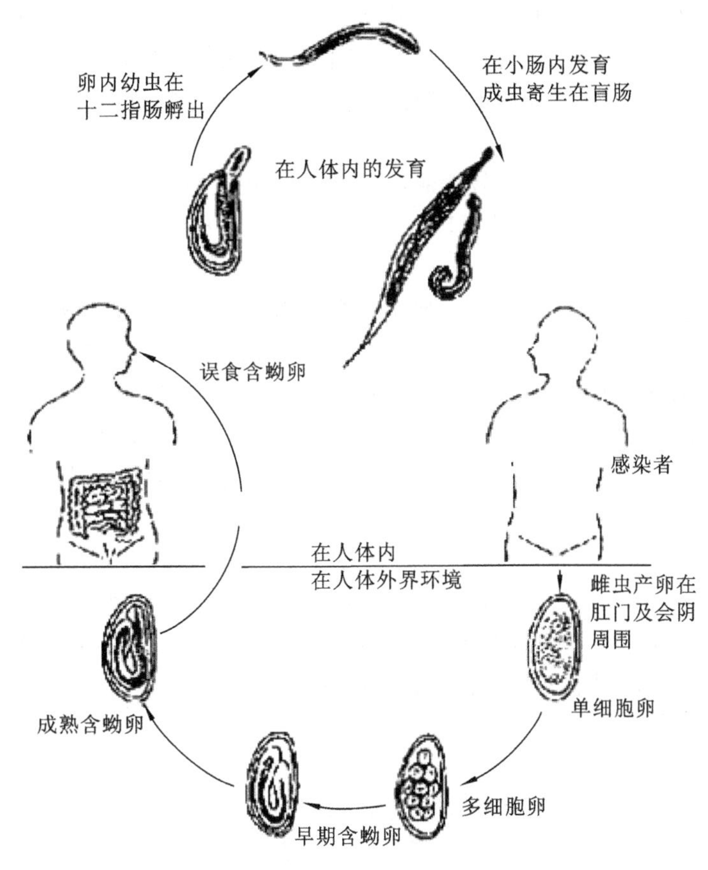

图 1-17 蛲虫的生活史

被吞食的虫卵在十二指肠内孵化,幼虫沿小肠下行,途中蜕皮 2 次,至结肠再蜕皮 1 次后发育为成虫。自吞入感染期卵至虫体发育成熟,需 2～6 周,一般为 4 周。雌虫寿命 2～4 周,一般不超过 2 个月,最长可达 101 天。但由于反复感染,可使感染持续多年。

【致病】

人体蛲虫感染可因感染程度以及机体状态的差异而出现不同的临床表现。蛲虫爬至肛门外产卵时,刺激局部,常引起肛门及会阴部瘙痒,抓破后引起继发感染。儿童患者常有烦躁不安、夜惊、失眠、夜间磨牙等神经、精神症状。严重者可引起脱肛。有人报道 1 例 6 岁 8 个月男性患儿,半年来常用手指挠肛门,夜惊和磨牙,用阿苯达唑 200 mg 顿服,驱出蛲虫 2642 条后,症状消失。

蛲虫病除上述症状外,蛲虫异位寄生可形成以虫体或虫卵为中心的肉芽肿病变,造成严重损害。

1. 蛲虫性阑尾炎(appendicitis caused by *Enterobius vermicularis*) 蛲虫成虫寄生在人体的盲肠、结肠及回肠的下段,有时可达胃、食管等处。因阑尾与盲肠直接相连,蛲虫很容易钻入阑尾引起蛲虫性阑尾炎。据统计北京市儿童医院外科及北京医学院附属医院外科住院的急性阑尾炎 142 例,在切除的阑尾内发现蛲虫者 9 例,占 6.3%,其中男性 4 例,女性 5 例,年龄为 4～13 岁。

蛲虫性阑尾炎的症状特点为疼痛部位不定,显示慢性阑尾炎症状者较多。若早期驱虫治疗,可免于阑尾切除。

2. 蛲虫性泌尿生殖系统和盆腔炎症(damage of urogenital system and pelvic cavity caused by enterobiasis) 女性多见。雌虫经阴道、子宫颈逆行入子宫和输卵管,可引起阴道炎、子宫颈炎、子宫内膜炎和输卵管脓肿,甚至并发输卵管穿孔等。国内学者采用透明胶纸分别粘拭肛周和尿道口,于晨间对 431 名女性儿童进行检查，结果发现蛲虫卵阳性率分别为52.5%和35.3%。文献中尚有一例16个月的女婴，经常半夜啼哭，曾反复在其处女膜上找到蛲虫，清除蛲虫后啼哭停止。有人报道28例表现为遗尿的蛲虫病，这可能与蛲虫夜间爬出肛门产卵，刺激会阴部皮肤或爬入尿道口有关。

此外，还有蛲虫感染引起蛲虫性哮喘和肺部损伤等异位损害的报道。

【实验诊断】

因蛲虫一般不在人体肠道内产卵，所以粪便检查虫卵的阳性率极低，故诊断蛲虫病常采用透明胶纸拭子法或棉签拭子法，于清晨解便前或洗澡前检查肛周。此法操作简便，检出率高。若首次检查阴性，需再连续检查2～3天，此外，也可在粪便内或肛门周围检获成虫，根据蛲虫形态特点诊断。

【流行】

蛲虫感染呈世界性分布，国内感染也较普遍，据最近的国内资料表明，12岁以下儿童蛲虫平均感染率为23.61%，12岁以上人群平均感染率为11.95%，福建和江苏两省有报道儿童蛲虫感染率高达71%以上。

人是唯一的传染源。因为其生活史简单，成虫寿命较短，对驱虫药物较敏感，但传播速度快，因此本病具有易治难防的特点。其主要传播方式有：①肛门-手-口直接感染，由于蛲虫生活史不需要中间宿主，虫体不必经过人体之外的环境发育，再加上感染期卵对外界抵抗力强，蛲虫卵在患者指甲垢内或皮肤上可活10天，在室内可存活3周，因而，吸吮手指或用不洁的手取食，均可将虫卵带入口中，造成患者反复感染；②接触感染和吸入感染，调查患者衣裤、被褥和室内家具及地面，均可查到蛲虫卵，再加上蛲虫卵比重小，可随尘埃在空中飞扬，因而直接接触附在污染物上的，或吸入附在尘土上的蛲虫卵，是集体机构和家庭传播蛲虫的重要方式；③逆行感染，曾有人提出蛲虫卵可在肛门附近孵化，孵化出的幼虫经肛门进入肠内发育为成虫，称之为逆行感染，但蛲虫卵能否在肛门附近孵化尚有待证实。

任何年龄均可感染蛲虫。由于儿童的不良生活习惯，再加上学校、幼儿园等集体机构儿童相互之间接触频繁，感染机会多，并可通过患儿传播给家庭成员，因而蛲虫感染具有儿童集体机构聚集性和家庭聚集性的分布特点。

【防治】

根据本病的流行特点，在采用驱虫药物治疗患者的同时防止再感染。普及预防蛲虫的知识，讲究公共卫生、个人卫生和家庭卫生，教育儿童养成不吸吮手指、勤剪指甲、饭前便后洗手的习惯，定期烫洗被褥和清洗玩具，用0.05%碘液处理玩具1 h可杀死蛲虫卵。驱虫常采用阿苯达唑或甲苯达唑治疗，治愈率可达95%以上。婴幼儿可遵医嘱用量酌减。若将几种药物合用效果更好，并能减少副作用。

五、粪类圆线虫

粪类圆线虫 PPT

粪类圆线虫(*Strongyloides stercoralis* (Bavay，1876) Stiles and Hassall，1902)是一种兼性寄生虫。在寄生世代中，成虫主要在宿主(如人、狗、猫等)小肠内寄生，幼虫可侵入肺、脑、肝、肾等组织器官，引起粪类圆线虫病(strongyloidiasis stercoralis)。

【形态】

粪类圆线虫在宿主体内的生活阶段包括成虫、虫卵、杆状蚴和丝状蚴。

雌虫大小为1.0 mm×(0.05～0.075) mm，雄虫短小，虫体半透明，体表具细横纹，尾尖细，末端略呈锥形，口腔短，咽管细长，生殖器官为双管型，子宫前后排列，各含虫卵8～12个，单行排列(图1-18)。虫卵形似钩虫卵，但较小，部分卵内含1条胚蚴。杆状蚴头端钝圆，尾部尖细，长0.2～0.45 mm，具双球形咽管。丝状蚴即感染期幼虫，虫体细长，长0.6～0.7 mm，咽管约为体长的1/2。尾端分叉，生殖原基位于虫体后部。粪类圆线虫的丝状蚴与钩虫和东方毛圆线虫的幼虫极为相似，应注意鉴别(图1-19)。

【生活史】

粪类圆线虫的生活史复杂，包括在土壤中完成自生世代和在宿主体内完成寄生世代(图1-20)。

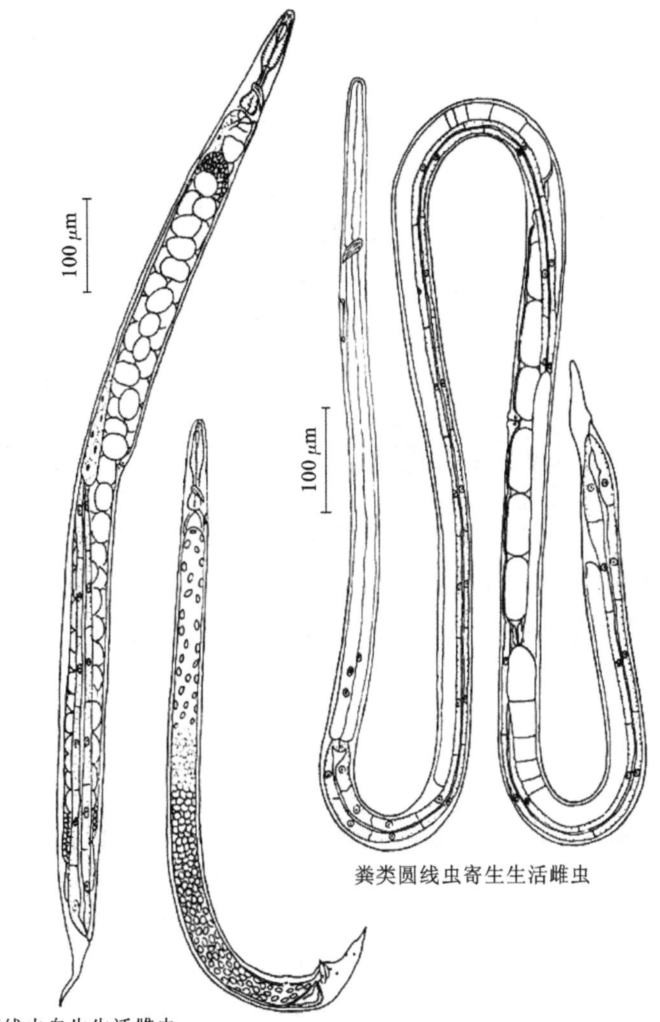

图 1-18 粪类圆线虫成虫

1. 自生世代 外界生活的成虫在温暖、潮湿的土壤中产卵，数小时内虫卵孵出杆状蚴，经 4 次蜕皮后发育为自生世代的成虫。在外界条件适宜时，自生世代可多次进行，此过程称为间接发育。当外界环境不利于虫体发育时，杆状蚴蜕皮两次，发育为丝状蚴。此期幼虫对宿主具有感染性，可经皮肤或黏膜侵入人体，开始寄生世代，此过程称为直接发育。

2. 寄生世代 丝状蚴侵入人体皮肤 24 h 内，经静脉系统、右心至肺，穿过毛细血管进入肺泡后，大部分幼虫沿支气管、气管逆行移至咽部，被咽下至消化道，钻入小肠黏膜，蜕皮 2 次，发育为成虫。少数幼虫在肺部和支气管也可发育成熟。寄生在小肠的雌虫多埋藏于肠黏膜内，并在此产卵。虫卵发育很快，数小时后即可孵化出杆状蚴，并自黏膜内逸出，进入肠腔，随粪便排出体外。自丝状蚴感染人体至杆状蚴排出，至少需要 17 天。被排出的杆状蚴，既可经 2 次蜕皮直接发育变为丝状蚴感染人体，也可在外界进行间接发育变为自生世代的成虫。

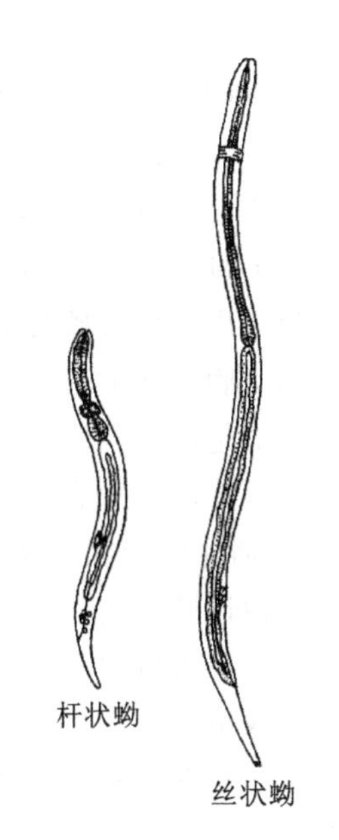

图 1-19 粪类圆线虫的幼虫

当宿主机体免疫力低下或发生便秘时，寄生于肠道中的杆状蚴可迅速发育为具有感染性的丝状蚴，这些丝状蚴可在小肠下段或结肠经黏膜侵入血循环，引起体内自身感染(endo-autoinfection)。当排出的丝状蚴附着在肛周，则可钻入皮肤，导致体外自身感染（exo-autoinfection)。

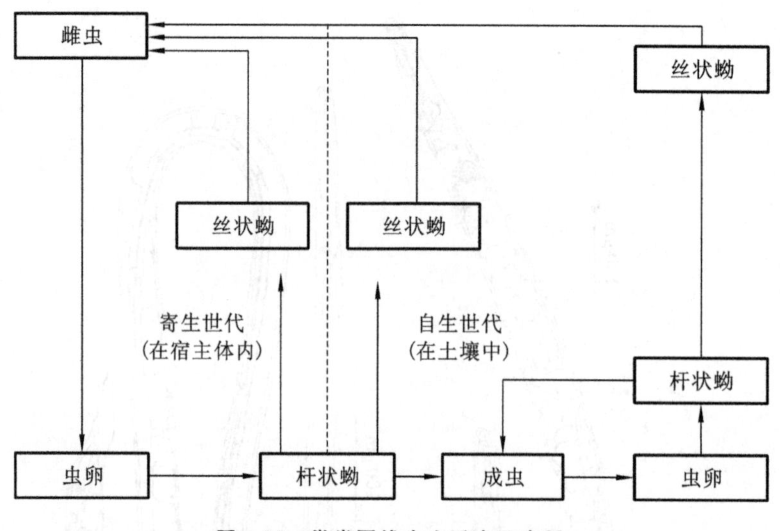

图 1-20 粪类圆线虫生活史示意图

有的虫体可寄生在肺或泌尿生殖系统，随痰排出的多为丝状蚴，随尿排出的多为杆状蚴。在人体内有无寄生性雄虫，目前尚无定论，但在动物体内发现有寄生世代雄虫的报道。

【致病】

粪类圆线虫的的致病作用与其感染程度及人体健康状况，特别是机体免疫功能状态有密切关系。在流行区，人感染粪类圆线虫后可表现为三类病型：第一类由于有效的免疫应答，轻度感染被清除，可无临床症状；第二类为慢性自身感染持续存在(可长达数十年)，可间歇出现胃肠症状；第三类为播散性超度感染(disseminated hyperinfection)，长期使用激素的患者或艾滋病患者可发生播散性超度感染，幼虫进入脑、肝、肺、肾及泌尿系统等器官，导致弥漫性的组织损伤，患者可出现腹泻、肺炎、出血、脑膜炎及败血症等，往往因严重衰竭而死亡。故有人认为粪类圆线虫是一种机会性致病寄生虫。

粪类圆线虫病患者的主要临床表现有以下几方面。

1. 皮肤损伤 丝状蚴侵入皮肤后，可引起小出血点、丘疹并伴有刺痛和痒感，甚至可出现移行性线状荨麻疹，由于自身体外感染的原因，病变常可反复出现在肛周、腹股沟、臀部等处皮肤，因幼虫在皮肤内移行较快，故引起的荨麻疹蔓延速度也很快，每小时可达 10.16 cm。荨麻疹出现的部位及快速蔓延的特点，是粪类圆线虫幼虫在皮肤移行的重要诊断依据。

2. 肺部症状 丝状蚴在肺部移行时，轻者可表现为过敏性肺炎或哮喘，重度感染者可出现咳嗽、痰多、持续性哮喘、呼吸困难、嗜酸性粒细胞增多等；幼虫偶可因黏液而阻塞在支气管内，发育为成虫，并在其中寄生繁殖，则病情更加严重，病程更长；肺部弥漫性感染的病例，可出现高热、肺功能衰竭，尸检可见肺内有大量幼虫，肺泡大量出血。胸部 X 线检查可见肺部有粟粒状或网状结节样阴影，有时可见肺空洞和胸膜渗出。国外曾报道 1 例艾滋病患者并发肺粪类圆线虫病，患者在就诊前出现日益加重的呼吸困难、呕吐、腹隐痛或绞痛、食欲减退等症状，并患有肠胃粪类圆线虫病；胸片见弥漫性间质性病变，满肺布有界线清楚的直径为 2～5 mm 大小的网状结节样阴影；粪检及支气管肺泡灌洗液检查，发现大量杆状蚴；痰液中也检出幼虫。

3. 消化道症状 成虫寄生在小肠黏膜内所引起的机械性刺激和毒性作用，轻者表现为以黏膜充血为主的卡他性肠炎；重者可表现为水肿性肠炎或溃疡性肠炎，甚至引起肠壁糜烂，导致肠穿孔，也可累及胃和结肠。患者可出现恶心、呕吐、腹痛、腹泻等，并伴有发热、贫血和全身不适等症状。国内均报道有重症粪类圆线虫并发消化道大出血和死于以慢性肠梗阻为主要表现的粪类圆线虫病例。

丝状蚴在自身超度感染者体内还可移行到其他器官，引起广泛性的损伤，形成肉芽肿病变，导致弥漫性粪类圆线虫病发生。这种病例常出现在长期使用免疫抑制剂、细胞毒性药物或患各种消耗性疾病(如恶性肿瘤、白血病、结核病等)以及先天性免疫缺陷疾病和艾滋病患者中。组织学研究证实，重度感染病例淋巴结和脾脏的胸腺依赖区均缺乏淋巴细胞，宿主对幼虫缺少炎症反应和免疫应答。由于大量幼虫在体内移行，可将肠道细菌带入血流，引起败血症；可造成各种器官的严重损害；可出现强烈的变态反应，如过敏性肺炎、过敏性关节炎等。迄今为止，由重度粪类圆线虫自身感染致死的报道已有百余例，如国外报道一例死于粪类圆线虫并发化脓性脑膜炎的患者，尸检时发现结肠、肝、肺、心内膜及脑膜等处均有幼虫，同时伴有化脓性脑膜炎病变，并在蛛网膜下腔的炎症细胞群中发现了数条丝状蚴；以及一例柯杰金氏病患者，接受免疫抑制治疗后，导致粪类圆线虫重度感染而死亡，尸检除发现肺及肠道有大量虫体外，在肝门静脉、肝窦、胆囊、肠系膜淋巴结、肾小管、肾上腺周围脂肪、甲状腺、脑等处均检查到幼虫；国内报道一例粪类圆线虫重度感染患者，检查发现每克粪便含幼虫 8126 条，痰涂片见活幼虫 2～5 条（低倍视野），该患者曾使用大量可的松类药物。

【实验诊断】

粪类圆线虫病由于缺乏特有的临床表现，故常致临床误诊。一般而言，凡同时出现消化系统和呼吸系统症状的病例，应考虑本病的可能，并做进一步的有关检查，以明确诊断。

1. 病原诊断　主要依靠从粪便、痰、尿或脑脊液中检获幼虫或培养出丝状蚴为确诊依据。在腹泻患者的粪便中也可检出虫卵。直接涂片法检出率低，沉淀法的检出率可达 75%，贝氏分离法检出率可高达 98%。由于患者有间歇性排虫现象，故病原检查应多次反复进行。观察虫体时，滴加卢戈氏碘液，可使幼虫显现棕黄色，且虫体的结构特征清晰，便于鉴别。

2. 免疫诊断　采用鼠粪类圆线虫脱脂抗原进行 ELISA 来检测患者血清中特异性抗体，阳性率可达 94%以上。对轻、中度感染者，具有较好的辅助诊断价值。

3. 其他检查　血象显示白细胞总数和嗜酸性粒细胞百分比仅在轻、中度感染病例中增高；胃和十二指肠液引流查病原体，对胃肠粪类圆线虫病诊断的价值大于粪检。

【流行与防治】

粪类圆线虫主要分布在热带和亚热带地区及温带和寒带地区，呈散发感染。有些国家的人群感染率达 30%左右。在我国，主要流行于南部地区，感染率最高的是海南省。局部地区，如广西的东南地区，人群感染率可达 11%～14%，在个别山区，20 岁以上的人群感染率高达 88.2%。人的感染主要是与土壤中的丝状蚴接触所致。

本虫的流行因素和防治原则与钩虫相似。除应加强粪便与水源管理以及做好个人防护外，更应注意避免发生自身感染，使用激素类药物和免疫抑制剂前，应做粪类圆线虫常规检查，如发现有感染，应及时给予杀虫治疗。此外，对犬、猫也应进行检查和治疗。

治疗粪类圆线虫病的驱虫药物以噻苯达唑的效果为最好，治愈率达 95%，但副作用较多，肝、肾功能不好者慎用。阿苯达唑的治愈率可达 90%以上。噻嘧啶和左旋咪唑也有一定疗效。

六、东方毛圆线虫

毛圆线虫（*Trichostrongylus*）是一类动物消化道寄生虫。偶可在人体寄生的毛圆线虫有东方毛圆线虫、蛇行毛圆线虫、艾氏毛圆线虫和枪形毛圆线虫。在印度，蛇行毛圆线虫感染率高达 31%。我国以东方毛圆线虫为主。此外，还有一类尚未定种的毛圆线虫属线虫（Trichostongylus spp.）也可感染人体。

东方毛圆线虫（*Trichostrongylus orientalis* Jimbo，1914）是一种寄生于绵羊、骆驼、马、牛及驴等动物的胃和小肠内的寄生虫，也可寄生于人体。成虫纤细，无色透明，口囊不明显，咽管为体长的 1/7～1/6。雄虫长 4.3～5.5 mm，尾端交合伞明显，由左右两叶组成，有交合刺 1 对，同形粗短，末端有小钩。雌虫长 5.5～6.5 mm，尾端为锥形，子宫内有虫卵 5～16 个。虫卵长椭圆形，一端较圆，另一端稍尖，无色透明，大小为（80～100）μm×（40～47）μm，比钩虫卵略长，壳薄，卵膜与卵壳间空隙在两端较明显。新鲜粪便中的虫卵内含分裂的胚细胞 10～20 个（图 1-21）。

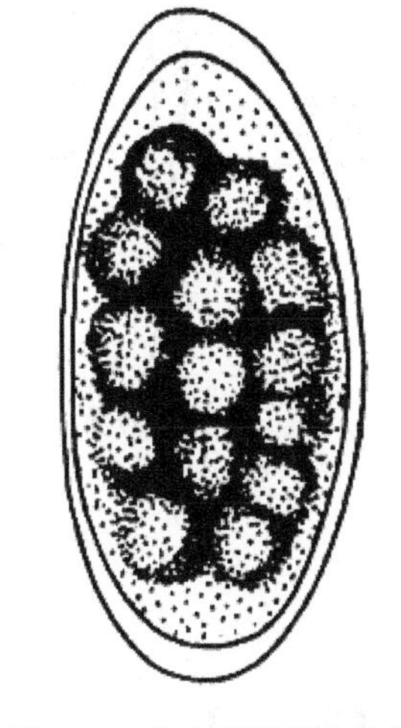

图 1-21　东方毛圆线虫虫卵

虫卵随宿主粪便排出后在土壤中发育，幼虫孵出并蜕皮两次为感染期幼虫。人因食入含有感染期幼虫的生菜而经口感染。在宿主小肠内经第 3 次蜕

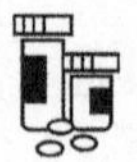

皮后钻入肠黏膜，数日后逸出蜕皮，虫体头端插入肠黏膜发育为成虫。

本虫引起的腹痛症状较钩虫感染者稍重，常与钩虫感染混合发生，故不易对其所致症状与钩虫病区分。

本病诊断以粪便中查见虫卵为准。粪检方法常用饱和盐水浮聚法，亦可用培养法查丝状蚴。应注意与钩虫和粪类圆线虫的丝状蚴相区别。

东方毛圆线虫主要分布于农村，疑似有一定的地区性。例如，四川个别地区（潼南县），感染率高达50%。全国人体肠道寄生虫感染调查结果表明，已查到本虫感染者的省（市）共18个，其中以海南的感染率为最高，江西、浙江、云南、青海、福建、贵州六省的感染率均超出了全国平均感染率。本病防治原则与钩虫相同。

七、猪巨吻棘头虫

猪巨吻棘头虫（*Macracanthorhynchus hirudinaceus*（Pallas，1781）Travassos，1916）属于棘头动物门（Phylum Acanthocephala），后棘头虫纲（Class Metacathocephala），原棘头虫目（Order Archiacanthocephala），稀棘棘头虫科（Family Oligacanthorhynchidae），巨吻棘头虫属（*Genus macracanthorhynchus*）。偶可在人体寄生的棘头虫有两种，一种是主要寄生在鼠肠内的念珠棘头虫（*Moniliformis maniliformis*（Bremser，1811）Travassos，1915），中间宿主为蟑螂，国内外仅有数例人体病例报道；另一种是主要寄生在猪肠内的猪巨吻棘头虫，中间宿主为鞘翅目昆虫，包括多种天牛和金龟。人体猪巨吻棘头虫病（Macracanthorhynchosis）病例在国内十余省共报道356例，故侧重以此虫为代表叙述之。

【形态】

成虫活体时背腹略扁，固定后为圆柱形。虫体呈乳白色或淡红色，体表有明显的横皱纹。成虫分吻突、颈部和躯干三部分；吻突呈类球形，可伸缩，其周围有5～6排尖锐透明的吻钩；颈部短，与吻鞘相连；无口及消化道。雄虫体长5～10 cm，尾端有一钟形交合伞；雌虫20～65 cm，尾端钝圆。虫卵呈椭圆形，棕褐色，大小为（67～110）μm×（40～65）μm，卵壳厚，一端为隆起的嵌接处，易破裂；成熟卵内含1个具有小钩的幼虫（棘头蚴），由嵌接处逸出（图1-22）。

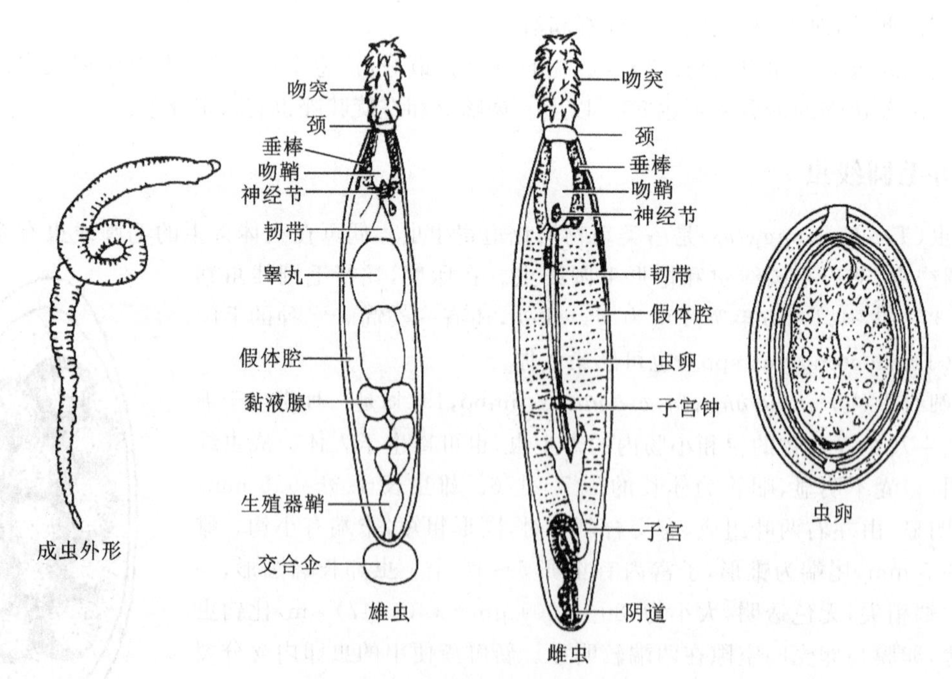

图1-22 猪巨吻棘头虫成虫及虫卵

【生活史】

猪巨吻棘头虫的生活史阶段包括虫卵、棘头蚴（acanthor）、棘头体（acanthella）、感染性棘头体

(cystacanth)和成虫。家猪和野猪是本虫的主要终宿主。成虫寄生在终宿主小肠内,虫卵随粪便排出,散落在土壤中,可存活数月至数年。当虫卵被甲虫的幼虫吞食后,棘头蚴逸出,进入甲虫血腔,经棘头体发育至感染性棘头体。感染性虫体在甲虫的整个变态过程中可存活 2～3 年。当猪等动物吞食含感染性棘头虫的甲虫后,在其小肠经 1～3 个月发育为成虫(图 1-23)。

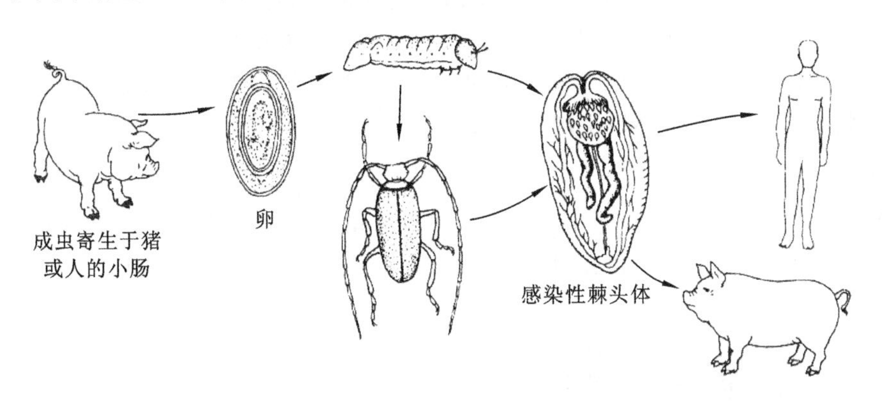

图 1-23　猪巨吻棘头虫生活史

人因误食含活感染期棘头体的甲虫而感染。人不是本虫的适宜宿主,故本虫在人体内极少发育成熟和产卵。

【致病】

猪巨吻棘头虫多在人回肠中、下段寄生,一般为 1～3 条,最多 21 条。虫体以吻突的倒钩固着于肠黏膜,引起黏膜组织充血和小出血;吻腺所分泌的毒素可使肠黏膜产生坏死与发炎,甚至形成溃疡,继而出现结缔组织增生,形成棘头虫结节突向浆膜面,与大网膜形成包块。虫体常可引起肠壁深层受损,甚至穿破肠壁造成肠穿孔,导致局限性腹膜炎及腹腔脓肿,亦可因肠粘连出现肠梗阻,部分患者可发生浆液性腹水或长期的腹胀,儿童患者可出现"大肚子"体征。患者在感染早期症状不明显,多在感染后 1～3 个月发病,可有消化不良、乏力、消瘦、贫血、腹泻和黑便等表现。右下腹部常出现阵发性疼痛,在腹部明显压痛处常可扪及圆形或卵圆形包块。患者亦可出现恶心、呕吐、失眠、夜惊等症状和嗜酸性粒细胞增多。少数感染者可不出现任何症状和体征,自动排虫后而自愈。本病对人体主要危害是引起外科术后并发症,国内临床报道半数以上病例发生肠穿孔。

【实验诊断】

诊断本病首先应根据流行病学史及临床表现,诊断性驱虫或经急症手术发现虫体是确诊的依据。免疫诊断如采用虫卵抗原做皮试,对诊断本病有一定价值。

【流行与防治】

人体猪巨吻棘头虫病在国外仅有数例报道,在国内分布于辽宁、山东、河北、天津、河南、吉林、安徽、海南、四川和内蒙古等 10 个省(市、区),其中在辽宁和山东的部分地区呈地方性流行。猪是本病的主要传染源。鞘翅目昆虫在我国有 9 科 35 种,可作为本虫中间宿主,其中以大牙锯天牛、曲牙锯天牛和棕色金龟子的感染率最高。

人感染棘头虫主要与生食或半生食甲虫的习惯有密切关系。在流行区,儿童有捕食天牛和金龟子的习惯。故患者以学龄儿童和青少年为多。

预防本病主要是对儿童做好宣传教育,不捕食甲虫;加强猪饲养管理;及时发现感染者并早期治疗(服用阿苯达唑和甲苯达唑);出现并发症者,应及时手术治疗。

八、布氏姜片吸虫

布氏姜片吸虫 PPT

布氏姜片吸虫(*Fasciolopsiasis buski* (Lankester, 1857) Odhner, 1902)是一种寄生在人、猪小肠内的

大型吸虫，俗称姜片虫，可致姜片虫病(fasciolopsiasis)。该虫是人类最早认识的寄生虫之一。

【形态】

(一) 成虫

虫体背腹扁平、肥厚、前窄后宽，形似姜片。活时为肉红色，死后灰白色。虫体大小为20～75 mm，宽8～20 mm，厚0.5～3 mm，为人体寄生虫中最大的一种吸虫，口吸盘位于虫体前端，腹吸盘漏斗状，紧挨口吸盘之后，比口吸盘大4～5倍，肉眼可见。咽和食管短，两肠支呈波浪状弯曲达虫体后端。两个睾丸高度分支如珊瑚状，前后排列在虫体后半部(图1-24)。

(二) 虫卵

椭圆形，淡黄色，大小为(130～140) μm×(80～85) μm，是寄生于人体的最大蠕虫卵。卵壳薄而均匀，卵的前端有一小而不明显的卵盖(虫卵大、卵盖小)，卵内含一个卵细胞和20～40个卵黄细胞(图1-25)。

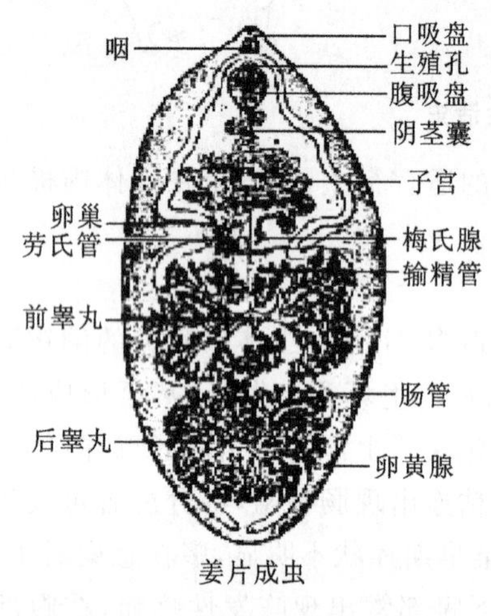

图1-24 布氏姜片吸虫成虫

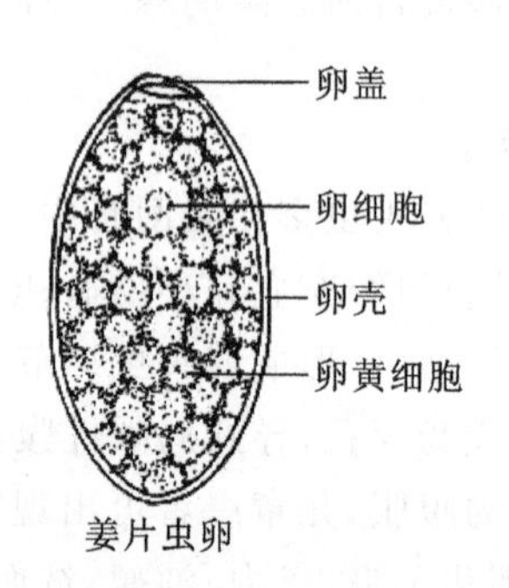

图1-25 布氏姜片吸虫虫卵

【生活史】

成虫寄生于人或猪的小肠内，严重感染时可存在于胃和大肠。以肠腔内半消化食物为食，虫卵随粪便排出。

虫卵入水，在适宜的温度下，经5～7周发育孵出毛蚴。毛蚴侵入中间宿主扁卷螺体内，经胞蚴、母雷蚴、子雷蚴等无性生殖阶段，形成大量的尾蚴。成熟的尾蚴自螺体逸出，附着在水红菱、荸荠和茭白等水生植物表面，形成囊蚴。囊蚴是姜片虫的感染阶段。

终宿主或保虫宿主生吃含有囊蚴的媒介水生植物，经口感染，在小肠内消化液作用下，幼虫脱囊而出，经1～3个月发育为成虫并产卵。成虫在人体内寿命为7个月至5年(图1-26)。

【致病】

姜片虫虫体较大，吸盘肌肉发达，吸附力强，被吸附的肠壁组织可发生水肿、点状出血、炎症以致形成溃疡或脓肿。虫体吸附在局部不仅摄取养料，还因大量虫体覆盖肠黏膜而影响消化、吸收功能。临床表现为腹痛、腹泻、消化功能紊乱等。严重者可出现营养不良、贫血。大量感染时虫体成团，堵塞肠腔，可引起肠梗阻。儿童反复感染，可导致发育障碍。

【实验诊断】

姜片虫病的诊断主要依赖于病原学检查。对多数感染者，均可通过粪检查出虫卵来确诊。粪便浓集法(一次连续查3张厚涂片或用水洗沉淀法)可显著提高检出率。部分患者有自然排虫或偶尔呕出虫体现象，经鉴定虫体确诊。少数粪检不易查见虫卵的患者，一般多系虫体尚未发育成熟或感染度低的缘故。反复多次粪检或做粪便定量计数以确定其感染度，对诊断或病情分析具有重要意义。对感染早期或大面积普查可采用免疫学检查，常用方法有免疫斑点试验(IDT)、ELISA。

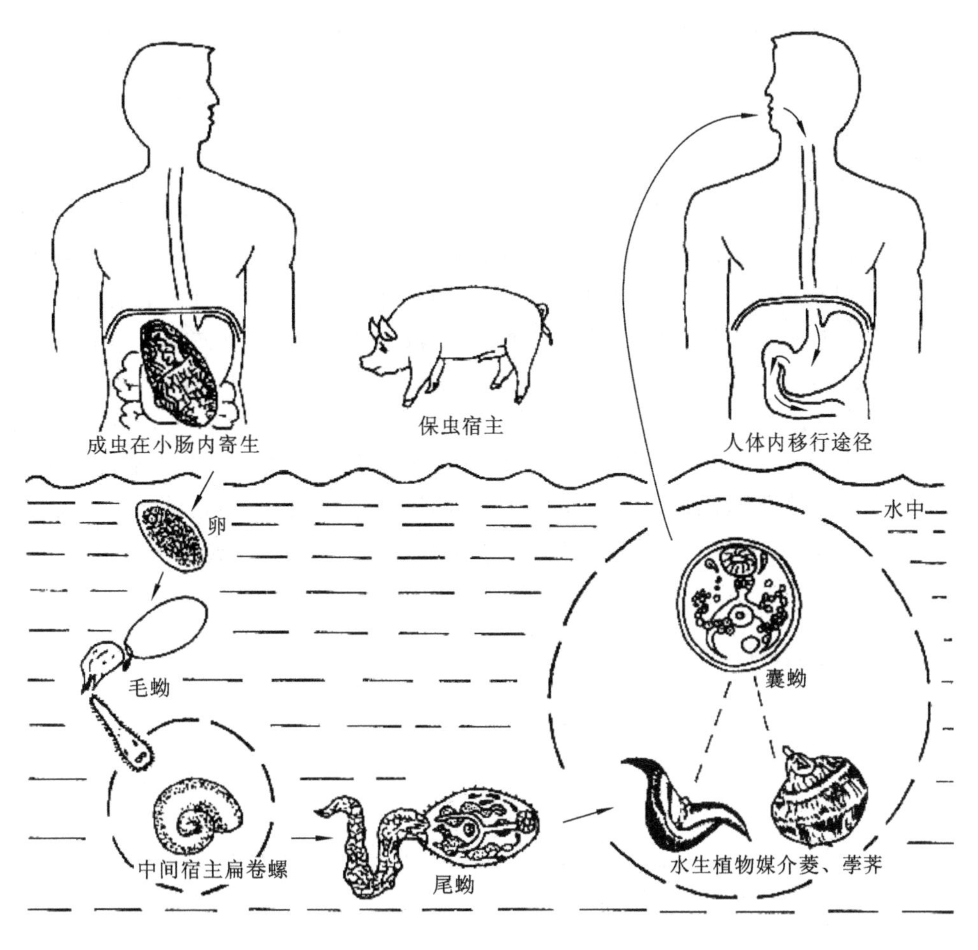

图 1-26 布氏姜片吸虫生活史

【流行】

姜片虫病主要流行于东南亚地区。在我国,除东北和西北地区外,其余 18 个省、自治区、直辖市均有流行,人群感染率为 0.169%。多分布于广种水生植物的湖沼地区。

姜片虫病为人畜共患寄生虫病,猪是重要的保虫宿主。容易引起人和猪的感染的因素包括:①用新鲜人粪或猪粪施肥;②扁卷螺广泛分布于池塘、沟渠及水田;③众多的水生植物如水红菱、荸荠、茭白等,可成为其传播媒介;④不少地区的居民常有生食菱角、荸荠等水生植物的不良习惯;⑤以青饲料喂猪。

【防治】

开展健康教育:不生吃未经刷洗过或沸水烫过的菱角、荸荠等水生植物,不喝河塘内生水。加强粪便管理:粪便无害化,严禁鲜粪下水。积极查治传染源:治疗患者和病畜最有效的药物是吡喹酮。

九、带绦虫

带绦虫属于多节绦虫亚纲的圆叶目(Cyclophyllidea),主要包括链状带绦虫、肥胖带绦虫、细粒棘球绦虫、微小膜壳绦虫等。

链状带绦虫

链状带绦虫(*Taenia solium* Linnaeus,1758)也称猪肉绦虫、猪带绦虫或有钩绦虫,成虫寄生于人体肠道,引起猪带绦虫病,幼虫寄生于人体皮下、肌肉或内脏,引起囊尾蚴病。

猪带绦虫 PPT

在我国古代医籍中猪带绦虫与牛带绦虫一起被称为寸白虫或白虫。早在公元 217 年,《金匮要略》中即有关于白虫的记载。公元610年巢元方在《诸病源候论》中将该虫体形态描述为“长一寸而色白、形小扁”,并指出是因“炙食肉类而传染”。我国《神农本草经》中记录了三种驱白虫的草药。

【形态】

（一）成虫

乳白色、带状,长2～4 m,前端较细,向后渐扁阔,整个虫体的节片均较薄,略透明。头节近似球形,直径0.6～1 mm,头节上除有4个吸盘外,顶端还具有能伸缩的顶突,顶突上有25～50个小钩,排列成内外两圈,内圈的钩较大,外圈的稍小。颈部纤细,长5～10 mm,直径约为头节之半。链体由700～1000个节片组成,靠近颈部及链体前段的幼节细小,外形短而宽;中段的成节较大,近方形,末端的孕节最大,为窄长的长方形。每一成节均具雌雄生殖器官各一套。睾丸150～200个,散布在节片的两侧,输精管由节片中部向一侧横走,经阴茎囊开口于生殖孔;阴道在输精管的后方并与其并行,也开口于节片边缘的生殖孔。各节的生殖孔缘均略向外凸出,沿链体左右两侧不规则分布。卵巢位于节片后1/3的中央,分为三叶,除左右两叶外,在子宫与阴道之间另有一中央小叶;卵黄腺呈块状,位于卵巢之后。孕节中仅见充满虫卵的子宫向两侧发出分支,每侧7～13支,各分支不整齐并可继续分支而呈树枝状,每一孕节中含虫卵3万～5万个(图1-27)。

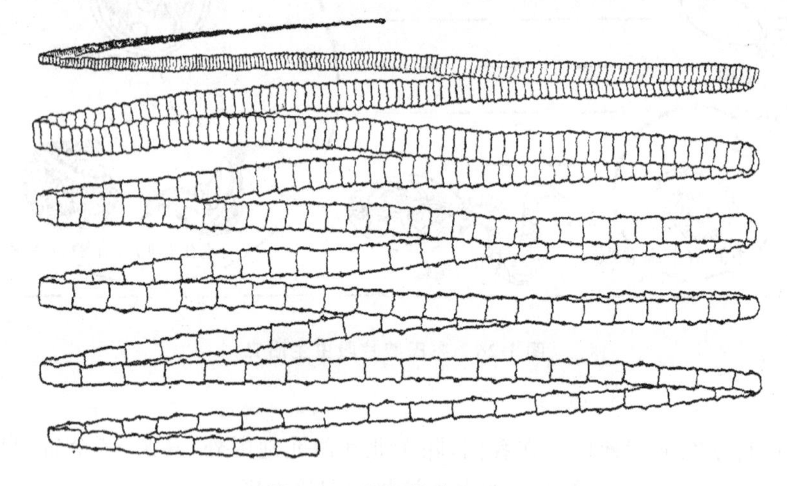

图1-27　链状带绦虫成虫

（二）虫卵

卵壳很薄而且脆弱,虫卵自孕节散出后多数已脱落。光镜下这种脱掉卵壳的虫卵呈球形或近似球形,直径31～43 μm。外面是较厚的胚膜,呈棕黄色,具有放射状的条纹。在电镜下可见胚膜实际上是由许多棱柱体组成。胚膜内是球形的六钩蚴,直径14～20 μm,有3对小钩(图1-28)。

（三）幼虫

幼虫称猪囊尾蚴(cysticercus cellulosa)或猪囊虫,为白色半透明、卵圆形的囊状体,约黄豆大小((8～10) mm×5 mm),囊内充满透明的囊液。囊壁分两层,外为皮层,内为间质层,间质层有一处向囊内增厚形成米粒大小的白点,是向内翻卷收缩的头节,其形态结构和成虫头节相同(图1-29)。

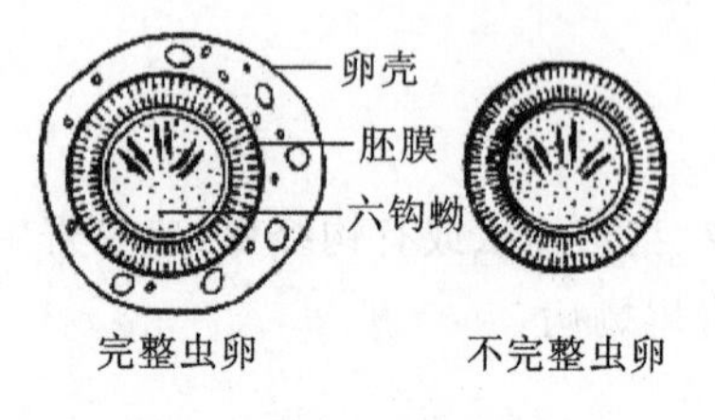

图1-28　链状带绦虫虫卵

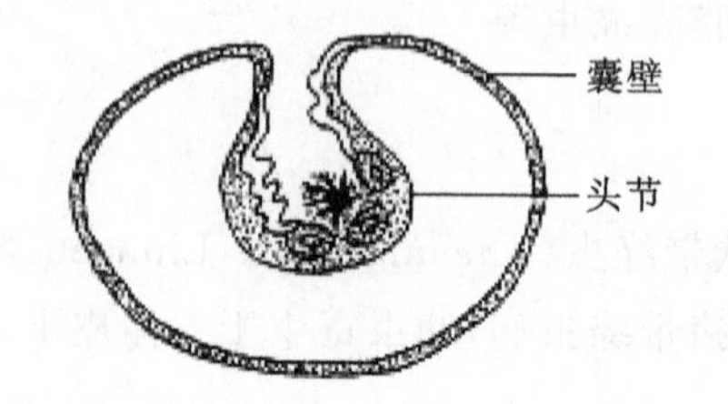

图1-29　猪囊尾蚴

【生活史】

人是猪带绦虫唯一的终宿主,同时也可作为其中间宿主;猪和野猪是主要的中间宿主。有人曾在白掌长臂猿体内发现过囊尾蚴，而且用猪囊尾蚴实验感染白掌长臂猿和大狒狒也获得了成功。

成虫寄生于人的小肠上段，以头节固着于肠壁。孕节常单独或5～6节相连地从链体上脱落，随粪便排出，脱离虫体的孕节，仍具有一定的活动力，可因受挤压破裂而使虫卵散出。当虫卵或孕节被猪和野猪等中间宿主吞食后，虫卵在其小肠内经消化液作用，24～72 h后胚膜破裂，六钩蚴逸出，然后借其小钩和分泌物的作用钻入小肠壁，再经血循环或淋巴系统到达宿主身体各处，虫体逐渐长大，约经10周后，发育为囊尾蚴并成熟。囊尾蚴在猪体内寄生的部位主要是运动较多的肌肉，以股内侧肌多见，然后依次为深腰肌、肩胛肌、膈肌、心肌、舌肌等；还可以寄生于脑、眼等处。囊尾蚴在猪体内可存活3～5年，个别可达15～17年。随着寄生时间的延长，囊尾蚴会逐渐死亡并钙化。

有囊尾蚴寄生的猪肉俗称为"米猪肉"或"豆猪肉"。当人误食生的或未煮熟的含囊尾蚴的猪肉后，囊尾蚴在人小肠内受胆汁刺激而翻出头节，附着于肠壁，经2～3个月，发育为成虫并开始排出孕节和虫卵。成虫在人体内寿命可达25年以上。

当人误食虫卵或孕节后，也可在人体发育成囊尾蚴，但不能继续发育为成虫（图1-30）。人体感染囊尾蚴病的方式有三种：①自体内感染，即患者体内已经有成虫感染，当遇到恶心、呕吐时，肠道的逆蠕动可将孕节反推入胃中引起自身感染；②自体外感染，患者误食自己排出的虫卵而引起再感染；③异体感染，误食他人排出的虫卵引起。

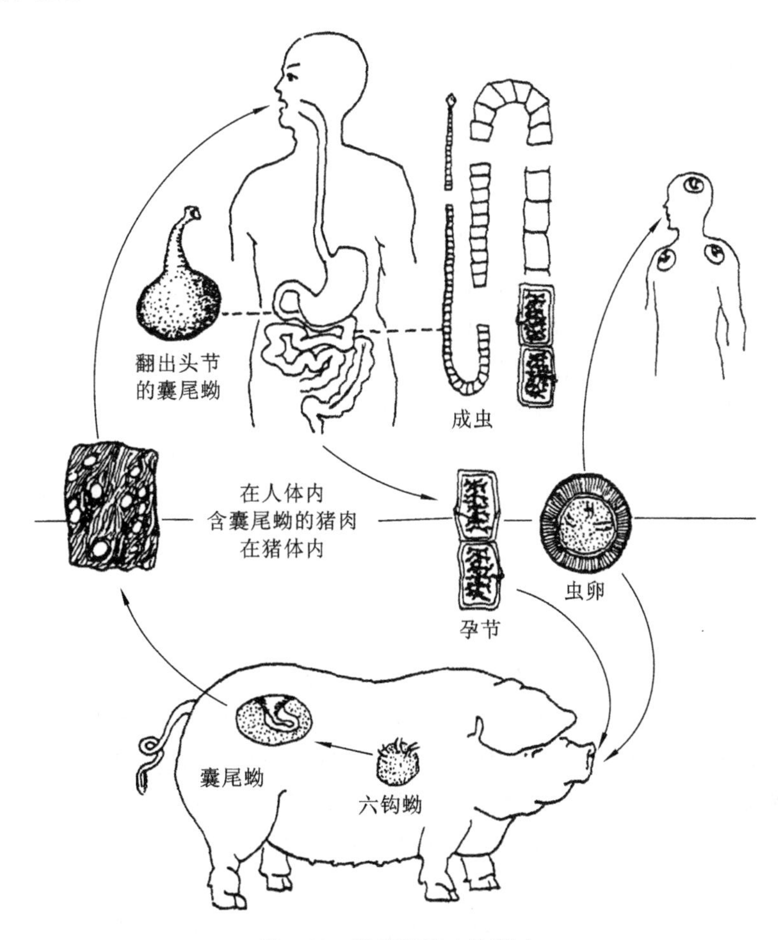

图1-30　链状带绦虫生活史

【致病】

寄生在人体小肠的成虫一般仅为1条，但在地方性流行区患者平均感染的成虫可多至2.3～3.8条，国内报道感染最多的一例为19条。猪带绦虫病的临床症状一般比较轻微。粪便中发现节片是最常见的患者求医原因。少数患者有上腹或全腹隐痛、消化不良、腹泻、体重减轻等症状。偶有因头节固着于肠壁而致局部损伤，少数穿破肠壁或引起肠梗阻。另外国内文献曾报道过大腿皮下及甲状腺组织内成虫（虫体分别为15 cm×0.3 cm和8 cm×0.2 cm）异位寄生的病例。

猪囊尾蚴对人体的危害远较成虫要大，所致疾病称囊尾蚴病，俗称囊虫病，是我国最重要的寄生虫病之一。其危害程度因猪囊尾蚴寄生的部位和数量不同而异。人体寄生的猪囊尾蚴可由一个至成千个不等；寄生部位很广，好发部位主要是皮下组织、肌肉、脑和眼，其次为心、舌、口腔，以及肝、肺、腹膜、上唇、乳房、子宫、神经鞘、骨等，引起机体损伤。寄生于不同部位的囊尾蚴，其大小和形态也有所不同。在疏松的结缔组织和脑室中的囊尾蚴多呈圆形，大小 5～8 mm；在肌肉中略伸长；在脑底部的囊尾蚴长 2.5 mm，且可具分支或葡萄样突起，称为葡萄状囊尾蚴（cysticercus racemosus）。

人体囊尾蚴病依其主要寄生部位可分为三类，临床表现如下。

1. 皮下及肌肉囊尾蚴病 囊尾蚴位于皮下、黏膜下或肌肉中，形成结节。数目可由一个至数千个，以躯干和头部较多，四肢较少。结节在皮下呈圆形或椭圆形，大小 0.5～1.5 cm，硬度近似软骨，手可触及，与皮下组织无粘连，无压痛，常分批出现，并可自行逐渐消失。感染轻时可无症状；寄生数量多时，可出现肌肉酸痛无力、发胀、麻木或呈假性肌肥大症等。

2. 脑囊尾蚴病 由于囊尾蚴在脑内的寄生部位、数量和发育程度不同，以及不同宿主对寄生虫的反应不同，脑囊尾蚴病的临床症状极为复杂，有的可全无症状，而有的可引起猝死，但大多数病程缓慢，发病时间以 1 个月至 1 年为最多，最长可达 30 年。最常见的症状是癫痫发作，颅内压增高和神经、精神症状，其中尤以癫痫发作最多见。

【实验诊断】

1. 猪带绦虫病的诊断 粪便检查：对可疑的患者应连续数天进行粪便检查，涂片查找虫卵，但不能确定虫种。只有检出孕节方可确定。必要时还可试验性驱虫，收集患者的全部粪便，用水淘洗检查头节和孕节，将检获的头节或孕节夹在两张载玻片之间轻压后，观察头节上的吸盘和顶突小钩或孕节的子宫分支情况及数目，可以确定虫种和明确疗效。

2. 囊尾蚴病的诊断 视寄生部位不同而异。

（1）组织活检：手术摘除皮下或浅表部位的囊尾蚴结节可采用组织活检。

（2）眼底镜检查：可用来发现眼部的囊尾蚴。

（3）影像检查：对于脑和深部组织的囊尾蚴可用 X 线、B 超、CT 和 MRI 等影像设备来检查，并可结合其他临床症状如癫痫、颅内压增高和精神症状等作出判断。

（4）免疫学实验：具有辅助诊断价值，尤其是对无明显临床体征的脑型患者更具重要参考意义。目前经实验证明有效的免疫学方法有间接血凝试验（IHA），ELISA，斑点 ELISA（Dot-ELISA）。其他还有酶标记抗原、对流免疫电泳（ELACIE）和单克隆抗体检测患者循环抗原等。

【流行】

（一）流行分布

猪带绦虫在全世界分布很广，但感染率不高，主要流行于欧洲、中南美国家以及亚洲的印度等国。在我国分布也很普遍，散发病例见于全国 27 个省、市，流行地区主要在华北、东北和黑龙江、吉林、山东、河北、河南等省以及南方的云南和广西。一般农村患者多于城市，在有的地方呈局限性流行。

人体猪带绦虫病是因为误食囊尾蚴引起，而囊尾蚴病的原因则是食入了该虫虫卵。据报道有 16%～25%的猪带绦虫病患者伴有囊尾蚴病，而囊尾蚴病患者中约 55.6%伴有猪带绦虫寄生。可见前两种感染方式更为重要。

感染者中以青壮年和男性为主。猪囊尾蚴病的流行多与猪带绦虫病分布一致，调查发现凡是猪带绦虫病发病率高的地方，猪体的囊尾蚴和人体囊尾蚴感染率亦高，三者呈平行消长趋势。

（二）流行因素

主要包括：①由于猪的饲养不当，如散养、连茅圈造成猪的感染；②人生食或半生食猪肉的不良饮食习惯；③不良的生产方式及卫生习惯，误食猪带绦虫虫卵感染猪囊尾蚴。

在流行严重的地区，当地居民常有喜食生的或未煮熟猪肉的习惯，这对本病的传播起着决定性的作用。如云南省少数民族地区的“生皮”、“剁生”、“噢嚅”，均系用生猪肉制作。另外，西南各地群众喜爱的“生片火锅”，云南的“过桥米线”，福建的“沙茶面”等，都是将生肉片在热汤中稍烫后，蘸佐料或拌米粉或面条食用。其他地区的散在病例则往往是偶然吃到含有活囊尾蚴的猪肉包子或饺子，或食用未经蒸煮的带囊尾蚴的熏肉或腌肉，或用切过生肉的刀、砧板再切熟食而致人感染。

【防治】

积极治疗患者，猪带绦虫病多采用南瓜子和槟榔合剂驱虫，也可用吡喹酮、阿苯达唑。服药后应留取24 h粪便，仔细淘洗检查有无头节。如未得头节，应加强随访，若3～4个月内未再发现节片和虫卵则可视为治愈。治疗猪囊尾蚴病可用吡喹酮、阿苯达唑等药物或手术摘除囊尾蚴。

槟榔-南瓜子有良好的驱虫效果，其疗效高，副反应小。用南瓜子、槟榔各60～80 g，清晨空腹时先服南瓜子，1 h后服槟榔煎剂，半小时后再服20～30 g硫酸镁导泻。多数患者在5～6 h即可排出完整的虫体，若只有部分虫体排出时，可用温水坐浴，让虫体慢慢排出，切勿用力拉扯，以免虫体前段和头节断留在消化道内。使用过的水应进行适当的处理以免虫卵扩散。

科学养猪，管理好厕所猪圈，控制人畜互相感染。加强健康教育，注意个人卫生，不食生的或未熟透的猪肉。加强肉类检疫，不出售“米猪肉”。

总之，加强健康教育，大力宣传本病的危害性，革除不卫生的食肉习惯是预防本病的关键。

肥胖带绦虫

肥胖带绦虫（*Taenia saginata* Goeze，1782）又称牛带绦虫、牛肉绦虫或无钩绦虫等，它与猪带绦虫同属于带科、带属。两者的形态和发育过程相似。

牛带绦虫 PPT

【形态】

成虫外形与猪带绦虫相似（图1-31）。但虫体大小和结构有差异，主要区别见表1-3。两种带绦虫的虫卵在形态上难以区别。

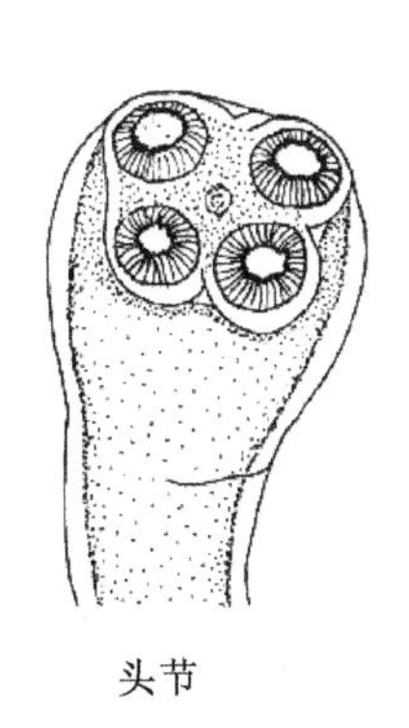

头节

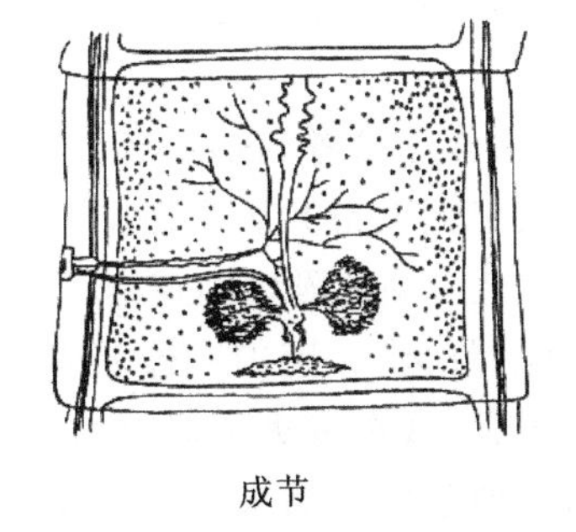

成节

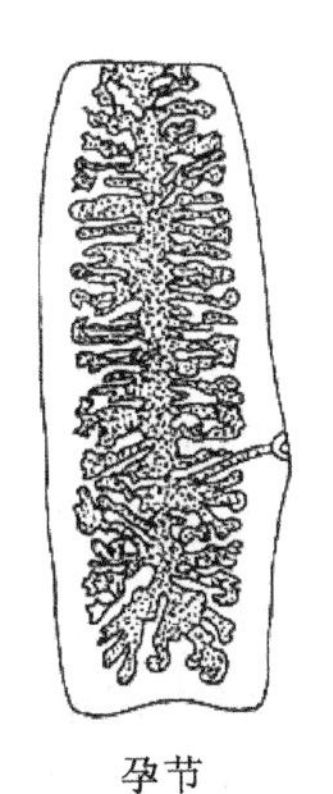

孕节

图1-31 牛带绦虫成虫

表1-3 牛带绦虫与猪带绦虫的形态区别

区别点	猪带绦虫	牛带绦虫
体长	2～4 m	4～8 m
节片	700～1000节、较薄、略透明	1000～2000节、较厚、不透明
头节	球形、直径约1 mm，具有顶突和2圈小钩，小钩25～50个	略呈方形、直径1.5～2.0 mm，无顶突及小钩
成节	卵巢分为3叶，即左右两叶和中央小叶	卵巢只分2叶，子宫前端常可见短小的分支
孕节	子宫分支不整齐、每侧为7～13支	子宫分支较整齐、每侧15～30支，支端多有分叉
囊尾蚴	头节具顶突和小钩，可寄生于人体引起囊尾蚴病	头节无顶突及小钩，不寄生于人体

【生活史】

人是牛带绦虫唯一的终宿主。成虫寄生在人的小肠上段，头节常固着在十二指肠空肠曲下 40～50 cm 处，孕节多逐节脱离链体，随宿主粪便排出。从链体脱落下的孕节仍具有显著的活动力，有的可自动地从肛门逸出。当中间宿主牛吞食到虫卵或孕节后，虫卵内的六钩蚴即在其小肠内孵出，然后钻入肠壁，随血循环到周身各处，尤其是到运动较多的股、肩、心、舌和颈部等肌肉内，经 60～70 天发育为牛囊尾蚴(cysticercus bovis)。除了牛之外，羊、美洲驼、长颈鹿、羚羊等也可被牛囊尾蚴寄生。

人若吃到生的或未煮熟的含有牛囊尾蚴的牛肉，经肠消化液的作用，囊尾蚴的头节即可翻出并吸附于肠壁，经 8～10 周发育为成虫。成虫寿命可达 20～30 年，甚至更长。

【致病】

寄生于人体的牛带绦虫多为 1 条，但在地方性流行区，如贵州的从江县，患者平均感染成虫 2.7～8 条，最多的一例竟达 31 条。患者一般无明显症状，仅时有腹部不适、肌痛、消化不良、腹泻或体重减轻等症状。由于牛带绦虫孕节活动力较强，多数能自动从肛门逸出，患者有肛门瘙痒的症状。牛囊尾蚴不寄生于人体，是与猪带绦虫的重要区别。

【实验诊断】

(一) 粪便检查

观察孕节的方法与猪带绦虫相同，根据子宫分支的数目和特征可将两者区别。若节片已干硬，可用生理盐水浸软，或以乳酸酚浸泡透明后再观察。也可采用粪便淘洗法寻找孕节和头节，以判定虫种和明确疗效。

(二) 肛门拭子法

因为牛带绦虫孕节活动力强，并常自动逸出肛门，采用此法查到虫卵的机会更多。

【流行与防治】

牛带绦虫呈世界性分布，在多食牛肉，尤其是有生食或半生食牛肉习惯的地区和民族中更易形成流行，一般地区仅有散在的感染。我国 20 多个省都有散在分布的牛带绦虫患者，但在若干少数民族地区，如新疆、内蒙古、西藏、云南、宁夏、四川的藏族地区，广西的苗族地区，贵州的苗族、侗族地区，以及台湾的雅美族和泰雅族地区有地方性的流行。感染率高的可达到 70%以上，患者多为青壮年，一般男性稍多于女性。

造成牛带绦虫病地方性流行的主要因素是患者和带虫者粪便污染牧草和水源以及居民食用牛肉的方法不当。广西和贵州的苗族、侗族群众习惯人畜共居一楼，人住楼上，楼下即是牛圈，人粪便直接从楼上排入牛圈内，使牛受染机会增多。这些地方牛的囊尾蚴感染率可高达 40%。当地少数民族又有吃生的或不熟牛肉的习惯。如苗族、侗族人喜吃“红肉”、“腌肉”，傣族人喜吃“剁生”等，都是将生牛肉切碎后稍加佐料即食；藏族人喜将牛肉稍风干即生食，或在篝火上烤食大块牛肉。这些食肉习惯都容易造成人群的感染。非流行地区无吃生肉的习惯，但偶尔因牛肉未煮熟或使用切过生牛肉的刀、砧板切凉菜时沾染了牛囊尾蚴而引起感染。

防治原则同猪带绦虫。

十、微小膜壳绦虫

微小膜壳绦虫(*Hymenolepis nana* V. Siebold，1852)也称短膜壳绦虫。该虫主要寄生于鼠类，亦可寄生于人体，引起微小膜壳绦虫病(hymenolepiasis nana)。

【形态】

微小膜壳绦虫为小型绦虫，成虫体长 5～80 mm(平均 20 mm)，宽 0.5～1 mm。头节呈球形，直径 0.13～0.4 mm，具有 4 个吸盘和 1 个短而圆、可自由伸缩的顶突。顶突上有 20～30 个小钩，排成一圈。颈部较长而纤细。链体由 100～200 个节片组成，最多时可达近千个节片。所有节片均宽大于长并由前向后逐渐增大，孕节达(0.15～0.30) mm×(0.8～1.0) mm，各节片生殖孔都位于虫体同侧。成节有 3 个较大的圆球形睾丸，横列在节片中部，储精囊较发达。卵巢呈分叶状，位于节片中央。卵黄腺椭圆形，在卵巢后方的腹面。子宫呈袋状,其中充满虫卵并占据整个节片(图 1-32)。

虫卵圆球形或近圆球形,大小为(48～60) μm×(36～48) μm,无色透明。卵壳很薄,其内有较厚的胚膜,胚膜两端略凸起并由该处各发出 4～8 根丝状物,弯曲地延伸在卵壳和胚膜之间,胚膜内含有一个六钩蚴(图 1-32)。

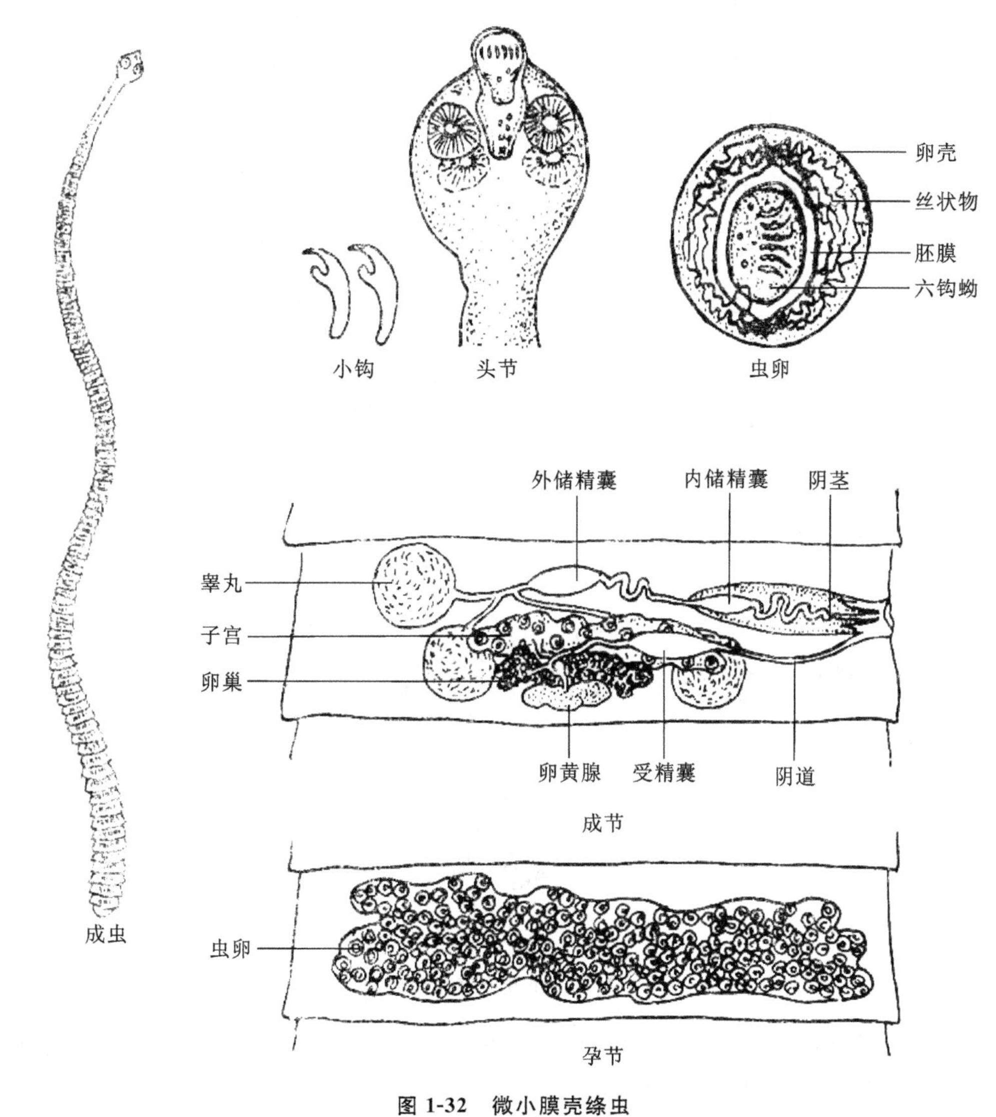

图 1-32 微小膜壳绦虫

【生活史】

微小膜壳绦虫的生活史,既可以不经过中间宿主,也可以经过中间宿主而完成(图 1-33)。

(一) 直接感染和发育

成虫寄生在鼠类或人的小肠里,脱落的孕节或虫卵随宿主粪便排出体外,若被另一宿主吞食,则虫卵在其小肠内孵出六钩蚴,然后钻入肠绒毛,约经 4 天发育为拟囊尾蚴(cysticercoid),6 天后拟囊尾蚴又破肠绒毛回到肠腔,以头节吸盘固着在肠壁上,逐渐发育为成虫。从虫卵被吞食到发育至成虫产卵共需时 2～4 周。成虫寿命仅数周。

此外,当孕节在所寄生的宿主肠中被消化而释放出虫卵后,亦可孵出六钩蚴,然后钻入肠绒毛发育成拟囊尾蚴,再回到肠腔发育为成虫,即在同一宿主肠道内完成其整个生活史,并且可在该宿主肠道内不断繁殖,造成自体内重复感染。我国曾有一患者连续三次驱虫共排出完整成虫 37982 条,这显然是自体重复感染所致。

(二) 经中间宿主发育

实验证明印鼠客蚤、犬蚤、猫蚤和致痒蚤等多种蚤类及其幼虫、面粉甲虫和拟谷盗等可作为微小膜壳

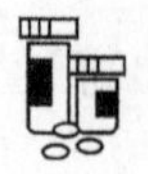

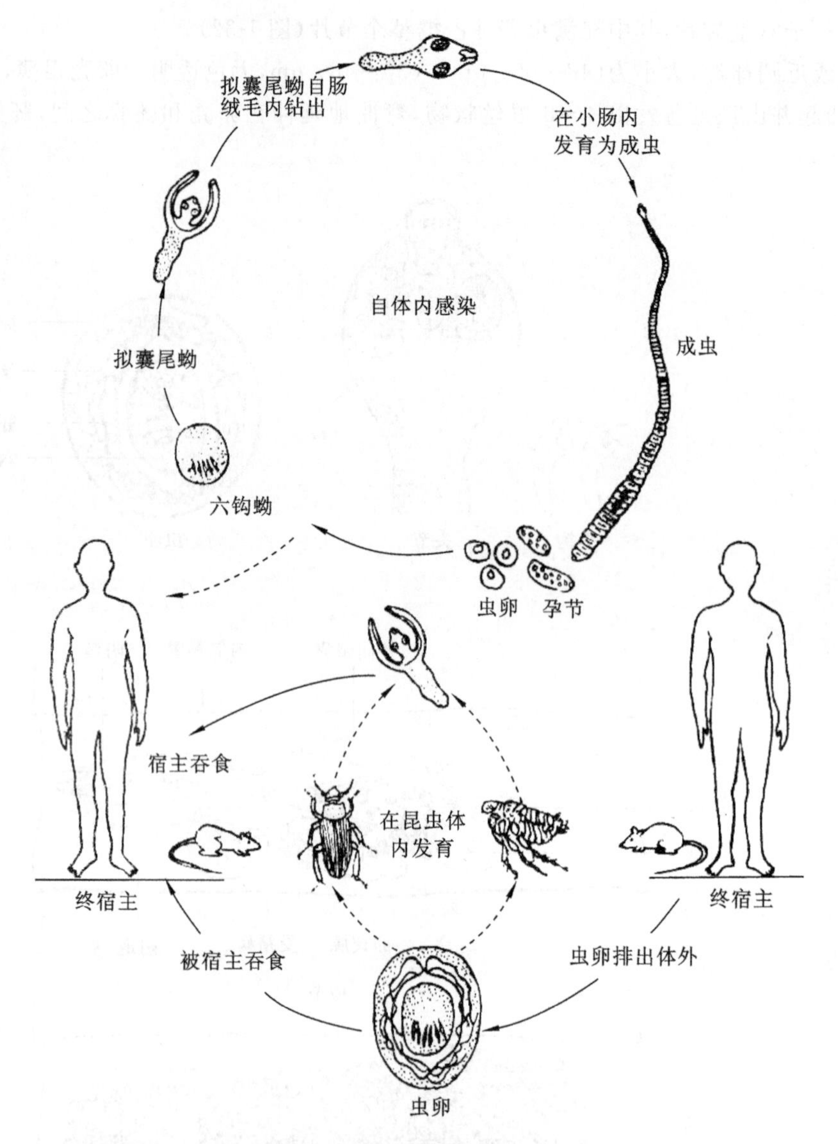

图 1-33　微小膜壳绦虫生活史

绦虫的中间宿主。当这些昆虫吞食到该绦虫卵后，卵内的六钩蚴可在昆虫血腔内发育为拟囊尾蚴，鼠和人若吞食到这些带有拟囊尾蚴的中间宿主昆虫，亦可受感染。

成虫除寄生于鼠和人体外，还可感染其他啮齿动物如旱獭、松鼠等。另外，曾有报道在犬粪便中发现过微小膜壳绦虫卵。

【致病】

该虫的致病作用主要是由于成虫头节上的小钩和体表微毛对宿主肠壁的机械损伤以及虫体的毒性分泌物所致。在虫体附着部位，肠黏膜发生坏死，有的可形成深达肌层的溃疡，并有淋巴细胞和中性粒细胞浸润。人体感染数量少时，一般无明显症状；感染严重者特别是儿童，可出现胃肠和神经症状，如恶心、呕吐、食欲不振、腹痛、腹泻，以及头痛、头晕、烦躁和失眠，甚至惊厥等。有的患者还可出现皮肤瘙痒和荨麻疹等过敏症状。但也有个别患者感染很重却无任何临床表现。

【实验诊断】

粪便检查：从患者粪便中查到虫卵或孕节为确诊的依据。采用水洗沉淀法或浮聚浓集法均可增加检出虫卵的机会。

【流行与防治】

（一）流行分布

微小膜壳绦虫呈世界性分布，在温带和热带地区较多见。国内各地的感染率一般低于1%，唯新疆的乌鲁木齐、伊宁和喀什三市稍高，为8.7%、11.38%和6.14%。各年龄组人群都有受感染记录，但以10岁以下儿童感染率较高。

由于微小膜壳绦虫生活史可以不需中间宿主，由虫卵直接感染人体，故该虫的流行主要与个人卫生习惯有关。虫卵主要通过手-口的方式进入人体，特别在儿童聚集的场所更易互相传播。偶然误食到带有拟囊尾蚴的昆虫是感染的另一原因。另外，由于自体重复感染造成顽固性寄生，也具有一定的流行病学意义。

鼠类在本病的流行上起着储存和传播病原体的作用。

（二）防治原则

彻底治疗患者，以防止传播和自身感染；加强健康教育，养成良好的个人卫生习惯，饭前便后洗手；注意环境卫生，消灭鼠类、蚤类；注意营养、提高个体抵抗力是预防本病的重要措施。

驱虫治疗可用吡喹酮15～25 mg一次顿服，治愈率达90%～98%；亦可使用丙硫咪唑等。

十一、溶组织内阿米巴

溶组织内阿米巴PPT

溶组织内阿米巴(*Entamoeba histolytica*)又称痢疾阿米巴，属于单细胞医学原虫。主要寄生于人体的结肠内，当人的免疫力下降时，引起阿米巴痢疾，也可侵入其他器官组织，引起肠外阿米巴病。

【形态】

溶组织内阿米巴生活史中有包囊和滋养体(大、小滋养体)两个虫期。

1. 滋养体 分大滋养体和小滋养体。肠腔内的滋养体为小滋养体，在肠腔免疫力下降时，可不同程度侵入肠壁吞噬红细胞和组织细胞变成大滋养体。

(1) 大滋养体：寄生于组织中，也称为组织型滋养体，虫体的直径20～60 μm，活动时形态多变，胞质有内、外质之分，两者分界清楚，外质透明，约占虫体的1/3，伸出舌状伪足做定向运动；内质中有细胞核和食物泡，常有被吞噬的红细胞，是与小滋养体鉴别的依据。虫体经铁苏木素染色后，胞核清晰，核膜内缘有一圈排列整齐、大小均匀的染色质粒(图1-34)。

(2) 小滋养体：寄生于肠腔内，也称肠腔型滋养体，虫体小于大滋养体，直径10～20 μm，内、外质分界不清，不含红细胞(图1-34)。

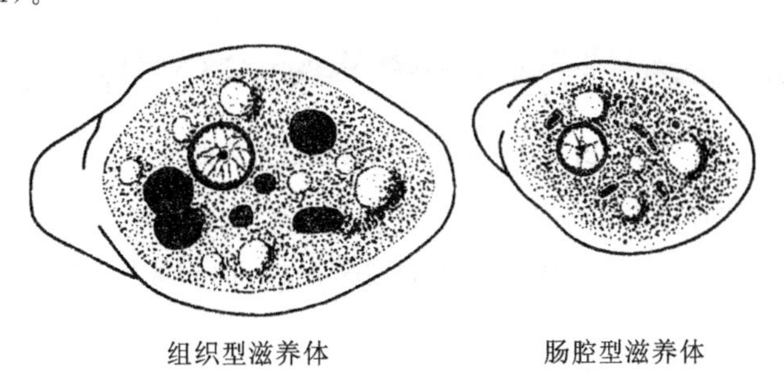

图1-34 溶组织内阿米巴滋养体

2. 包囊 圆形，直径10～16 μm，外有一层透明光滑的囊壁，碘液染色后为黄色；内有核1～4个。在1～2个核的未成熟包囊内可见棕色的糖原泡及透明的棒状拟染色体。成熟包囊有4个核，糖原泡和拟染色体消失，具有感染性(图1-35)。

【生活史】

溶组织内阿米巴生活史简单，包括感染性的包囊期和增殖的滋养体期(图1-36)。其感染阶段为含四核的成熟包囊。被粪便污染的食品、饮水中的四核包囊经口摄入通过胃和小肠，在回肠末端或结肠中性或碱性环境中，包囊中的虫体运动，并受肠内酶的作用，囊内虫体脱囊而出。虫体分裂成八个小滋养体，即在结肠上摄食细菌和二分裂增殖。随着其在肠中下移，受脱水或环境变化等原因的刺激形成圆形的前

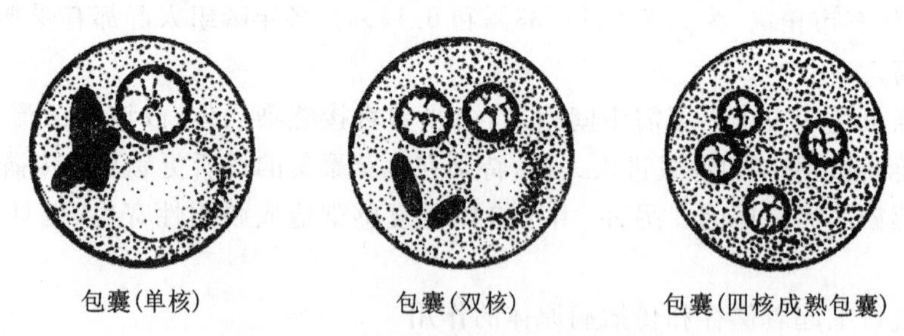

图 1-35　溶组织内阿米巴包囊

包囊，分泌出厚的囊壁，经二次有丝分裂形成四核包囊，经粪便排出，以完成其生活史。但当肠道的免疫力下降时，小滋养体可侵入肠黏膜，吞噬红细胞，变成大滋养体，破坏肠壁，引起肠壁溃疡，滋养体亦随坏死组织脱落入肠腔，随急速的肠蠕动排出体外，亦可入血播散到其他器官(肝、脑、肺等)，引起肠外阿米巴病。

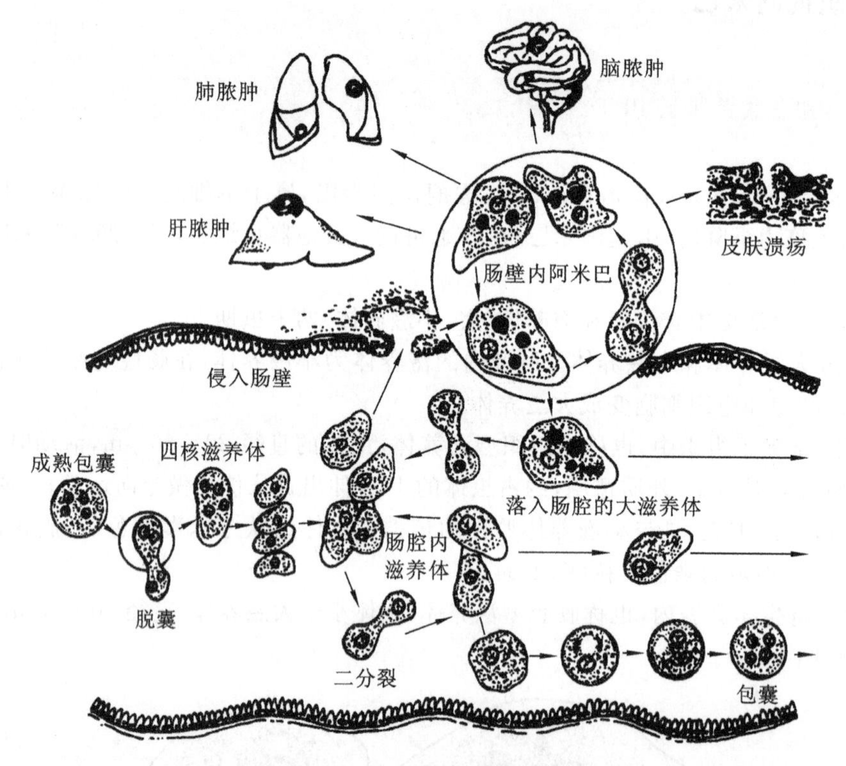

图 1-36　溶组织内阿米巴生活史

滋养体在外界只能短时间存活，亦不能通过上消化道，而包囊则可以在外界生存和保持感染性数日至一个月，但在干燥环境中易死亡。滋养体是虫体的侵袭形式，而包囊则不能在组织中生长。

【致病】

溶组织内阿米巴滋养体侵入结肠和其他器官，能适应宿主的免疫反应而表达其致病因子，其半乳糖/乙酰氨基半乳糖凝集素能介导吸附于宿主细胞，阿米巴穿孔素在宿主细胞形成孔状破坏，半胱氨酸蛋白酶则溶解宿主组织。肠阿米巴病多发于盲肠或阑尾，易累及乙状结肠和升结肠，偶及回肠。典型的病损是口小基底大的烧瓶样溃疡，一般仅累及黏膜层，溃疡间的黏膜正常或稍有充血水肿，镜下可见组织坏死伴少量的炎症细胞，以淋巴细胞和浆细胞浸润为主，由于滋养体可溶解中性粒细胞，故中性粒细胞极少见。急性病例滋养体可突破黏膜肌层，引起液化坏死灶，形成溃疡可深及肌层，并可与邻近的溃疡融合，引起大片黏膜脱落，引起阿米巴痢疾，粪便常有稀便，伴奇臭和带血。肠外阿米巴病以肝脓肿最常见，也可引起肺脓肿、脑脓肿，病灶往往呈无菌性、液化性坏死，周围浸润以淋巴细胞为主，几乎极少伴有中性粒细胞，滋养体多在脓肿的边缘。

【实验诊断】

主要包括病原诊断、血清学诊断、DNA 扩增诊断和影像诊断。

1. 病原检查

(1) 生理盐水涂片法：对肠阿米巴病而言，粪检是最有效的手段。这种方法用以检出活动的滋养体。一般在稀便或带有脓血的便中滋养体多见，伴黏集成团的红细胞和少量白细胞。但虫体在受到尿液、水等作用后会迅速死亡，故应注意快速检测和保持 25 ℃以上的温度和防止尿液等污染。某些抗生素、致泻药或收敛药、灌肠液等的应用均可影响虫体生存和活动，可影响检出率。

对脓肿穿刺液等亦可行涂片检查，但应注意虫体多在脓肿壁上，故穿刺和检查时应予注意。另外，镜下滋养体需与宿主组织细胞鉴别，主要有如下几点：①溶组织内阿米巴滋养体大于宿主细胞；②胞核与胞质比例低于宿主细胞；③滋养体为泡状核，核仁居中，核周染色质粒清晰；④滋养体胞质中可含红细胞和组织碎片。

(2) 碘液涂片法：对慢性腹泻患者以检查包囊为主，可做碘液染色，以显示包囊的胞核，同时进行鉴别诊断。用甲醛乙醚法沉淀包囊可以提高检出率 40%～50%，另外，对于一些慢性患者，粪检应持续 1～3 周，以确保无漏诊患者。

(3) 体外培养：培养法比涂片法更敏感，常用 Robinson's 培养基，对亚急性或慢性病例检出率比较高，但非一般实验室均可开展的，故为非常规方法，但对研究很有意义。

2. 血清学诊断 目前溶组织内阿米巴无菌培养成功后，血清学诊断发展很快，可以说是诊断阿米巴病的关键性试验。大约有 90%的患者血清，以酶联免疫吸附试验(ELISA)、间接血凝试验(IHA)、琼脂扩散法(AGD)可以检查到不同滴度的抗体。目前已有应用重组抗原检测抗体的报道，其敏感性和特异性均在 90%以上。

3. DNA 扩增诊断 这是近十年来发展很快而且十分有效、敏感、特异性的方法。主要提取脓液穿刺液或粪便培养物、活检的肠组织、皮肤溃疡分泌物、脓血便甚至成形便的 DNA，而后以适当的引物，进行扩增反应。对反应产物进行电泳分析，可以区别溶组织内阿米巴和其他阿米巴原虫。目前有许多实验室应用血清学和 DNA 分析或检测粪中抗原，进行阿米巴病流行病学调查。

4. 影像诊断 对肠阿米巴病诊断可应用结肠镜，尤其是对那些显微镜检查、血清学、PCR 检查均未获阳性结果的临床高度怀疑的病例，可行结肠镜检，并活检或吸取分泌物；可行一般固定染色涂片、切片，但并不敏感；可行单克隆或多克隆抗体免疫组织化学或免疫荧光试验，可大大提高敏感性；也可提纯 DNA，行 PCR 分析诊断。对肠外阿米巴病，例如肝脓肿可应用超声波检查、计算机断层扫描(CT)，结合血清学、DNA 扩增分析等作出诊断。

5. 鉴别诊断 肠阿米巴病应与细菌性痢疾相鉴别，后者起病急，发热，全身状态不良，粪便中白细胞多见，抗生素治疗有效，阿米巴滋养体阴性。阿米巴性肝脓肿则应主要与细菌性肝脓肿相鉴别，后者患者往往在 50 岁以上，全身情况差，伴发热、疼痛，有胃肠道疾病既往史，阿米巴滋养体阴性。同时阿米巴肝脓肿亦应与肝癌、肝炎或其他脓肿相鉴别。

【流行与防治】

溶组织内阿米巴分布于全世界，以热带和亚热带地区常见。据调查我国平均感染率为 0.95%，呈地方性、散发性分布。传染源为粪便排出包囊者，包囊在适宜的温度、湿度下可存活数周，通过蝇或蟑螂的消化道后仍有感染性。包囊通过污染的食品、饮水使人体感染。

甲硝咪唑(metronidazole)为目前治疗阿米巴病的首选药物。另外替硝唑(tinidazole)、奥硝唑(ornidazole)和塞克硝唑(secnidazole)似有相同作用。

尽管药物治疗阿米巴病很有效，但阿米巴病的存在还是一个世界范围内的公共卫生问题，人们在治疗该疾病的同时，还要防止感染包囊，对粪便进行无害化发酵处理，杀灭包囊，保护水源、食物，并不断提高文化素质、改善环境卫生和驱除有害昆虫等，这些措施均有利于对阿米巴病的控制。

十二、蓝氏贾第鞭毛虫

蓝氏贾第鞭毛虫 PPT

蓝氏贾第鞭毛虫(*Giardia lamblia* Stile,1915)简称贾第虫。贾第虫是一种呈全球性分布的寄生性肠道原虫,主要寄生于人和某些哺乳动物的小肠内,引起以腹泻为主要症状的蓝氏贾第鞭毛虫病(giardiasis lamblia),简称贾第虫病。本病曾在国际旅游者中流行,故一度有"旅游者腹泻"之称。如今,贾第虫病已被列为全世界危害人类健康的十种主要寄生虫病之一。

【形态】

本虫发育分为滋养体和包囊两个阶段。

1. 滋养体 呈纵切为半的倒置梨形,长为 9～21 μm,宽 5～15 μm,厚 2～4 μm。两侧对称,前端宽钝,后端尖细,腹面扁平,背部隆起。一对细胞核位于虫体前端 1/2 的吸盘部位。有前侧、后侧、腹侧和尾鞭毛 4 对,均由位于两核间靠前端的基体发出。1 对前鞭毛由此向前伸出体外,其余 3 对发出后在两核间沿轴柱分别向体两侧、腹侧和尾部伸出体外。鲜活虫体借助鞭毛摆动做活泼的翻滚运动。1 对平行的轴柱沿中线由前向后连接尾鞭毛,将虫体分为均等的两半。1 对呈爪锤状的中体与轴柱 1/2 处相交(图 1-37)。

2. 包囊 呈椭圆形,大小长 8～14 μm,宽 7～10 μm。囊壁较厚,与虫体间有明显的间隙。在碘染的标本内,见未成熟包囊内含 2 个细胞核,成熟的含 4 个。胞质内可见中体和鞭毛的早期结构(图 1-37)。

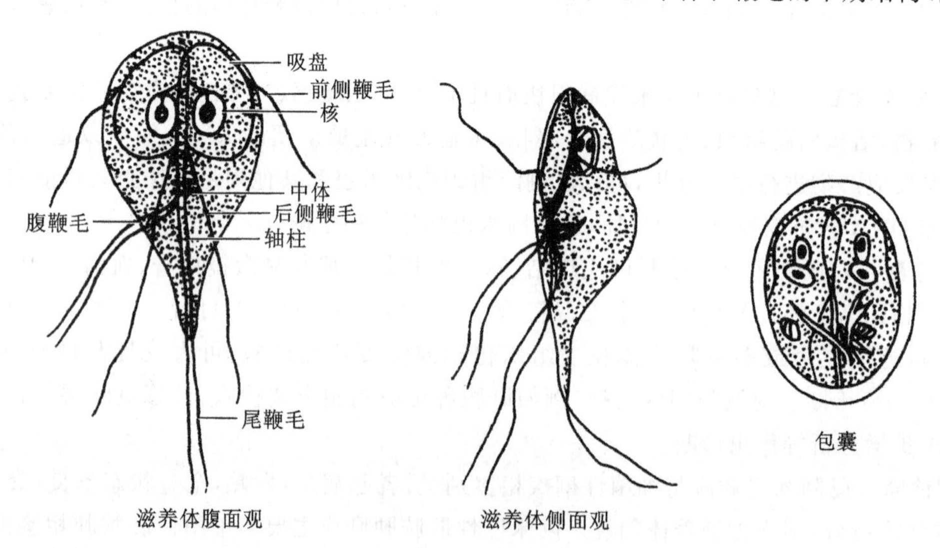

图 1-37 蓝氏贾第鞭毛虫滋养体和包囊

【生活史】

本虫生活史包括滋养体和包囊两个阶段(图 1-38)。滋养体为营养繁殖阶段,包囊为传播阶段。人或动物摄入被包囊污染的饮水或食物而被感染。包囊在十二指肠脱囊形成 2 个滋养体,后者主要寄生于十二指肠或上段小肠,借助吸盘吸附于小肠绒毛表面,以二分裂方式进行繁殖。在外界环境不利时,滋养体分泌囊壁形成包囊并随粪便排出体外。包囊在水中和凉爽环境中可存活数天至 1 个月之久。

【致病】

贾第虫的致病与虫株的毒力、宿主的营养状况、全身以及局部肠黏膜的免疫力有关。多数人感染后,表现为无症状带虫者,有的则出现临床症状,甚至出现严重的吸收不良综合征。由于大量虫体的覆盖和吸盘对小肠黏膜表面的机械性损伤,以及原虫分泌物和代谢产物对肠黏膜微绒毛的化学性损伤,破坏了肠黏膜的吸收功能,使得维生素 B_{12} 吸收减少。在大量滋养体寄生时,虫体不仅阻隔了肠黏膜的吸收面积,而且还可侵入肠黏膜,小肠黏膜呈现典型的卡他性炎症病理组织学改变,导致腹泻,粪便呈水样,并有

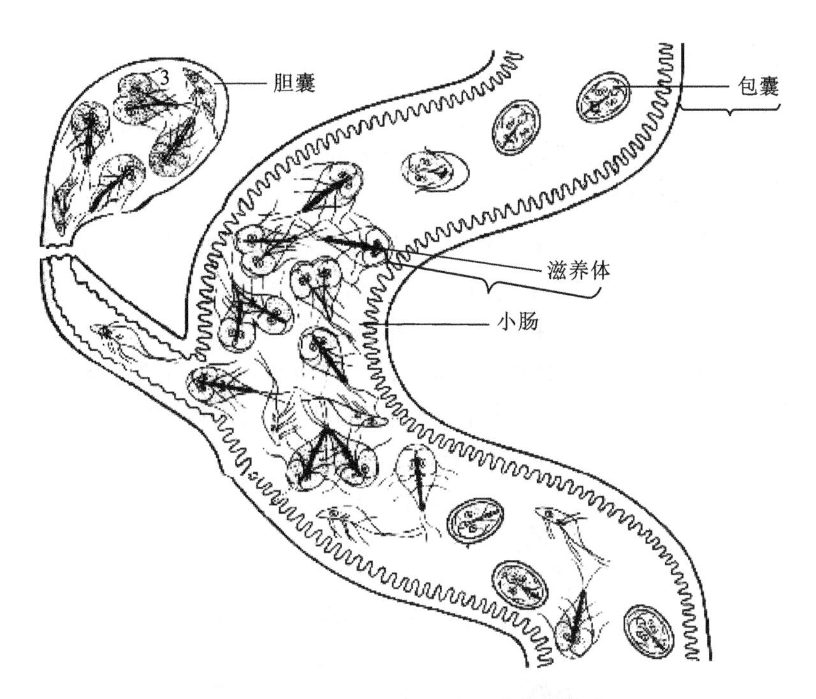

图 1-38 蓝氏贾第鞭毛虫滋养体和包囊

恶臭。严重感染且得不到及时治疗的患儿病程可持续很长时间，并常常导致营养吸收不良和身体发育障碍。当虫体寄生于胆道系统时，可引起胆囊炎、胆管炎而出现相应症状。

【诊断】

1. 病原诊断

(1) 粪便检查：可根据临床表现之不同而选用不同方法。急性期取新鲜标本做湿涂片（生理盐水）镜检滋养体。用碘液（2%）直接涂片、硫酸锌浮聚或醛-醚浓集等方法，可在亚急性期或慢性期患者成形粪便内查到包囊。由于包囊排出具有间断性，隔日查一次，连续查三次，可大大提高检出率。

(2) 小肠液检查：用十二指肠引流或肠内试验法（entero-test）采集标本。后者的具体做法如下：禁食后，嘱患者吞下一个装有尼龙线的胶囊，3～4 h 后，缓缓拉出尼龙线，取线上的黏附物镜检，查得滋养体，即可确诊。

(3) 小肠活体组织检查：借助内窥镜在小肠 Treitz 韧带附近摘取黏膜组织。标本可先做压片初检，或固定后用姬氏染色。虫体着紫色，肠上皮细胞呈粉红色，依此可将二者鉴别开来。

2. 免疫学诊断方法 免疫学诊断方法有较高的敏感性和特异性。酶联免疫吸附试验阳性率可达 75.0%～81.0%。间接荧光抗体试验阳性率较酶联免疫吸附试验高，可达 81.0%～97.0%。对流免疫电泳法的阳性率可达 90.0%左右。

3. 分子生物学方法 用生物素标记的贾第虫滋养体全基因组 DNA 或用放射性物质标记的 DNA 片段制成的 DNA 探针，对本虫感染均具有较高的敏感性和特异性。PCR 方法也在实验研究之中。这些方法均尚未广泛用于临床。

【流行与防治】

贾第虫病呈全球性分布，据世界卫生组织（WHO）估计，全世界感染率为 1.0%～20.0%。本虫在工业发达国家，如美国、加拿大、澳大利亚等国均有流行。近年，贾第虫合并 HIV 感染，及其在同性恋者中流行的报道不断增多。一些家畜和野生动物也常为本虫宿主。因此本病也是一种人兽共患病。贾第虫病的流行常与饮水有密切关系，故而也是一种水源性疾病。本虫感染在我国呈全国性分布，乡村人群中的感染率高于城市。

对患者和无症状携带者进行积极治疗以消除传染源。常用的治疗药物有甲硝唑、呋喃唑酮等。加强粪便管理，防止污染水源，搞好环境卫生、饮食卫生和个人卫生是预防本病的关键。

十三、结肠小袋纤毛虫

结肠小袋纤毛虫(*Balantidium coli*(Malmsten,1857)Stein,1862)是人体最大的寄生原虫。该虫寄生于人体结肠内,可侵犯宿主的肠壁组织引起结肠小袋纤毛虫痢疾(balantidial dysentery)。

【形态】

结肠小袋纤毛虫生活史中有滋养体和包囊两个时期。滋养体呈椭圆形,无色透明或淡灰略带绿色,大小为(30～200) μm×(25～120) μm。全身被覆纤毛,活的滋养体可借纤毛的摆动呈迅速旋转式运动。虫体极易变形,前端有一凹陷的胞口,下接漏斗状胞咽,颗粒食物借胞口纤毛的运动进入虫体,形成食物泡,经消化后,残渣经胞肛排出体外。虫体中、后部各有一伸缩泡,具有调节渗透压的功能。苏木素染色后可见一个肾形的大核和一个圆形的小核,后者位于前者的凹陷处。包囊圆形或椭圆形,直径为 40～60 μm,淡黄或淡绿色,囊壁厚而透明,染色后可见胞核(图 1-39)。

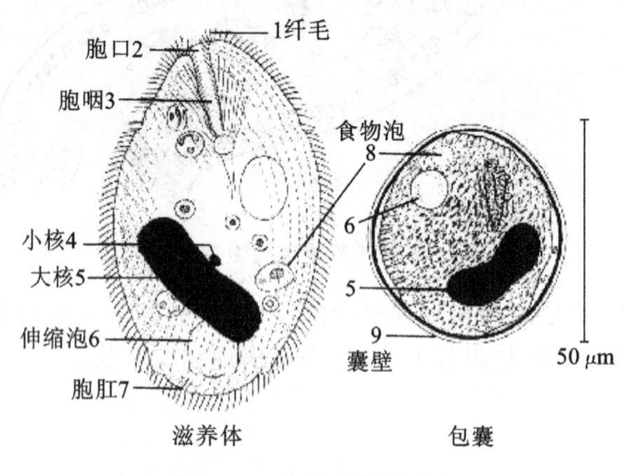

图 1-39 结肠小袋纤毛虫

【生活史】

被包囊污染的食物和饮水经口进入宿主体内,在胃肠道脱囊逸出滋养体。滋养体在结肠内定居,以淀粉颗粒、细菌及肠壁脱落的细胞为食,迅速生长,以二分裂方式进行繁殖,在一定的条件下滋养体还可侵犯肠壁。由于肠内理化环境的变化,部分滋养体变圆,并分泌囊壁成为包囊,包囊随粪便排出体外,包囊在外界无囊内增殖。滋养体若随粪便排出,也有可能在外界成囊,人体内的滋养体较少形成包囊。

【致病】

滋养体寄生于结肠,大量增殖,可分泌透明质酸酶并借助机械运动侵犯结肠黏膜甚至黏膜下层,引起溃疡。严重病例可出现大面积结肠黏膜的破坏和脱落,病理变化颇似溶组织内阿米巴痢疾。多数感染者无任何症状,但粪便中可有虫体排出,因此,这部分感染者在流行病学上有重要意义。重度感染可致消化功能紊乱。急性期亦称痢疾型,患者可有腹痛、腹泻和黏液血便,并伴有里急后重感,有的出现脱水、营养不良及消瘦,治疗不当或不及时可转为慢性,患者可有上腹部不适、回盲部及乙状结肠部压痛、周期性腹泻,大便呈粥样或水样,常伴有黏液,但无脓血。滋养体偶可经淋巴通道侵袭肠外组织,如肝、肺或泌尿生殖器官等,曾报道从 1 例慢性鼻炎患者的鼻分泌物中查见滋养体。

【诊断】

粪便直接涂片查到滋养体或包囊可确诊,由于虫体较大,一般不易漏检。新鲜粪便并反复送检可提高检出率。必要时亦可采用乙状结肠镜进行活组织检查或用阿米巴培养基进行培养。

【流行与防治】

结肠小袋纤毛虫呈世界性分布,其中热带、亚热带较多,已知 30 多种动物能感染此虫,其中猪的感染较普遍,是最重要的传染源,感染率可达 60.0%～70.0%。一般认为,人体的结肠环境对该虫不适合,因此人体的感染较少,呈散在分布。我国云南、广西、广东、福建、四川、湖北、河南、河北、山东、山西、陕西、吉林、辽宁等省都有病例报道。通常认为人的感染来源于猪,不少病例有与猪接触的病史。有的地区发病率与猪的感染率一致,故认为猪是人体结肠小袋纤毛虫病的主要传染源。但也有的地区猪的感染率很高，而人群中感染率极低，或只发现猪感染。

人体感染主要是通过吞食被包囊污染的食物或饮水。滋养体对外界环境有一定的抵抗力，如在厌氧环境和室温条件下能生活至10天，但在胃酸中很快被杀死，因此，滋养体不是主要的传播时期。包囊的抵抗力较强，在室温下可活2周至2个月，在潮湿环境里能生活2个月，在干燥而阴暗的环境里能活1～2周，在直射阳光下经3 h后才死亡，对于化学药物也有较强的抵抗力，在10%福尔马林中能活4 h。

防治本虫的原则与溶组织内阿米巴相同。结肠小袋纤毛虫病的发病率不高，重点在于预防，应加强卫生宣传教育，注意个人卫生和饮食卫生，管好人粪、猪粪，避免虫体污染食物和水源。治疗可用灭滴灵或黄连素等。

十四、隐孢子虫

隐孢子虫 PPT

隐孢子虫(*Cryptosporidium* Tyzzer，1907)是一种重要的引起人和动物腹泻的机会性致病原虫，由本虫引起的隐孢子虫病(cryptosporidiosis)是一种人兽共患病，呈世界性分布。

【形态】

卵囊(oocyst)为本虫的唯一感染阶段。卵囊呈圆形或椭圆形，直径4～6 μm，成熟的卵囊内含有4个裸露的子孢子(sporozoite)和由颗粒物组成的残留体(residual body)。子孢子呈月牙形，未经染色的卵囊很难识别。经用改良抗酸法染色后，在被染成蓝绿色背景的标本中，虫体被染成玫瑰色。由于卵囊在标本中所处的位置不同，在用显微镜观察时，囊内子孢子呈不规则排列，残留体为呈暗黑色或棕色的颗粒状(图1-40)。

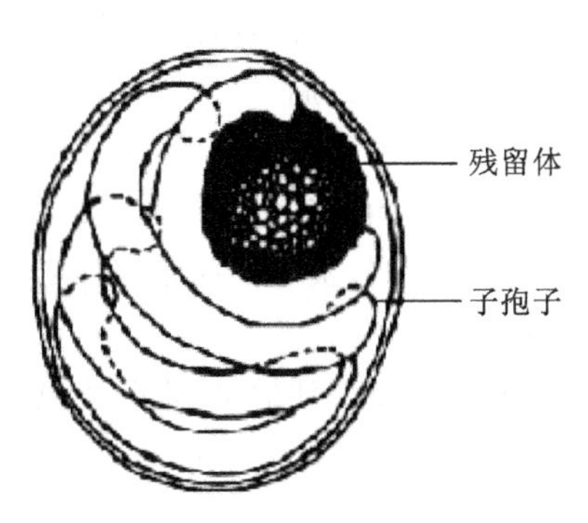

图1-40 隐孢子虫卵囊

【生活史】

本虫的生活史简单，整个发育过程无需宿主转换(图1-41)。繁殖方式包括无性生殖(裂体增殖和孢子增殖)及有性生殖(配子生殖)两种方式，二者均在同一宿主体内完成。发育各期均在由宿主小肠上皮细胞膜与胞质间形成的纳虫空泡内进行。

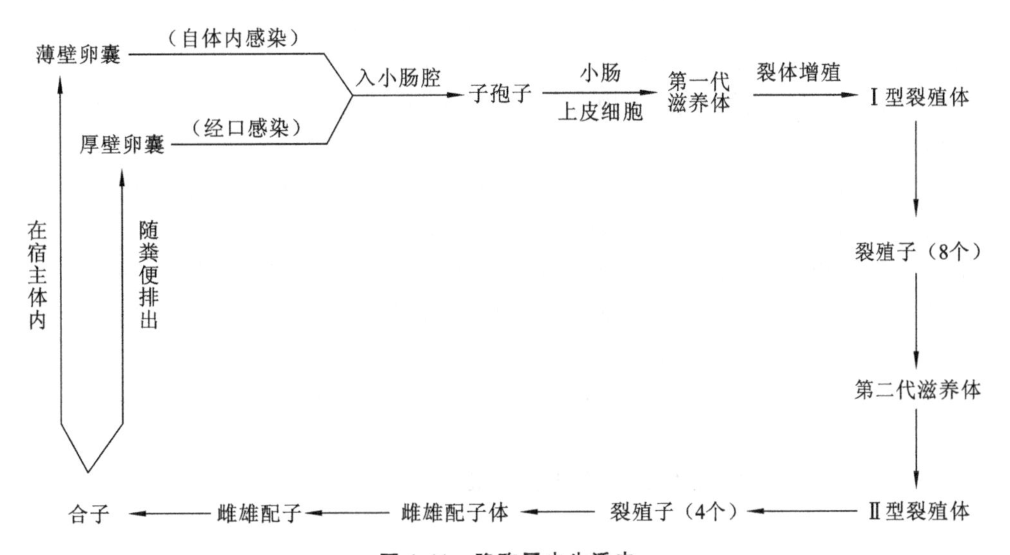

图1-41 隐孢子虫生活史

随宿主粪便排出体外的卵囊即具有感染性。被人和易感动物吞食的卵囊，经消化液作用后，囊内的4个子孢子逸出，先附着于肠上皮细胞，再侵入细胞，在纳虫空泡内行裂体增殖，先发育为滋养体，经3次核分裂发育为Ⅰ型裂殖体。成熟的Ⅰ型裂殖体含8个裂殖子。成熟的裂殖子被释放后，侵入其他上皮细胞,发育为第2代滋养体。第2代滋养体经2次核分裂发育为Ⅱ型裂殖体。成熟的Ⅱ型裂殖体内含4个裂殖子,释出后的裂殖子发育为雌、雄配子体,二者结合后形成合子,开始孢子增殖阶段。合子发育成卵囊,成熟的卵囊含4个裸露的子孢子。卵囊有薄壁(约占20%)和厚壁(约占80%)两种类型。薄壁卵囊只有一层单位膜,其内子孢子逸出后直接侵入肠上皮细胞,依然行裂体繁殖,而致宿主自身体内重复感染;厚壁卵囊在肠上皮细胞或肠腔内经孢子化(形成子孢子)在囊内形成4个子孢子后,随宿主粪便排出体外。孢子化的厚壁卵囊具有感染性。完成整个生活史需5~11天。

【致病】

侵入人体的隐孢子虫寄居于小肠上皮细胞刷状缘形成的纳虫空泡内。空肠近端为感染虫体数量最多部位。感染隐孢子虫卵囊后,约有80%的人发病并有临床症状。其余则为隐性感染,自粪便内排出卵囊。本病潜伏期为1周左右。

严重感染者,小肠绒毛表面可出现凹陷、萎缩,变短变粗,或融合、移位和脱落;轻度感染者,肠黏膜病理变化并不明显。由于肠黏膜的上述病理变化破坏了小肠正常生理功能,因而导致消化吸收障碍和腹泻。

患者临床症状的严重程度,与机体免疫状态有关。免疫功能正常者感染本虫后,常表现为自限性腹泻,粪便呈水样,量大,可有腹部痉挛性疼痛、恶心、厌食、发热和全身不适等症状。病程一般持续1~2周,之后症状便逐渐减轻或消退,病程在1个月或以上者比较少见。临床症状平稳后,患者粪便内卵囊的排出仍可持续数周。

免疫功能异常的患者,疾病的发作多为渐进性,但腹泻的程度往往更为严重,粪便量每日可达5~10 L。如果患者的免疫缺陷状况得不到纠正,感染便不能够清除。腹泻可长期甚至终生持续下去,继而导致营养吸收障碍,甚至出现肠道外组织器官,如肺脏和胆道系统感染,在痰液、肺组织以及胆汁标本内查得虫体。

尤为值得关注的是,隐孢子虫是艾滋病患者合并肠道感染的常见病原体,感染后常常危及患者的生命。在海地和非洲有50.0%艾滋病患者并发本虫感染并引起腹泻。美国的感染率为8.0%~37.0%(Vakil,1996),且多数为顽固性腹泻。艾滋病患者并发隐孢子虫感染引起的腹泻,表现为霍乱样水泻,每日达数十次,水泻量每日可达3~6 L,最高可达17 L,由此可造成患者严重脱水、电解质紊乱和营养不良,最终可因全身衰竭而死亡。故此,目前国外已把检查隐孢子虫列为艾滋病患者的一项常规检查项目。

【诊断】

如果在腹泻患者粪便内查得本虫卵囊即可确诊。由于未染色的包囊无色透明,且易与标本中的非特异性颗粒相混淆,故需采用染色方法进行确诊。具体方法如下。

(1) 金胺-酚染色法:经染色的卵囊,须用荧光显微镜观察。镜下虫体呈圆形,发出乳白色略带绿色的荧光,中央淡染,似环状。

(2) 改良抗酸染色法:染色后,标本的背景呈蓝绿色,卵囊为玫瑰红色,可见内部结构。本法缺点为经染色后,标本中存在的非特异性红色抗酸颗粒易与卵囊相混淆,难以鉴别。

(3) 金胺-酚改良抗酸染色法:用本法可克服上述染色法的缺点。本法先用金胺-酚染色后,再用改良抗酸染色法复染。用光学显微镜观察,卵囊同抗酸染色所见,但非特异性颗粒被染成蓝黑色,两者颜色截然不同,极易鉴别,使检出率和准确性大大提高。

(4) 免疫学诊断方法:有荧光标记单克隆抗体法和酶联免疫吸附试验。此二法均有市售试剂盒。两者均有高度的特异性和敏感性。

此外,国外已有用PCR法检测粪便标本中卵囊的报道。

【流行与防治】

隐孢子虫呈世界性分布,在澳大利亚、美国、中南美洲、亚洲、非洲和欧洲均有隐孢子虫病流行。各地区腹泻患者中隐孢子虫检出率不等,最低者为0.6%,最高者可达10.2%。国内自韩范等(1987)首次报道2例隐孢子虫感染后,全国许多省市陆续开展了不同规模的调查。隐孢子虫病是造成人体腹泻的重要原因之一,在寄生虫腹泻中占首位或第二位。人的感染可能来源于家养动物,暴发流行常见于与患者或病牛接触后的人群,或发生于幼儿园和托儿所等儿童聚集的地方。据报道,美国佛罗里达州一托儿所的84

名儿童中有 33.0%,18 名工作人员中有 22.0%携带本虫卵囊。儿童较成人易感,在儿童感染者中,非母乳喂养的婴儿较母乳喂养的易感。在澳大利亚维多利亚的一所医院里,在 884 名胃肠炎患者中,有 4.0%感染隐孢子虫。

调查表明,全美国的表面水源中隐孢子虫卵囊的污染率可达 65.0%~70.0%。卵囊对常规用于饮用水消毒的化学试剂,如氯气,有高度抵抗力。目前尚不具备将水内污染的卵囊彻底清除的有效设施。

患者和病畜卵囊污染水源、食物,是隐孢子虫病在人群中传播的主要途径,因此加强人畜粪便的管理,注意个人和饮食卫生是防止本病流行的基本措施。对于免疫功能低下的人群,尤其是艾滋病患者要加强保护,除加强免疫功能外,喝开水(加热 65~70 ℃,30 min 可杀死卵囊)是防止感染的一项重要措施。饮用牛奶也要彻底消毒。

目前,对于本病的治疗尚无理想的有效药物。国内试用大蒜素治疗,有一定疗效。国外报道口服巴龙霉素 2 周后,卵囊排出数量减少,但长期疗效仍不确定。

十五、齿龈内阿米巴

齿龈内阿米巴仅有滋养体期,滋养体直径 10~20 μm,伪足内外质分明,活动迅速,食物泡常含细菌、白细胞,偶有红细胞,胞核的核仁居中而明显,有核周染色质粒(图 1-42)。在口腔疾患患者或正常人口腔中均可检获,以前者寄生率高。在牙周病、牙周炎的患者口腔中检出率 50%以上,但病理切片中不曾发现虫体侵入组织,曾在子宫置避孕器的妇女阴道及宫颈涂片中查见。在人类免疫缺陷病毒感染者中寄生率亦高,但与免疫缺陷的程度无关。涂片检查可作诊断,亦可染色检查。齿龈内阿米巴呈世界性分布。据报道,我国平均感染率为 47.25%,其中健康人平均感染率为 38.88%,口腔门诊患者平均感染率为 56.90%。因无包囊期,以直接接触感染为主,或由飞沫传播。

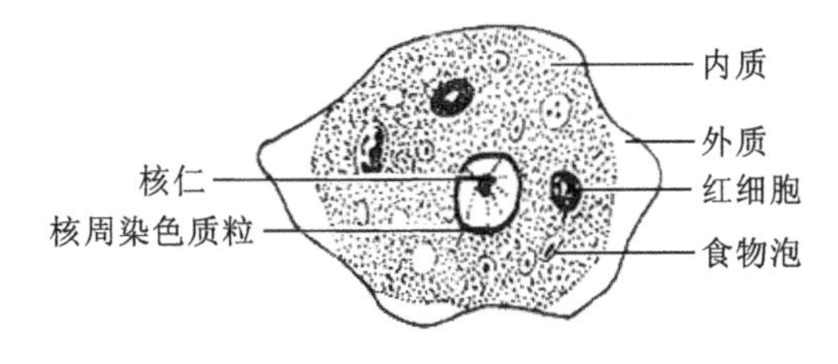

图 1-42 齿龈内阿米巴

十六、人毛滴虫

人毛滴虫(*Trichomonas hominis* Daraine,1860)寄生于人体盲肠和结肠。本虫生活史仅有滋养体阶段,无包囊。滋养体呈梨形,形似阴道毛滴虫,大小为 7.7 μm×5.5 μm,具有 4 根前鞭毛和 1 根后鞭毛。单个细胞核位于虫体前端,靠近前鞭毛的起始处。核内染色质分布不均匀。1 根纤细的轴柱由前向后贯穿整个虫体。胞质内含食物泡和细菌(图 1-43)。后鞭毛与波动膜外缘相连,游离于尾端。波动膜的内侧

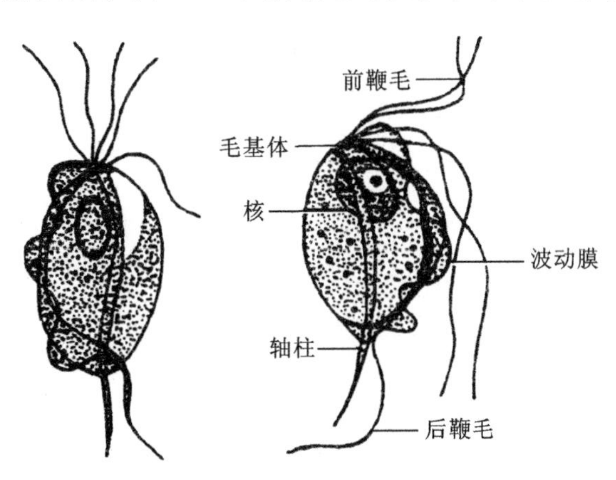

图 1-43 人毛滴虫

借助一弯曲、薄杆状的肋与虫体相连。肋与波动膜等长，染色后的肋是重要的诊断依据。活的虫体可做急速而无方向的运动，波动膜在运动中起旋转作用，而前鞭毛起推进作用。

虫体以二分裂法繁殖。滋养体在外界有较强的抵抗力，为感染阶段。本虫呈世界性分布，各地感染率不等。目前，尚无证据表明人毛滴虫对人体有致病作用，有报道认为本虫可导致腹泻，但有人认为腹泻是与本虫感染相伴，并非本虫所致。用粪便检查法可作出诊断。使用 Bocek 和 Drobhla 二氏培养基可分离培养虫体。本虫感染途径为粪-口传播，误食被滋养体污染的饮水和食物均可感染。常用治疗药物为甲硝唑和中药雷丸。

（丁　丽）

项目二　肝脏与胆管寄生虫

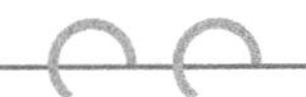

学习目标

1. 掌握华支睾吸虫、细粒棘球绦虫的虫卵形态，感染阶段，感染途径与方式，实验诊断方法。

2. 熟悉华支睾吸虫、细粒棘球绦虫生活史过程，造成流行的因素。

3. 了解华支睾吸虫、细粒棘球绦虫致病机制与所致疾病，流行分布与防治原则。

一、华支睾吸虫

华支睾吸虫(*Clonorchis sinensis*(Cobboid，1875) Looss 1907)又称中华分支睾吸虫或肝吸虫(liver fluke)。成虫寄生于人和多种哺乳动物的肝胆管内，引起华支睾吸虫病(Clonorchiasis sinensis)，又称肝吸虫病或亚洲肝吸虫病。本虫于1874年首次在印度加尔各答一华侨的肝管内发现，1908年才证实在我国存在该病。1975年在我国湖北江陵县西汉古尸粪便中发现本虫虫卵，继之又在该县战国楚墓古尸中发现该虫虫卵，从而证明华支睾吸虫病在我国有2300年以上历史。

【形态】

1. 成虫　华支睾吸虫成虫具有典型吸虫成虫形态结构。体形狭长，半透明，柔软，背腹扁平，前端稍窄，后端钝圆，状似葵花籽，体表无棘，雌雄同体，活时略显淡红色，死后或固定后为灰白色。虫体大小一般为(10～25)mm×(3～5)mm。口吸盘略大于腹吸盘，口吸盘位于体前端，腹吸盘位于虫体腹面前1/5处。消化道简单，口位于口吸盘的中央，咽呈球形，食管短，其后为肠支。肠支分为两支，沿虫体两侧直达后端，不汇合，末端为盲肠。排泄囊为长袋状略带弯曲，前端到达受精囊处，并向两侧发出左右两只集合管，排泄孔开口于虫体末端。雄性生殖器官有睾丸1对，前后排列于虫体后部1/3处，呈分支状。两睾丸各发出1条输出管，向前约在虫体中部汇合成输精管，连通储精囊，经射精管进入位于腹吸盘前缘的生殖腔，缺阴茎袋、阴茎和前列腺。雌性生殖器官有卵巢1个，边缘分叶状，位于睾丸之前。输卵管发自卵巢，其远端为卵模。卵模周围为梅氏腺。卵模之前为子宫，盘绕向前开口于生殖腔。受精囊在睾丸与卵巢之间，呈椭圆形，与输卵管相通。劳氏管位于受精囊旁边，与输卵管相通，为短管，开口于虫体背面。卵黄腺呈滤泡状，分布于虫体的两侧，在腹吸盘水平处向下延至受精囊的水平线，两条卵黄腺管汇合后，与输卵管相通(图2-1)。

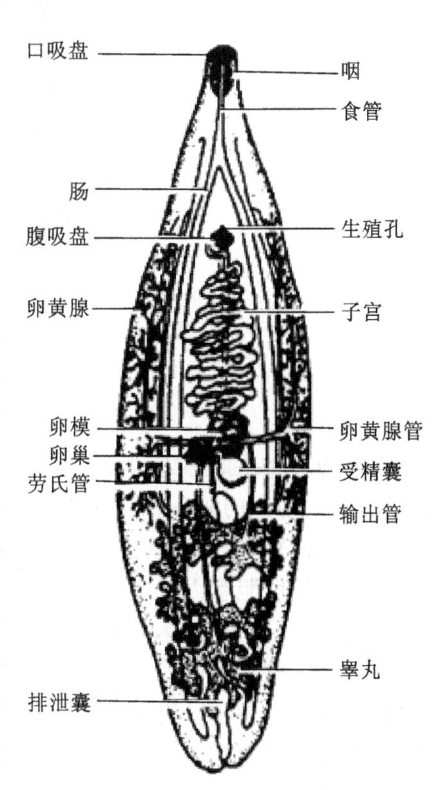

图2-1　华支睾吸虫成虫

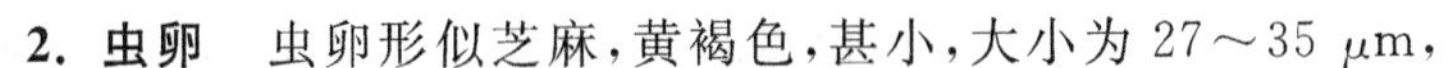

2. 虫卵　虫卵形似芝麻，黄褐色，甚小，大小为27～35 μm，一端较窄且有盖，卵盖周围的卵壳增厚形成肩峰，另一端钝圆，有一结节状的小突起，称小疣(小瘤)。从粪便中排出时，卵内已含有毛蚴(图2-2)。

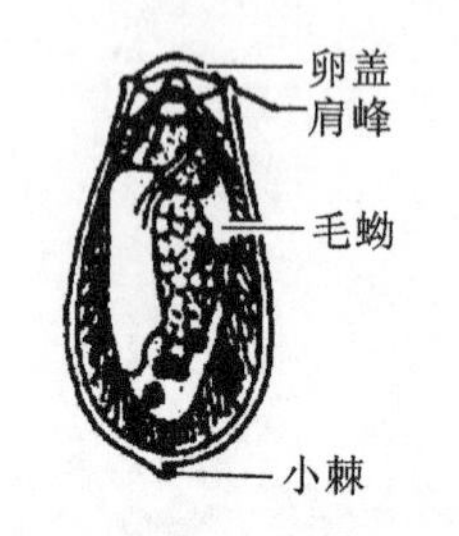

图 2-2 华支睾吸虫虫卵

3. 囊蚴 呈椭圆形，大小为 0.138 mm×0.15 mm，囊壁分两层。囊内幼虫运动活跃，可见口、腹吸盘，排泄囊内含黑色颗粒。

【生活史】

华支睾吸虫生活史为典型的复殖吸虫生活史，包括成虫、虫卵、毛蚴、胞蚴、雷蚴、尾蚴、囊蚴、后尾蚴及童虫等阶段。终宿主为人及肉食哺乳动物(狗、猫等)。第一中间宿主为淡水螺，如沼螺、豆螺等。第二中间宿主为淡水鱼和虾。成虫寄生于人和肉食哺乳动物(狗、猫等)的胆道系统，主要寄生在大的胆管、胆总管或胆囊内，也偶见于胰腺管内。成虫产的虫卵随胆汁进入消化道随粪便排出。虫卵进入水中被第一中间宿主淡水螺吞食，在螺类消化道内孵出毛蚴，并经历胞蚴、雷蚴、尾蚴三个阶段的发育和增殖。成熟的尾蚴从螺体内逸出，在水中遇到适宜的第二中间宿主淡水鱼、虾类，侵入其肌肉等组织，经过 20～35 天，发育成为囊蚴，囊蚴主要分布于淡水鱼的肌肉和皮下组织。囊蚴在鱼体内可存活 3 个月到 1 年(图 2-3)。

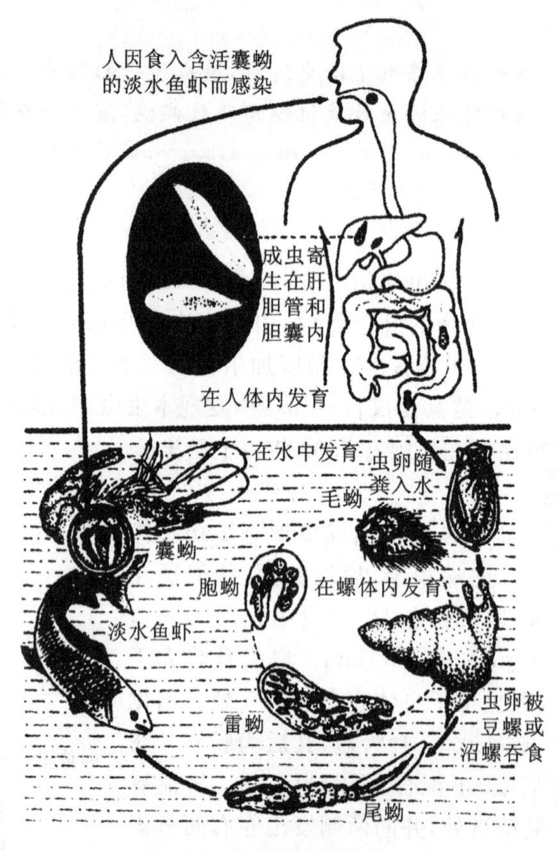

图 2-3 华支睾吸虫生活史

囊蚴为肝吸虫的感染阶段，当活的囊蚴被终宿主(人、猫、狗等)吞食后，在宿主消化液的作用下，囊壁被软化，囊内幼虫的酶系统被激活，幼虫活动加剧，在十二指肠内破囊而出，称后尾蚴。一般认为后尾蚴循胆汁逆流而行，少部分幼虫在几个小时内即可到达肝内胆管。但也有动物实验表明，幼虫可经血管或穿过肠壁到达肝胆管内。即使将囊蚴注入动物腹腔，幼虫同样可破囊而出并移行到达肝胆管内。因此认为幼虫能从不同途径到达肝胆管内是由于其本身所具有的向组织性决定的。

囊蚴进入终宿主体内至发育为成虫并在粪中检到虫卵所需时间随宿主种类而异，在人体约需 1 个月，狗、猫需 20～30 天，鼠平均 21 天。华支睾吸虫每日产卵量为 1600～4000 个，平均为 2400 个。人体感染后成虫数量差别较大，曾有多达 21000 条成虫的报道。成虫寿命一般为 20～30 年。

【致病】

1. 致病机制 华支睾吸虫病的病变部位主要发生于肝脏的次级胆管。成虫在肝胆管内可破坏胆管上皮细胞及黏膜下血管，同时虫体的分泌物、代谢产物和机械刺激等因素诱发胆管内膜及胆管周围组织发生超敏反应和炎症反应。由于肝管壁增厚，管腔相对狭窄和虫体堵塞胆管，可出现胆管炎、胆囊炎或阻塞性黄疸，有时还可引起细菌性肝脓肿。

华支睾吸虫感染初期肝脏内小胆管扩张，胆管周围嗜酸性粒细胞浸润，纤维组织增生，纤维组织逐渐向肝小叶内延伸，形成假小叶，终导致肝硬化。华支睾吸虫感染也可诱发原发性肝癌尤其是胆管癌，发病机制目前尚未完全阐明。此外，感染引起的营养或代谢紊乱、脑垂体功能受损，是极少数儿童感染者患侏儒症的主要原因。

2. 临床表现 华支睾吸虫的致病力不强，是否出现症状与寄生的虫数及机体的反应有关，潜伏期1～2个月。急性华支睾吸虫病起病较急，症状明显。首发症状是上腹疼痛和腹泻，3～4日后出现发热，继而出现肝肿大、肝区痛、黄疸，并伴有荨麻疹和外周嗜酸性粒细胞增多。

慢性华支睾吸虫病一般起病隐匿，症状复杂。轻者仅有胃肠不适等上消化道症状。中度感染者有消化不良、腹泻、肝肿大。重者可致肝硬化，少数可有脾肿大、腹水。儿童患者可引起发育障碍。常见的并发症有胆囊炎、胆结石、阻塞性黄疸和原发性肝癌等。

【实验诊断】

1. 病原学检查 粪便中找到华支睾吸虫虫卵是确诊的主要依据，常用的检查方法有集卵法(如水洗离心沉淀法、乙醚沉淀法等)和十二指肠引流胆汁进行离心沉淀检查。

2. 免疫学诊断 目前常用方法有酶联免疫吸附试验(ELISA)、斑点免疫金银染色法(Dot-IGSS)、间接血凝试验(IHA)、间接荧光抗体试验(IFA)、皮内试验(IDT)等。其中ELISA法检测具有简便、快速、敏感性高、特异性强等优点，是目前较为理想的免疫检测方法。

3. 影像诊断 B超、CT、逆行胰胆管造影(ERCP)和核磁共振胰胆管成像(MRCP)等方法也具有一定的诊断价值。

【流行】

1. 分布 华支睾吸虫主要分布在亚洲，如中国、日本、朝鲜半岛、越南北部和东南亚国家。在我国除青海、宁夏、内蒙古、西藏未见报道外，其余地区均有不同程度流行。据2001—2004年全国人体重要寄生虫病调查报道，华支睾吸虫的感染率为0.58%，流行区感染率为2.4%，推算流行区感染人数为1249万。感染率最高的是广东，其次是广西和黑龙江。

2. 流行因素

(1) 传染源：能排出华支睾吸虫卵的患者、带虫者和保虫宿主均可作为传染源。主要保虫宿主为猫、狗和猪。鼠类、貂、狐狸、野猫、獾、水獭也是保虫宿主。华支睾吸虫有着广泛的保虫宿主，其感染率与感染度多比人体高，这对人群感染具有潜在的威胁性。

(2) 传播途径：华支睾吸虫病的传播主要是粪便中虫卵入水，而水中存在的第一、第二中间宿主以及当地人群有生吃或半生吃淡水鱼虾的习惯，便造成了该病的传播。华支睾吸虫对中间宿主的选择性不强。第一中间宿主为淡水螺，主要有纹沼螺(*Parafossarulus striatulus*)、赤豆螺(*Bithynia fuchsianus*)、中华沼螺(*Parafossarulus sinensis*)、长角涵螺(*Alocinma longicornis*)。第二中间宿主为淡水鱼、虾，其中主要是鲤科鱼类，如常见的青鱼(*Mylopharyngodon piceus*)、草鱼(*Ctenopharyngodon idellus*)、鲫鱼(*Carassius auratus*)；还有一些野生小型鱼类，如麦穗鱼(*Pseudorasbora parva*)；除淡水鱼外，淡水虾如细足米虾(*Caridina nilotica gracilipes*)、巨掌沼虾(*Macrobrachium superbum*)等也可有囊蚴寄生。

(3) 易感人群：华支睾吸虫的感染无性别、年龄和种族之分，人群普遍易感。流行的关键因素在于是否有生吃或半生吃淡水鱼虾的习惯。实验证明，在厚度约1 mm的鱼肉片内含有的囊蚴，在90 ℃的热水中，1 s即死亡；75 ℃时3 s内死亡；70 ℃和60 ℃是分别在6 s及15 s内全部死亡；囊蚴在醋(含醋酸浓度3.36%)中可存活2 h、在酱油中可存活5 h；在烧、烤或蒸全鱼时可因温度不够、时间不足等原因，未能杀死全部囊蚴。主要感染方式以食生鱼为多见。此外，抓鱼后不洗手或用嘴叼鱼，使用未经处理的切过生鱼的刀及砧板切熟食，用盛过生鱼的器皿盛熟食等也有导致感染的可能。

【防治】

(1) 控制传染源：治疗患者。治疗药物目前应用最多的是吡喹酮(praziquantel)与阿苯达唑(albendazole)。吡喹酮为首选药，用法为每次25 mg/kg，每日3次连服2天(总剂量为150 mg/kg)。重度感染者，可将吡喹酮与阿苯达唑各减半联合应用。

(2) 切断传染途径：加强粪便管理，不让未经无害化处理的粪便下鱼塘。

(3) 保护易感人群：华支睾吸虫病是经口传染，防止食入活囊蚴是防治本病的关键。做好宣传教育，自觉不吃生的鱼肉或虾，改进烹调方法和饮食习惯，注意生、熟食的厨具要分开使用。

二、细粒棘球绦虫

细粒棘球绦虫(*Echinococcus granulosus*(Batsch，1786)Rudolphi，1805)又称包生绦虫。成虫寄生于犬科食肉动物小肠内，幼虫即棘球蚴(echinococcus)，简称包虫，寄生于人和多种食草动物(牛、羊等)的内脏组织中，引起棘球蚴病(echinococcosis)或称包虫病(hydatidosis)。棘球蚴病是一种严重的人兽共患病。

【形态】

1. 成虫 绦虫中最小的虫种之一，虫体长 2～7 mm。除头节和颈部外，整个虫体只有幼节、成节及孕节各一节，偶或多一节，全部节片均长大于宽。头节呈梨形，具有顶突和 4 个吸盘。顶突富含肌肉组织，伸缩性强，其上有两圈小钩，共 28～48 个，大小相间呈放射状排列。颈节内含有生发细胞，再生能力强。成节的结构与带绦虫相似，生殖孔位于节片一侧的中部偏后。睾丸 45～65 个，分布于生殖孔的前后方。卵巢一个，分左右两叶，位于节片中纵轴的腹面，在睾丸之后。孕节最长，约占虫体的 1/2，几乎被充满虫卵的子宫占据，子宫有不规则的分支和侧囊，含虫卵 200～800 个。

2. 虫卵 光镜下与猪、牛带绦虫虫卵难以区分。

3. 幼虫 幼虫即棘球蚴(图 2-4)，为球形囊状体，随寄生时间长短、寄生部位和宿主不同，直径可有数十毫米至数十厘米不等。棘球蚴为单房性囊，由囊壁和囊内含物组成。囊壁分两层，外层为角皮层，1～4 mm 厚，乳白色，半透明，似粉皮状，较脆易破，无细胞结构。内层为生发层，又称胚层，厚 22～25 mm，含有许多细胞核及少量的肌纤维。囊内含物由生发囊、原头蚴、子囊、孙囊和囊液组成。生发层向囊内生出头节，这种头节比成虫的头节小，缺顶突腺，称原头蚴(图 2-5)。生发层向囊内芽生成群的细胞，这些细胞空腔化后，形成生发囊。生发囊内外可生出数量不等的原头蚴。生发囊若向外分泌角皮层，其结构与母囊相似，称为子囊。子囊除由生发囊发育而成外，还可由母囊的生发层直接长出，也可由原头蚴进一步发育而成。其内长出与子囊结构相似的囊称孙囊。从囊壁脱落的原头蚴、生发囊和小的子囊悬浮在囊液中，统称为棘球蚴砂。囊腔内充满囊液，囊液无色透明或略黄，内含多种蛋白、肌醇、卵磷脂、尿素及少量糖、无机盐和酶，对人体有抗原性。

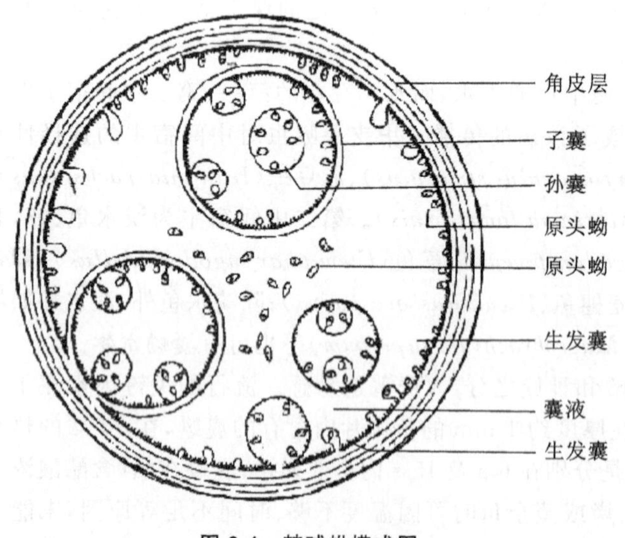

图 2-4 棘球蚴模式图

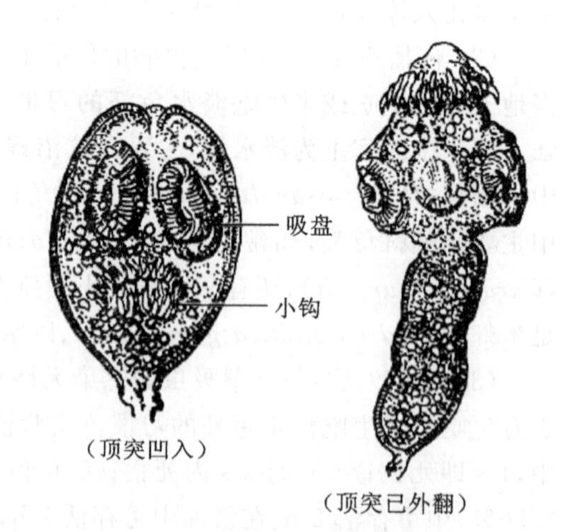

图 2-5 细粒棘球绦虫原头蚴

【生活史】

细粒棘球绦虫的终宿主是犬、狼和豹等犬科食肉动物；中间宿主是羊、牛、骆驼、猪、鹿和马等多种食草类动物和人(图 2-6)。

成虫寄生于终宿主小肠上段，凭借顶突上的小钩和吸盘固着在肠绒毛和隐窝内，孕节或虫卵经宿主粪便排出体外，可能污染水源、牧草及畜舍、蔬菜、土壤等外界环境，若被人或牛、羊等中间宿主吞食后，在

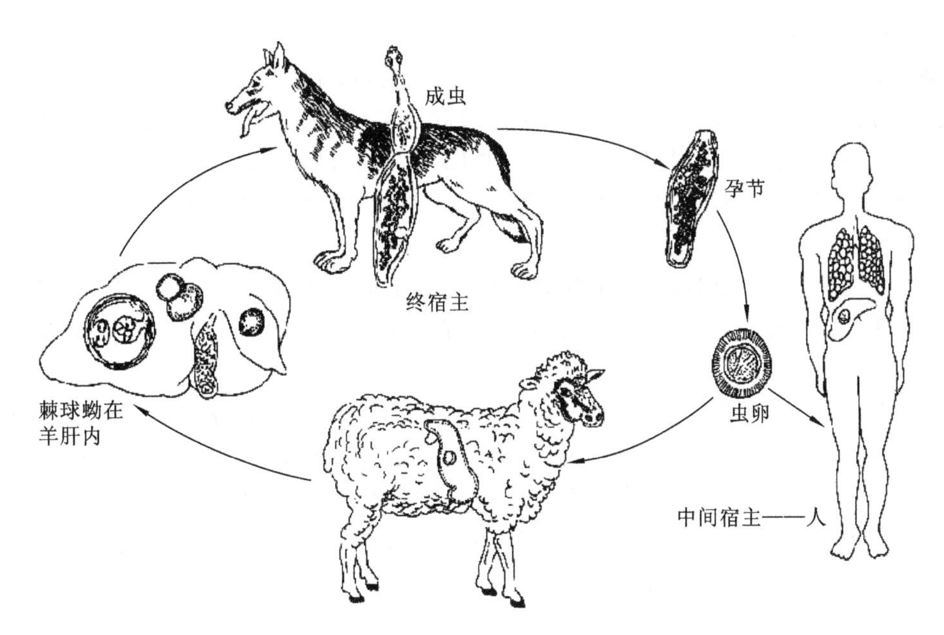

图 2-6 细粒棘球绦虫生活史

小肠内经消化液作用，孵出六钩蚴。六钩蚴钻入中间宿主肠壁，经血液循环至肝、肺等各组织器官，引起急性炎症反应，在组织内生长时，由于局部组织反应，逐渐形成一个纤维性外囊，在内缓慢发育成棘球蚴。一般感染半年后囊的直径达 0.5～1.0 cm，以后每年增长 1～5 cm，最大可达 30～40 cm。棘球蚴在人体可存活 40 年，甚至更久。当含有棘球蚴的动物内脏被终宿主吞食后，囊内无数原头蚴散出，在终宿主小肠内翻出头节吸附于肠壁上，经过 8 周左右发育为成千至上万条成虫。

【致病】

棘球蚴病，亦称包虫病，对人体的危害以机械损害为主。儿童和青壮年是高发人群，40 岁以下者约占 80%，其严重程度取决于棘球蚴的数量、寄生时间、寄生部位和体积大小。棘球蚴在人体可寄生于任何部位，最多见的寄生部位为肝且多在右叶，其次为肺。腹腔、脑、脾、肾、骨、肌肉、胆囊、子宫、心脏、皮肤等均可见寄生。棘球蚴在人体一般为单个寄生，但多个寄生也不少见。棘球蚴生长缓慢，潜伏期 1～30 年，往往在感染后 5～20 年才出现症状。早期多无症状，随着棘球蚴长大，逐渐压迫周围组织、器官，引起组织细胞萎缩、坏死，临床表现极其复杂，常见症状有如下几方面。

1. 局部压迫和刺激症状 因棘球蚴挤压器官及邻近器官，局部可有轻微疼痛和坠胀感。如寄生在肝脏可有肝区疼痛、消化不良、肝肿大、上腹饱满等症状；位置浅表者可触到有弹性的包块，叩诊时有液性震颤。寄生于肺部，可出现呼吸急促、胸痛、咳嗽、咯血等呼吸道症状。寄生于脑部可出现颅内压增高症状，表现为头痛、恶心、呕吐、视神经乳头水肿、癫痫甚至偏瘫等。骨棘球蚴常见于盆骨、椎体中心和长骨干骺端等血管丰富的不规则骨，破坏骨质，使之疏松，易致骨折或骨碎裂。另外其他部位也有寄生，但较少见，其症状似良性肿瘤。

2. 毒性和过敏反应 棘球蚴囊液渗出或溢出可引起毒性或过敏反应，常见有食欲缺乏、体重减轻、消瘦、发育障碍、恶病质、荨麻疹、血管神经性水肿等。若棘球蚴囊液多量渗出或囊壁破裂，可导致严重的过敏反应，如进入血液循环可引起过敏性休克，甚至死亡。

3. 继发性感染 肝棘球蚴可因外伤或自发性破裂入腹腔，引起急性弥漫性腹膜炎，同时破裂棘球蚴的原头蚴、子囊等进入体腔等处可引起继发性棘球蚴病，如肝棘球蚴破入胆道可引起急性炎症，出现胆绞痛、寒战、高热、黄疸等。肺棘球蚴如破裂至支气管，患者出现剧烈咳嗽，可咳出小的子囊、发生囊及形似粉皮样的囊壁碎片。

【实验诊断】

1. 病原学检查 对疑似棘球蚴病患者，应详细询问病史，是否来自或去过牧区，有无与羊、犬等动物或动物皮毛接触史等。对患者进行手术取出疑似棘球蚴、痰、尿液、腹水、胸水等标本直接镜检，如见到棘球蚴砂或棘球蚴碎片即可确诊。由于棘球蚴囊壁较脆易破，一般禁止以穿刺作为诊断措施，以免引起继发性棘球蚴病及过敏性休克。

2. 免疫学诊断 包虫皮内试验(casoni test)方法简便易行,阳性率可达78%~80%,但易出现假阳性,作筛选用,也可作为临床诊断的参考。酶联免疫吸附试验(ELISA)、间接血凝试验(IHA)、免疫印迹技术(western blot,WB)敏感性高,特异性较强,其中ELISA最常用。

3. 影像检查 X线、B超、CT、MRI及同位素扫描等对棘球蚴病的诊断和定位也有帮助。但确诊应以病原学检查结果为依据。

因棘球蚴生长缓慢,在较长时间内无症状和体征,即使有临床表现,也较复杂,多无特异性,早期较难确诊。对疑似棘球蚴病的患者,要根据流行病学史、临床表现、影像学特征和实验室检查结果综合诊断。

【流行】

棘球蚴病是重要的人兽共患寄生虫病,其危害人体健康,也影响畜牧业发展。细粒棘球绦虫和棘球蚴病呈世界性分布,流行区多为畜牧业发达的国家或地区。在我国以新疆、青海、甘肃、宁夏、西藏、内蒙古、陕西、河北、山西和四川北部等地较为严重。细粒棘球绦虫主要在犬及牛、羊等之间传播,因为人与这些动物或受污染的环境密切接触而误食虫卵造成感染。流行的主要因素有虫卵污染环境、人与家畜和环境的密切接触、病畜尸体未正确处理等。

【防治】

在流行区采取预防为主的综合性防治措施。加强卫生宣传教育,普及棘球蚴病防治知识,养成良好的个人卫生和饮食卫生习惯。加强卫生法规建设和卫生检疫工作,严格处理病畜及其内脏,严禁乱抛或喂犬。定期为牧犬驱虫,控制传染源。吡喹酮对细粒棘球绦虫成虫具有良好的驱虫作用,治疗该病首选外科手术摘虫,术中应注意避免囊液外溢,取尽虫囊以防复发。难以手术或早期较小的棘球蚴可试用阿苯达唑、吡喹酮或甲苯达唑等药物治疗。联合用药疗效最好。

(董春辉 钟宇飞)

项目三　脉管系统寄生虫

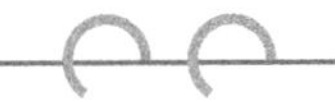
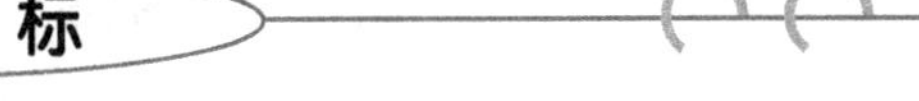

学 习 目 标

1. 掌握脉管系统寄生虫主要虫种的形态和实验室检查操作方法。
2. 熟悉脉管系统寄生虫主要虫种的生活史，感染阶段，感染途径及流行的因素。
3. 了解脉管系统寄生虫的致病机制及所致疾病，流行分布与防治原则。

脉管系统是体内的封闭式循环管道系统，包括心血管系统和淋巴系统。能在该系统内寄生的寄生虫有丝虫、日本血吸虫、疟原虫和利什曼原虫等。

一、丝虫

丝虫(filaria)是由吸血节肢动物传播的一类寄生线虫，目前已知寄生于人体的丝虫共有 8 种，在我国寄生于人体淋巴系统的寄生虫有班氏丝虫和马来丝虫。

我国曾是全球淋巴丝虫病流行最为严重的国家之一，从 20 世纪 50 年代开始，经过半个世纪的积极防治，我国现已成功阻断了丝虫病的传播，但疫情监测任务仍很艰巨。

【形态】 班氏丝虫与马来丝虫的形态结构基本相似。

1. 成虫　细长丝线状，乳白色，表面光滑，头后至尾部体表具环状横纹，成虫头端呈球形或椭圆形，略膨大，头顶正中为口孔。雄虫显著小于雌虫，尾部向腹面呈螺旋状卷曲 2～6 圈，而雌虫尾部钝圆，略向腹面弯曲。班氏丝虫较马来丝虫大，雄虫大小(28.2～42) mm×(0.1～0.15) mm；雌虫(58.5～105) mm×(0.2～0.3) mm；马来丝虫雄虫大小(13.5～28.1) mm×(0.07～0.11) mm；雌虫(40～69.1) mm×(0.12～0.22) mm。两种丝虫雄虫的生殖器官为单管型，睾丸位于虫体前部，两根大小及形状各异的交合刺从虫体尾端的泄殖孔中向外伸出。雌虫的生殖器官为双管型，阴门在靠近头端稍后的腹面。卵巢位于虫体后部，子宫管状粗大，几乎占满整个虫体体腔。子宫内的卵细胞逐步发育，在近阴门处，其外的卵壳随着卵内幼虫的发育形成包裹于虫体的鞘膜，此期的幼虫又被称为微丝蚴(microfilaria)。

2. 微丝蚴　虫体细长，头端钝圆，尾端尖细。经染色后可见虫体外包有鞘膜，并且在虫体内见有许多圆形或椭圆形的体核。头端无体核区称为头间隙，在虫体前端 1/5 处有一环形无核区称为神经环，其后为排泄孔，排泄孔后有一个排泄细胞，近尾端腹侧有一肛孔，尾部有无尾核视虫种而异，具有鉴别虫种意义。班氏微丝蚴和马来微丝蚴的主要形态区别见表 3-1 和图 3-1。

表 3-1　班氏微丝蚴和马来微丝蚴形态鉴别

	班氏微丝蚴	马来微丝蚴
大小/μm	(244～296)×(5.3～7.0)	(177～230)×(5～6)
体态	柔和，弯曲较自然	硬直，大弯上有小弯
头间隙(长∶宽)	较短(1∶1 或 1∶2)	较长(2∶1)
体核	圆形或椭圆形，各核分开，排列整齐，清晰可数	椭圆形，大小不等，排列紧密，常互相重叠，不易分清
尾核	无尾核	有 2 个，前后排列，尾核处角皮略膨大

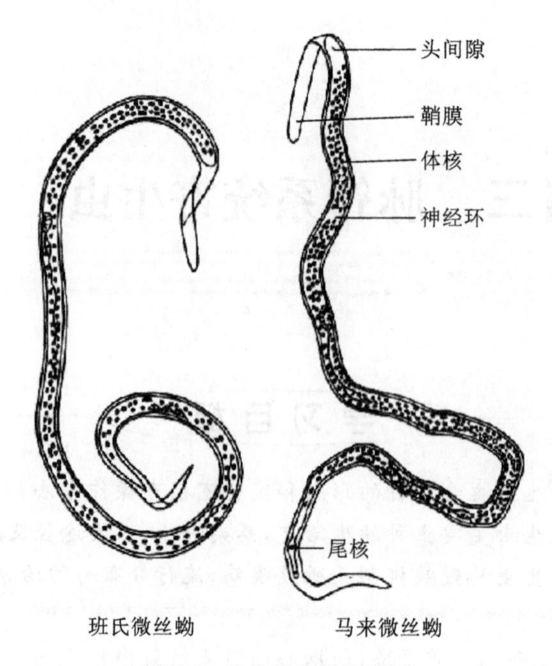

图 3-1 丝虫微丝蚴示意图

【生活史】

两种丝虫的生活史基本相似，包括幼虫在中间宿主蚊体内的发育和成虫在终宿主人体内的发育阶段(图 3-2)。

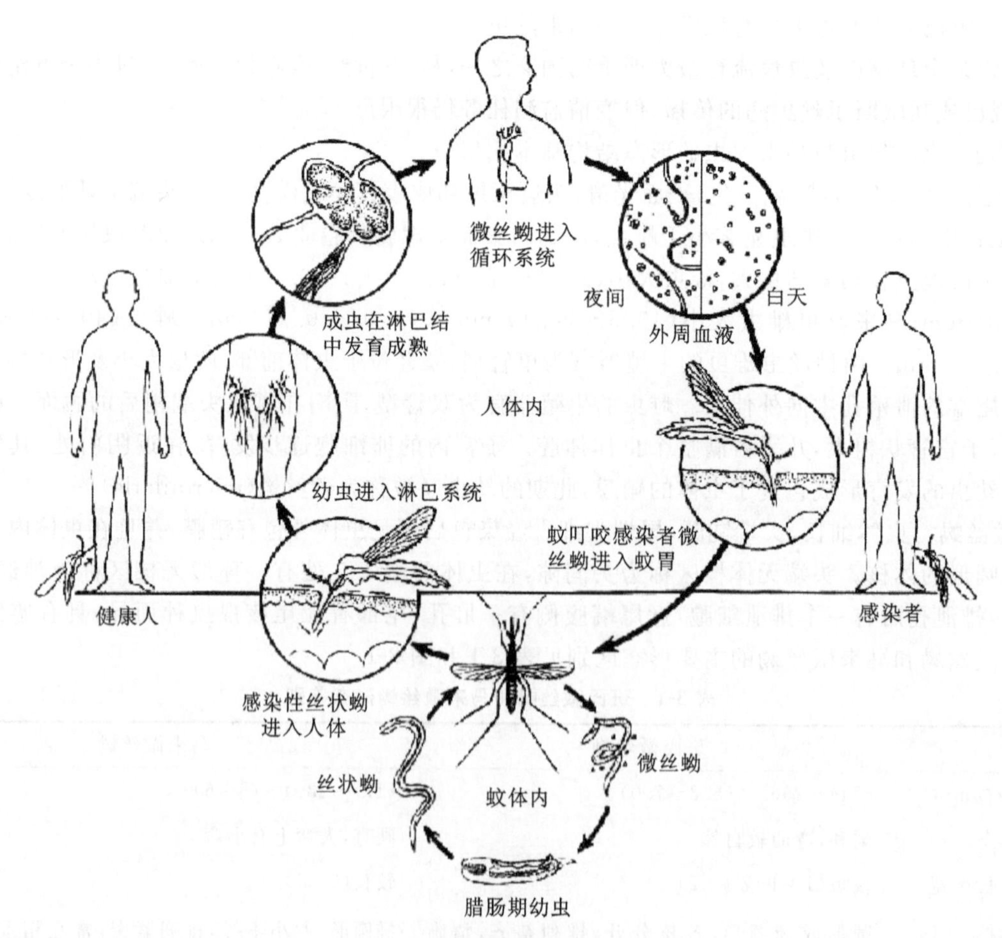

图 3-2 丝虫生活史

1. 在蚊体内的发育 当雌蚊叮咬丝虫患者或丝虫感染者时，外周血液内的微丝蚴被吸入蚊胃，经1～

7 h，脱去鞘膜，穿过胃壁经血腔侵入胸肌，在胸肌发育中经 2 次蜕皮，由腊肠期、感染前期幼虫后，发育至感染期幼虫，亦称丝状蚴。丝状蚴是丝虫的感染期，随后离开胸肌经蚊血腔，移至蚊下唇，当蚊再次叮吸人血时，丝状蚴自下唇逸出，经蚊所刺破的皮肤伤口或毛孔侵入人体。有人认为微丝蚴在血液中的密度需达到 15 条/20 mm^3 以上时，蚊才能受感染，高于 100 条/20 mm^3 时，蚊又易死亡。

微丝蚴在蚊体内发育所需的时间与温度、湿度和营养有关，在气温 25～30 ℃、相对湿度 75%～90% 的条件下，班氏微丝蚴在易感蚊体内发育至感染期幼虫需 10～14 天，而马来微丝蚴则需 6～6.5 天，温度高于 35 ℃或低于 10 ℃，都不利于幼虫的发育。

2. 在人体内发育　丝状蚴经蚊刺破的皮肤伤口侵入人体的具体移行途径，至今尚不清楚。一般认为丝状蚴能迅速移居于附近的淋巴管与淋巴结内，经 2 次蜕皮发育为成虫。雌雄交配后，雌虫产出微丝蚴，大多数微丝蚴随淋巴液经导管进入血液循环，少数虫体可停留于淋巴系统或漫游到周围组织内。自丝状蚴侵入人体到发育产出微丝蚴需 3 个月到 1 年时间。

两种丝虫成虫寄生于人体淋巴系统的部位不同，马来丝虫多寄生于上、下肢浅部淋巴系统，以下肢多见；班氏丝虫除寄生于浅部淋巴系统外，更多寄生于深部淋巴系统中，常见于下肢、阴囊、精索、腹股沟、腹腔、肾盂等处。

迄今为止，在自然界未发现有班氏丝虫的保虫宿主，人是其唯一终宿主。马来丝虫除寄生人体外，实验感染的周期性马来丝虫还可以感染恒河猴、长爪沙鼠等动物。

微丝蚴在外周血液中有明显的夜现周期性，一般于夜晚 8 时以后在外周血液中出现，9 至 10 时虫数增多，但两种微丝蚴出现虫数最多的时间不同，班氏微丝蚴为晚上 10 时至次晨 2 时，而马来微丝蚴则在晚上 8 时至次晨 4 时。遵循微丝蚴这一“昼伏夜出”的规律性，在病原学诊断时进行标本采集，能够显著提高检出率。

关于微丝蚴夜现周期性的机制，目前研究尚不清楚，一般认为与蚊媒吸血习性、宿主动脉血氧含量、体温等因素有关。微丝蚴在人体的寿命为 2～3 个月，也有活到 2 年以上者，在体外 4 ℃下可活 6 周。微丝蚴在人体内不能发育为成虫，成虫寿命一般为 4～10 年，个别可达 40 年。

【致病】

人体感染丝虫后，有的可以无症状，称带虫者，而出现症状与体征者称为患者。丝虫病的严重性主要为慢性阻塞性病变过程，潜伏期多为 4～5 个月，也有的 1 年甚至更长。

对于有临床症状与体征的患者，其发病过程通常分为急性期超敏和炎症反应与慢性期阻塞性病变两种类型。

1. 急性期超敏和炎症反应　丝虫成虫和幼虫的分泌物、排泄物、死亡虫体裂解产物等可作为致病因子刺激机体产生局部和全身淋巴系统（淋巴管及淋巴结）急性期超敏反应和炎症反应。早期在淋巴管可出现内皮细胞肿胀、增生，随之管壁及周围组织发生炎症细胞浸润，导致管壁增厚，淋巴管瓣膜的功能受损，管腔阻塞。浸润的细胞中有大量的嗜酸性粒细胞，但病变的淋巴管或淋巴结中不一定有成虫或微丝蚴，提示急性炎症与超敏反应有关。急性炎症反应可发生于丝状蚴侵入人体几周后，在患者血液中尚未发现微丝蚴时即可出现。

（1）淋巴管炎和淋巴结炎：班氏丝虫和马来丝虫病急性期的临床表现之一。病变好发于四肢，尤以下肢为常见，发作开始时患者周身不适、发热，体温在 38～39 ℃，受累的淋巴结肿大疼痛，淋巴管也有肿胀和疼痛，表现为自近端向远端呈离心性发展的红线（俗称流火），继而患肢皮肤呈弥漫性红肿、发亮，有烧灼感和压痛，导致丹毒样皮炎。

（2）精索炎、附睾炎和睾丸炎：主要见于班氏丝虫病急性期病变，由于成虫寄生于精索、附睾和睾丸附近的淋巴管内而导致炎症所致，常反复发作。病变部位疼痛、肿大，精索上可触及一个或多个结节，且有明显压痛。

（3）丝虫热：呈周期性发作，患者常有畏寒、发热、头痛、关节酸痛等全身症状，有时伴有腹痛，但局部体征多不明显，丝虫热可能为深部淋巴管炎和淋巴结炎的表现。

2. 慢性期阻塞性病变　在丝虫病慢性期，由于急性期宿主产生的抗炎症反应，死亡丝虫、持续产生的微丝蚴和成虫代谢产物等都使机体发生免疫耐受，结果促使机会致病性细菌感染的增加。这种机会致病性细菌的感染无疑使在急性期已受到损伤的淋巴结和淋巴管功能病变进一步加重，形成功能障碍性病变，导致淋巴水肿和象皮肿的形成。

(1) 象皮肿(elephantiasis)：淋巴系统阻塞是引起丝虫病慢性体征的重要原因之一，由于急性期病情反复发作，导致淋巴管炎症、扩张及阻塞，影响淋巴液回流，受阻的淋巴液透过淋巴管流入周围组织并积聚于皮下，引起局部反应。因淋巴液含蛋白量较高，刺激纤维组织增生，使局部皮肤增厚、明显变粗变硬形似象皮，即为象皮肿。象皮肿多发生于下肢和阴囊，在上肢、阴茎、股部、阴唇及乳房等处亦可发生。上下肢象皮肿可见于两种丝虫病，而生殖系统象皮肿仅见于班氏丝虫病，在象皮肿患者血液中一般不易查到微丝蚴。

(2) 睾丸鞘膜积液(hydrocele testis)：多由班氏丝虫所致，病变阻塞精索、睾丸淋巴管，致使淋巴液流入鞘膜腔内，形成睾丸鞘膜积液，在穿刺积液中有时可查到微丝蚴。

(3) 乳糜尿(chyluria)：由于主动脉前淋巴结或肠干淋巴结受阻，从小肠吸收的乳糜液经腰淋巴干反流到泌尿系统，导致肾淋巴丛曲张破裂，乳糜随尿排出，形成乳糜尿。本病变多见于班氏丝虫患者，临床表现为尿液呈乳白色，似牛奶或米汤样，内含大量蛋白和脂肪，易凝结成絮状物呈现于尿中。当肾淋巴管伴行肾毛细血管破裂，尿液则呈粉红色、鲜红或暗红色。

(4) 隐性丝虫病：又称热带肺嗜酸性粒细胞增多症，占丝虫患者总数的1%左右，典型表现为夜间咳嗽、哮喘，持续嗜酸性粒细胞增多和IgE水平升高，胸部X线可见中下肺弥漫性粟粒样阴影，在外周血中检查不到微丝蚴，但在肺或淋巴结的活组织检查中可查到。其机制主要是宿主对微丝蚴抗原引起的Ⅰ型超敏反应。

【实验诊断】

在丝虫病流行区，对表现有淋巴管炎、淋巴结炎及反复性发热的患者，临床上应考虑感染本病的可能，而对于出现有象皮肿、鞘膜积液或乳糜尿等体征的患者，一般可作出初步诊断，但确诊取决于实验室检查。

1. 病原学检查 从患者的外周血、体液或活检物中查到微丝蚴或成虫，作为本病的确诊依据，常用的方法如下。

(1) 厚血膜法：检查微丝蚴的首选方法，取末梢血涂成厚血片，染色后镜检。

(2) 新鲜血滴法：取末梢血直接加盖玻片镜检，本方法简便快捷，可观察微丝蚴在血中卷曲摆动情况。

(3) 乙胺嗪白天诱出法：白天给患者口服乙胺嗪2～6 mg/kg体重，服药30～60 min后采血检查。此法可用于夜间取血不方便的门诊患者，但对低密度感染者易漏检。

此外，还可用离心沉淀物涂片法检测鞘膜积液、淋巴液、腹水、胸水和乳糜尿中的微丝蚴，亦可用直接查虫法和活组织切片法检查淋巴管、淋巴结和组织内的虫体。

2. 免疫学诊断 免疫学诊断可作为丝虫感染深部感染、轻度感染、无微丝蚴血症的隐性感染、慢性期、早期感染的辅助诊断，还可用于流行病学调查和防治效果评估。常用的间接血凝试验(IHA)、酶联免疫吸附试验(ELISA)和间接免疫荧光试验(IFA)等对抗体的阳性检出率可达90%以上。

3. 分子生物学技术 近年来，DNA探针技术已应用于丝虫病的诊断，有报道采用PCR技术能够检测1pg的丝虫DNA(即1条微丝蚴DNA总量的1%)。也有学者采用PCR-ELISA特异地检测出50 μL血液中马来微丝蚴的感染负荷量。

【流行】

1. 分布 班氏丝虫病遍布于热带、亚热带及温带的广大地区，包括亚洲、非洲、拉丁美洲及太平洋的某些岛屿上均有本病流行；马来丝虫病仅流行于亚洲。丝虫病曾是我国最为严重的五大寄生虫病之一，经过多年的积极治疗，除仍有部分晚期丝虫病患者外，目前我国所有的丝虫病流行区均已达到消灭丝虫病的标准。按WHO规划要求，到2020年将实现全球消灭淋巴丝虫病。

2. 流行环节及影响流行的因素 丝虫病的传染源是血中带有微丝蚴的无症状带虫者和患者，外周血中微丝蚴数量多，传播意义大。在我国，班氏丝虫病的传播媒介主要是淡色库蚊与致倦库蚊，其次是中华按蚊。马来丝虫病的传播媒介为中华按蚊和嗜人按蚊。男女老少均可感染。影响丝虫病流行的自然因素主要是气候，即温度、湿度和雨量。这些因素影响蚊虫的孳生、繁殖及微丝蚴在蚊体内的发育，我国传播季节多在5—10月，海南甚至终年可传播。丝虫感染与性别、年龄无关，受蚊虫叮刺机会多是重要因素。

【防治】

(1) 治疗患者，消灭传染源。在流行区开展普查，并推广全民食用乙胺嗪药盐。

(2) 防蚊灭蚊，搞好环境卫生，清除蚊虫滋生地，应用低毒高效不影响生态环境的杀虫剂，消灭传播媒介，同时应做好个人防蚊保护措施。

二、日本血吸虫

血吸虫亦称裂体吸虫(schistosome)，隶属于吸虫纲复殖目裂体科裂体属，是一类寄生于人体及哺乳动物静脉血管内的寄生虫，引起人畜血吸虫病(schistosomiasis)。寄生于人体的血吸虫有6种，其中日本血吸虫(*S. japonicum*)、曼氏血吸虫(*S. mansoni*)和埃及血吸虫(*S. haematobium*)3种流行范围最广，危害最大，我国仅有日本血吸虫病流行(图3-3)。

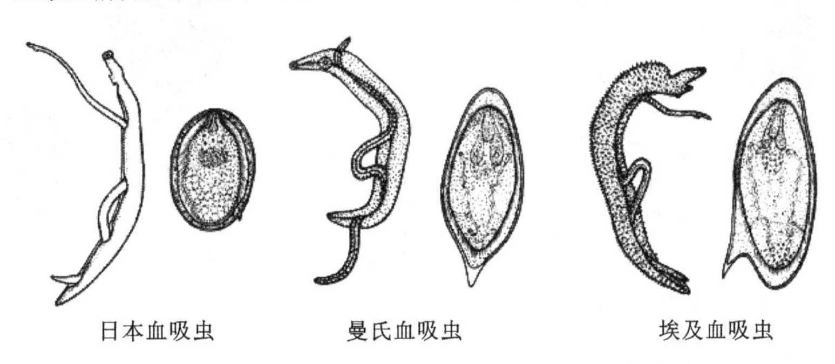

图3-3　人类3种主要血吸虫成虫和虫卵形态示意图

【形态】

1. 成虫　雌雄异体，虫体呈圆柱形，外观似线虫。雌虫常寄居于雄虫的抱雌沟内，呈雌雄合抱状态(图3-4)。雌雄虫前端都具有发达的口吸盘与腹吸盘，消化系统有口、咽、食管和肠管，肠管在腹吸盘之前分左右二支，在虫体的中后部汇合，终止于末端。成虫吸食血液，消化后的血色素沉积于肠管壁，使虫体尾端呈黑色。

雄虫较粗短，圆柱形，体表光滑，乳白色，虫体大小为(10～20) mm×(0.5～0.55) mm。腹吸盘后虫体背腹变扁，两侧向腹面卷曲，形成抱雌沟，7个睾丸呈串珠样排列于腹吸盘之后虫体的背面。

雌虫较雄虫细长，大小为(12～25) mm×(0.1～0.3) mm，圆柱形，前细后粗。卵巢一个，椭圆形，位于虫体中部肠支汇合之前，卵黄腺排列于末端肠管两侧。雌虫的发育成熟必须有雄虫的存在和合抱，雄虫通过体壁向雌虫提供信息素，使得雌虫生长代谢发生一系列的变化，以保证其性发育成熟。雌虫难以单独发育成熟，单性雌虫虽可发育成熟，但虫体较小并且生长期延长。

2. 虫卵　成熟虫卵淡黄色，椭圆形，大小平均约89 μm×67 μm，卵壳厚薄均匀，无卵盖，卵壳一侧有一逗点状小棘，是鉴别日本血吸虫卵的重要标志。卵壳表面常黏附有被破坏的宿主组织残留物，卵壳内侧有一薄层的卵黄膜，卵内含一个毛蚴。

3. 毛蚴　从虫卵孵化出的幼虫称为毛蚴(miracidium)，其外形呈梨形或长椭圆形，左右对称，除顶突外，周围被有纤毛，虫体大小为99 μm×35 μm。毛蚴前端有1个顶腺和2个侧腺。毛蚴的腺体分泌物是一些大小不等、圆形或卵圆形的油滴状物质，该分泌物含有多糖、蛋白质和酶类等物质，是构成可溶性虫卵抗原(soluble egg antigen，SEA)的主要成分。这些物质可从卵壳上的微孔渗出，作用于宿主组织而造成损伤，也是血吸虫病免疫诊断中环卵沉淀试验(COPT)的重要抗原。

4. 尾蚴　尾蚴(cercaria)是感染人体的阶段，长280～360 μm，由体部和尾部组成，尾部分尾干和尾叉两部分。尾蚴口孔位于体前端正腹面，腹吸盘位于虫体后部的1/3处，尾蚴体壁外被有一层糖萼(glycocalyx)，具有调节尾蚴体壁通透性的作用，以控制尾蚴适应淡水生活，尾蚴体前部具有头器，内有一单细胞头腺，头腺分泌物的功能可能与尾蚴穿过宿主皮肤过程中，用以修复受损伤的头器前端表膜有关，在尾蚴体的中部和后部有5对单细胞穿刺腺，其中2对前穿刺腺位于腹吸盘之前，而3对后穿刺腺位于腹

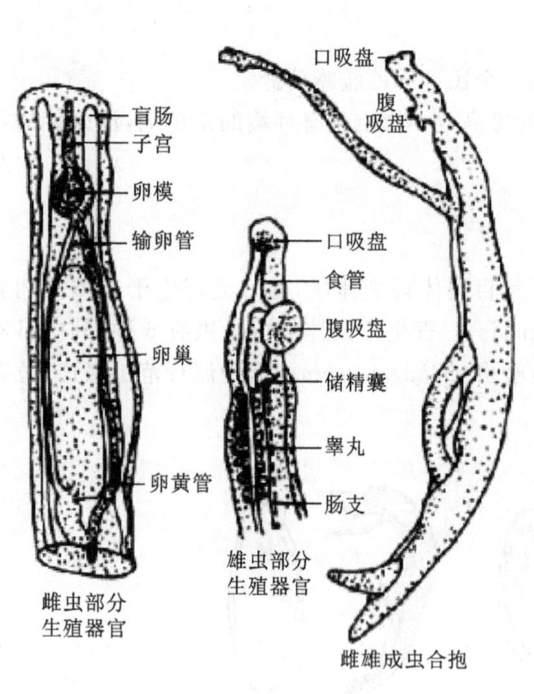

图 3-4　日本血吸虫成虫形态与结构

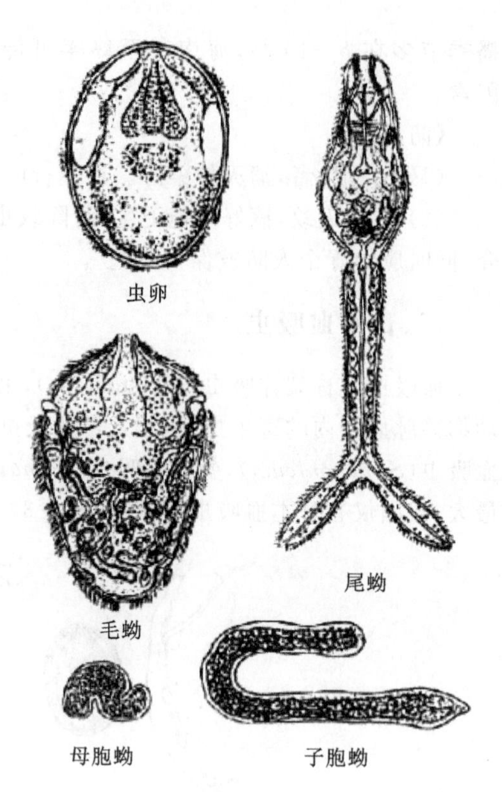

图 3-5　日本血吸虫虫卵及各期幼虫形态

吸盘之后，以两束导管开口于头器的顶端(图 3-5)。

5. 童虫　尾蚴蜕去尾部，钻入宿主皮肤后，进入末梢小血管及淋巴管移行，在发育至成虫之前这一阶段称之为童虫(schistosomulum)。

【生活史】

日本血吸虫的生活史经历了虫卵、毛蚴、母胞蚴、子胞蚴、尾蚴、童虫和成虫等阶段，包括寄生于终末宿主人或其他多种哺乳动物体内的有性世代和在中间宿主钉螺体内的无性世代(图 3-6)。

日本血吸虫成虫主要寄生于人、牛等多种哺乳动物的门脉-肠系膜静脉系统，借助吸盘吸附于血管壁，

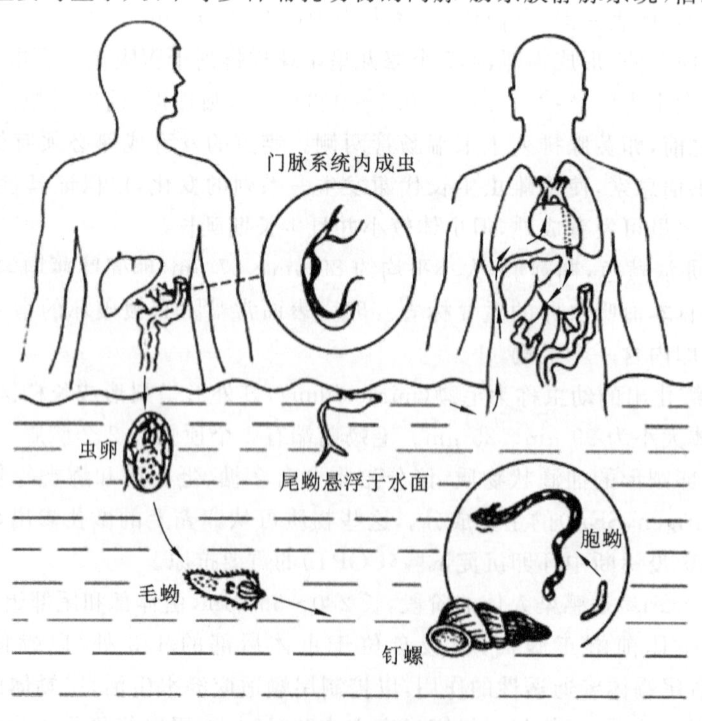

图 3-6　日本血吸虫生活史

以血液为营养。雌雄虫通过合抱而发育成熟，且逆血移行至肠黏膜下层的静脉末梢内交配产卵，一条雌虫每日产卵量为 300～3000 个。初产的卵内含一个受精卵细胞及 20 多个卵黄细胞。约经 11 天，卵内的卵细胞发育为毛蚴，毛蚴寿命约 10 天，当卵内毛蚴所分泌的可溶性虫卵抗原透过卵壳后，可形成虫卵肉芽肿，产生炎症及坏死，破坏血管壁及肠黏膜组织。在血管内压、腹内压力以及肠蠕动的作用下，肠壁坏死组织向肠腔内溃破，约 16% 的虫卵可随溃破坏死组织一起落入肠腔，随脓血便排出体外。大部分的虫卵不能排出体外，而分别沉积于结肠、小肠和肝脏组织中，逐渐死亡钙化。尚有约 1% 的虫卵通过血液流入全身各组织脏器中，主要见于脑、肺等组织，形成异位寄生。

成熟的虫卵在血液、肠内容物或尿中不能孵化，随粪便排出体外的虫卵必须入水，在 5～35 ℃水温条件下均可孵出毛蚴，一般以 25～30 ℃最为适宜。在低渗透压的水体或光照充足的环境中，可以加速毛蚴的孵化。毛蚴孵出后多活动于水体的浅表层，利用其体表的纤毛在水中做直线游动，并具有向光性、向温性和向上性的特点。毛蚴在水中能存活 1～3 天，当遇到适宜中间宿主钉螺，主动侵入螺体。毛蚴孵出的时间愈久，感染钉螺的能力愈低；温度越高，毛蚴活动越剧烈，死亡也越快。在钉螺体内一个毛蚴经母胞蚴、子胞蚴的无性繁殖，可产生数以万计的尾蚴，成熟尾蚴有很强的活动力，相继从螺体逸出入水，游动于水中或静止时倒悬于水面。

当人或动物与水面的尾蚴接触时，尾蚴通过吸盘附着在宿主的皮肤上，依靠其头腺和穿刺腺分泌物的酶作用，借助尾叉的运动及全身肌肉活动所产生的协同性机械作用，尾蚴的体部钻入宿主皮肤，尾部脱落在宿主皮肤外面。尾蚴钻入皮肤后即转化成为童虫。童虫进入皮下微血管和淋巴管后，很快地随血液经右心到肺，通过肺泡小血管，再由左心进入体循环，到达肠系膜上、下动脉，穿过毛细血管进入肝门静脉，待童虫性器官初步分化，两性虫体开始合抱，日本血吸虫完成这一过程约需 24 天，其平均寿命约 4.5 年，最长可达 40 年之久。

【致病】

日本血吸虫尾蚴、童虫、成虫和虫卵四个阶段均可对宿主造成不同程度的损害。损害的主要原因是血吸虫不同虫期释放的抗原均能诱发宿主的免疫应答，目前人们已普遍认为血吸虫病是一种免疫性疾病。

1. 尾蚴所致损害 尾蚴穿过人体皮肤可引起一过性皮炎，称尾蚴性皮炎。初次接触尾蚴者，尾蚴性皮炎反应不明显，重复接触者皮炎反应显著，严重者可伴有全身水肿及多形红斑。

2. 童虫所致损害 侵入皮肤组织的童虫，通常在一天内进入小血管或淋巴管。童虫在其移行过程中可引起所经脏器的病变，其中以肺部病理改变较明显，可引发肺炎和一些全身过敏反应，这可能与童虫对血管的直接损伤，以及虫体代谢产物或死亡虫体裂解产物作为抗原引发的变态反应有关。患者常出现发热、咳嗽、痰中带血、嗜酸性粒细胞增多、一过性肺部浸润及全身不适等临床表现。

3. 成虫所致损害 成虫寄生于血管内，一般无明显致病作用。少数可引起轻微的机械性损害，如静脉内膜炎和静脉周围炎。虫体的代谢产物和成虫不断更新的表膜，在宿主体内亦可形成抗原抗体复合物，沉积在相应组织和器官中诱发Ⅲ型超敏反应，导致宿主组织损害(如血吸虫病性肾病等)。

4. 虫卵所致损害 虫卵是日本血吸虫病的主要致病因素，受累最严重的组织与器官是肠管和肝脏。未成熟的虫卵在组织内约经 11 天发育才成熟，只有成熟虫卵方能引起明显病变。当虫卵内毛蚴发育成熟后，产生的分泌物主要是 SEA，通过卵壳作用于周围的宿主组织出现细胞浸润，形成虫卵肉芽肿(granuloma)，虫卵肉芽肿及肝纤维化是导致慢性血吸虫病病变的主要原因。日本血吸虫病虫卵肉芽肿主要是由 T 淋巴细胞介导的Ⅳ型超敏反应所致。

5. 临床类型及表现 临床上将血吸虫病分为急性、慢性和晚期三种常见的临床类型及异位血吸虫病。

(1) 急性血吸虫病：见于初次重度感染或慢性感染患者再次大量感染，青壮年及儿童多见，潜伏期长短不一，15～75 天，有发热、黏液血便、咳嗽、肝肿大、轻度脾肿大等症状，重症患者可出现神志迟钝、黄疸、水肿、腹水、恶病质甚至死亡。急性期一般不超过 6 个月。

(2) 慢性血吸虫病：急性患者未经彻底治疗或反复轻度感染成为慢性感染者。临床上分无症状(隐匿型)和有症状两类，隐匿型患者一般无症状，少数可有轻度的肝脾肿大，但肝功能正常，有症状的患者表现为腹痛、腹泻、黏液血便、肝脾肿大等症状和体征，病程常较长。

(3) 晚期血吸虫病：反复或大量感染成为晚期患者，肝损害严重，出现肝门静脉高压、肝硬化、巨脾、腹水等，儿童患者可影响内分泌功能，出现生长发育障碍。

(4) 异位血吸虫病：日本血吸虫成虫在门静脉系统以外的静脉寄生，称为异位寄生。沉积于门静脉系统以外的器官、组织的虫卵，形成肉芽肿，称异位损害或异位血吸虫病，常见于肺和脑。异位寄生与损害多见于大量尾蚴感染的急性患者。

【实验诊断】

1. 病原学检查 从粪便内检查虫卵或孵化毛蚴，以及做直肠黏膜活组织检查虫卵和虫卵肉芽肿，是确诊血吸虫病的依据。但对轻度感染者、晚期患者以及经过药物治疗后的疫区感染人群，常因虫卵少而漏检，故诊断效果不理想。

(1) 粪便直接涂片法：此法简单，但虫卵检出率低，主要适用于急性血吸虫病和重度血吸虫病患者。

(2) 尼龙绢集卵法：适于大规模普查，应注意交叉污染。

(3) 毛蚴孵化法：利用血吸虫虫卵中毛蚴能在适宜的条件下迅速孵化，并在水中运动且具有一定的特点而设计，它能孵化患者的全部粪渣中虫卵，最大限度地发现血吸虫毛蚴，以提高阳性诊断率。

(4) 直肠活组织检查法：适用于检查慢性及晚期血吸虫病患者，通过直肠或乙状结肠镜自病变处或可疑病变处采取黏膜组织，发现沉积于黏膜中的虫卵，并依据虫卵的死活以确定患者的感染状况。

2. 免疫学诊断

(1) 检测抗体：常用的方法有 COPT、IHA、ELISA 等，由于血清抗体在患者治愈后仍能存在较长时间，因此检测抗体的方法不能区分是现症感染还是既往感染。

(2) 检测循环抗原：宿主体液中的循环抗原是由活虫产生，感染一旦终止，宿主体液中的循环抗原也会很快消失，因此检测循环抗原无论在诊断上，还是在考核疗效方面都有重要意义。

【流行】

1. 分布 日本血吸虫病主要流行于东南亚，国外分布于菲律宾、日本和印度尼西亚。我国长江流域及其以南的湖南、湖北、江西、云南、四川、浙江、广东等 13 个省、自治区、直辖市，本病的防治效果如何直接关系到这些地域社会经济的发展以及和谐社会的建设。

2. 流行环节及影响流行的因素

(1) 传染源：日本血吸虫病是人兽共患的寄生虫病，传染源包括感染日本血吸虫的人、畜及一些野生动物。在我国，自然感染日本血吸虫的家畜有黄牛、水牛、山羊、绵羊、马、狗、猫等 10 余种，其中以黄牛和水牛最为重要，野生动物也有 30 余种。由于储存宿主种类繁多，分布广泛，防治工作难度较大，在流行病学上，患者和病牛是重要的传染源。

(2) 传播途径：含有日本血吸虫虫卵的粪便污染水源，水体内有钉螺存在，以及人、畜接触疫水是血吸虫病流行的必需条件。

钉螺是日本血吸虫的中间宿主，为软体动物，雌雄异体。呈长圆锥形，长约 1 cm，具有 6～8 个右旋螺层。钉螺是水陆两栖的淡水螺类，生活在多草潮湿、水流缓慢处，如杂草丛生的洲滩、河岸塘边、沟渠边和山涧、小溪，常见于水线附近，钉螺生存的基本条件是适宜的温度、水、土壤和植物。

我国血吸虫病流行区按地理环境、钉螺分布和流行病学特点分为平原水网型、山区丘陵型和湖沼型三种类型。

(3) 易感人群：不论何种年龄、性别、种族，人类对日本血吸虫均易感，在流行区，感染者年龄通常在 11～20 岁。

(4) 流行因素：包括自然因素和社会因素两方面，自然因素很多，主要是影响血吸虫生长发育和钉螺生存的自然条件，如地理环境、气温、水质、土壤和植被等。社会因素包括政治、经济、文化、生产活动、生活习惯等，特别是社会制度、卫生状况和全民卫生保健制度对防治血吸虫病都十分重要。

【防治】

血吸虫病的防治方针是“因地制宜、综合治理、科学防治、分类指导”，即主要通过治疗患者、病畜，消灭钉螺，加强粪便管理和做好个人防护几个方面进行综合防治。我国政府颁布了血吸虫病防治条例，将本病的防治纳入了法制化的轨道，规定了防治期限要达到的目标。因此，血吸虫病在我国仍然是与艾滋病、结核病、乙型肝炎并重的重点防治的寄生虫病。

1. 加强宣传教育 通过广泛的宣传教育，使大家认识血吸虫病的危害，加强防病意识。

2. 查治患者、病畜 在流行区要经常对易感者或可疑者进行普查或诊查，一旦查出患者或病畜要给予及时的治疗，目前最好的药物是吡喹酮，其次是呋喃丙胺等。

3. 消灭钉螺 钉螺是日本血吸虫的唯一中间宿主，消灭钉螺是切断传播途径的重要措施，可采用生态灭螺。

4. 加强粪便管理，保护水源 建造无害化粪池，推广沼气池，使人畜粪便得到无害化处理后，提供农田使用，以防止血吸虫虫卵污染水体而感染钉螺。另外，结合农村卫生建设规划，因地制宜地建设安全供水设施，减少传播血吸虫病的危险性等。

5. 做好个人防护 避免人体皮肤和疫水的接触，必须下水时，皮肤上先涂擦防护药品，如邻苯二甲酸二丁酯油膏或乳剂，也可使用防护服。

三、疟原虫

疟原虫（*Plasmodium*）属于真球虫目疟原虫科疟原虫属，寄生于宿主的红细胞和肝细胞内，引起疟疾。疟原虫有明显的宿主选择性，寄生人体的疟原虫有 4 种，即间日疟原虫（*P. vivax*）、恶性疟原虫（*P. falciparum*）、三日疟原虫（*P. malariae*）和卵形疟原虫（*P. ovale*）。在我国，间日疟原虫和恶性疟原虫较常见，三日疟原虫少见，卵形疟原虫罕见。

【形态】

疟原虫在红细胞内的不同发育时期呈现不同的形态，四种疟原虫的鉴别是依据红细胞内虫体的形态特征和被寄生红细胞的变化。寄生红细胞内的虫体经过姬氏或瑞氏染色后，在光学显微镜下可见基本结构，核染成红色，胞质为蓝色，疟原虫分解血红蛋白后的代谢产物——疟色素不着色，保持原来的棕黄色（图 3-7 和表 3-2）。

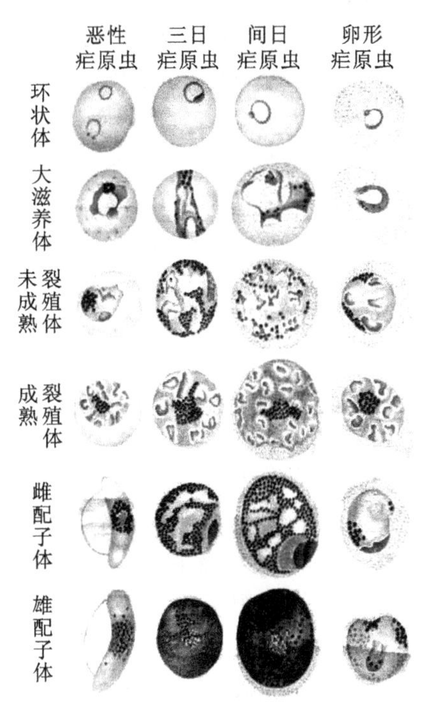

图 3-7 四种疟原虫红细胞内各期形态

1. 滋养体（trophozoite） 疟原虫在红细胞内摄食和生长、发育的阶段，按发育先后分为两种，即小滋养体和大滋养体。

（1）小滋养体（环状体）：胞质纤细呈环状，中间为一空泡，体核小，形似指环，故称环状体，是疟原虫侵入红细胞发育的最早时期。

（2）大滋养体：由环状体发育而来，虫体增大，胞质增多，并伸出不规则的伪足，细小杆状的疟色素出现于胞质中，分布不均匀。间日疟原虫和卵形疟原虫寄生的红细胞肿大，颜色变浅，开始出现一些细小的被染成红色的小点，称薛氏点；恶性疟原虫寄生的红细胞内有粗大的紫褐色茂氏点；三日疟原虫寄生的红细胞内可有齐氏点。

2. 裂殖体（schizont） 大滋养体进一步发育，虫体逐渐变圆，空泡消失，核开始分裂，但胞质未分裂，疟色素分散，此时称为未成熟裂殖体。待核分裂到 12～24 个时，胞质也随之分裂，一团胞质包围一个核，形成 12～24 个椭圆形的裂殖子，疟色素集中成堆，虫体内充满胀大的红细胞，称为成熟裂殖体。

3. 配子体（gametophyte） 疟原虫的有性期，有雌雄之分，疟原虫经过数次裂体增殖后，部分裂殖子侵入红细胞中发育长大，核增大而不再分裂，胞质增多而无伪足，最后发育成圆形或椭圆形的个体，成为配子体。雌配子体核小，较致密，深红色，常位于虫体的一侧，胞质深蓝色。雄配子体核大而疏松，淡红色，位于虫体中央，胞质浅蓝略带红色，被寄生的红细胞胀大。

间日疟原虫多侵犯幼稚红细胞；三日疟原虫多寄生于较衰老的红细胞；恶性疟原虫似无明显的选择，可寄生于各时期的红细胞。恶性疟原虫寄生的红细胞表面出现瘤状突起，使红细胞的变形能力降低，黏性增加，造成红细胞聚集或附着在毛细血管壁上，不能通过微血管而堆积，因而在外周血液中一般查不到恶性疟原虫的大滋养体和裂殖体。

表 3-2 薄血膜中 4 种疟原虫的主要形态比较

项　目	间日疟原虫	恶性疟原虫	三日疟原虫	卵形疟原虫
被寄生红细胞的变化	除环状体外，其余各期均胀大、色淡；滋养体期开始出现较多鲜红色、细小的薛氏点	正常或略小，可有数颗粗大紫褐色的茂氏点	正常或略小；偶见少量、淡紫色、微细的齐氏点	略胀大、色淡、多数卵圆形，边缘不整齐；常见较多红色、粗大的薛氏点，且环状体期已出现
环状体（早期滋养体）	胞质淡蓝色，环较大，约为红细胞直径的 1/3；核 1 个，偶有 2 个；红细胞内只含 1 个原虫，偶有 2 个	环纤细，约为红细胞直径的 1/5；核 1～2 个；红细胞内可含 2 个以上原虫；虫体常位于红细胞边缘	胞质深蓝色，环较粗壮，约为红细胞直径的 1/3；核 1 个；红细胞内很少含有 2 个原虫	似三日疟原虫
大滋养体（晚期滋养体）	核 1 个；胞质增多，形状不规则，有伪足伸出，空泡明显；疟色素棕黄色，细小杆状，分散在胞质内	一般不出现在外周血液，主要集中在内脏毛细血管。体小，圆形，胞质深蓝色；疟色素黑褐色，集中	体小，圆形或带状，空泡小或无，亦可呈大环状；核 1 个；疟色素深褐色、粗大、颗粒状，常分布于虫体边缘	体较三日疟原虫大，圆形，空泡不显著；核 1 个；疟色素似间日疟原虫，但较少、粗大
未成熟裂殖体	核开始分裂，胞质随着核的分裂渐呈圆形，空泡消失；疟色素开始集中	外周血不易见到。虫体仍似大滋养体，但核开始分裂；疟色素集中	体小，圆形，空泡消失；核开始分裂；疟色素集中较迟	体小，圆形或卵圆形，空泡消失；核开始分裂；疟色素集中较迟
成熟裂殖体	虫体充满胀大的红细胞，裂殖子 12～24 个，排列不规则；疟色素集中	外周血不易见到。裂殖子 8～36 个，排列不规则；疟色素集中成团	裂殖子 6～12 个，常为 8 个，排成一环；疟色素常集中在中央	裂殖子 6～12 个，通常 8 个，排成一环；疟色素集中在中央或一侧
雌配子体	虫体圆形或卵圆形，占满胀大的红细胞，胞质蓝色；核小致密，深红色，偏向一侧；疟色素分散	新月形，两端较尖，胞质蓝色；核结实，深红色，位于中央；疟色素黑褐色，分布于核周围	如正常红细胞大，圆形；胞质深蓝色；核较小致密，深红色，偏于一侧；疟色素多而分散	虫体似三日疟原虫；疟色素似间日疟原虫
雄配子体	虫体圆形，胞质蓝而略带红色；核大，疏松，淡红色，位于中央；疟色素分散	腊肠形，两端钝圆，胞质蓝而略带红色；核疏松，淡红色，位于中央；疟色素分布核周	略小于正常红细胞，圆形；胞质浅蓝色；核较大，疏松，淡红色，位于中央；疟色素分散	虫体似三日疟原虫，疟色素似间日疟原虫

【生活史】

寄生于人体的四种疟原虫的生活史基本相同，需要人和按蚊 2 个宿主，具有无性生殖和有性生殖两个世代，无性的裂体增殖在人体内进行，有性的配子生殖起始于人体而在雌性按蚊体内完成，然后进行无性的孢子生殖，形成子孢子（图 3-8）。

1. 在人体内的发育　包括肝细胞内（红细胞外期）和红细胞内（红细胞内期）发育。

(1) 红细胞外期（exoerythrocytic stage）：简称红外期，子孢子是疟原虫的感染期，当唾液腺中带有成熟子孢子的雌性按蚊刺吸人血时，子孢子随唾液进入人体，随血流约经 30 min 侵入肝细胞，摄取肝细胞内营养进行发育并裂体增殖，形成红外期裂殖体。成熟的红外期裂殖体内含数以万计的裂殖子。肝细胞胀破，散出裂殖子，一部分裂殖子被吞噬细胞吞噬，其余部分侵入红细胞，开始红细胞内期的发育。

目前认为间日疟原虫和卵形疟原虫的子孢子具有遗传学上不同的两种类型，即速发型子孢子和迟发

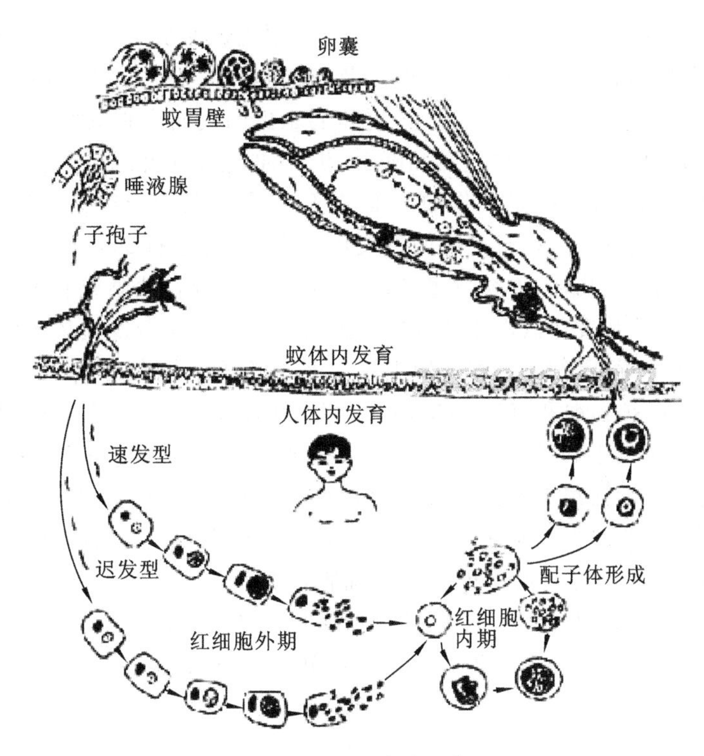

图 3-8 疟原虫生活史

型子孢子。当两型子孢子同时进入肝细胞后，速发型子孢子在短时间内完成红外期的裂体增殖，而迟发型子孢子先变成休眠体，视虫株的不同，经过一段或长或短的休眠期后，才完成红外期的裂体增殖。恶性疟原虫和三日疟原虫无迟发型子孢子。

(2) 红细胞内期(erythrocytic phase)：简称红内期，红外期的裂殖子侵入红细胞后，先形成环状体，然后摄取营养逐渐长大而形成大滋养体。约经 40 h 的发育，大滋养体形成裂殖体。裂殖体成熟后，红细胞破裂，裂殖子释出，一部分裂殖子被吞噬细胞消灭；其余部分裂殖子再侵入其他正常红细胞，重复其红内期的裂体增殖，如此反复进行。完成一代红内期裂体增殖，间日疟原虫约需 48 h，恶性疟原虫需 36～48 h，三日疟原虫约需 72 h，卵形疟原虫约需 48 h。

(3) 配子体的形成：疟原虫经几代红内期裂体增殖后，有些裂殖子侵入红细胞后不再进行裂体增殖而发育成雌、雄配子体。配子体的形成是疟原虫有性世代的开始。成熟的配子体若被适宜的按蚊吸入后，在蚊胃内进行有性生殖，否则在人体内经 30～60 天即衰老变性，被吞噬细胞消灭。

2. 在按蚊体内的发育 当雌性按蚊刺吸患者或带虫者血液时，在红细胞内发育的各期原虫随血液入蚊胃，仅雌雄配子体继续发育，其余各期原虫均被消化。在蚊胃内，雌、雄配子体发育成雌、雄配子。雄配子钻进雌配子体内，受精形成合子，合子变长，能动，成为动合子。动合子穿过胃壁，在胃弹性纤维膜下形成圆球形的卵囊。卵囊长大，囊内的核和胞质反复分裂进行孢子增殖，生成成千上万的子孢子。子孢子随卵囊破裂释出或由囊壁上的微孔逸出，随血淋巴集中于按蚊的唾液腺，当受染蚊再吸血时，子孢子即可随唾液进入人体，又开始在人体内的发育。

【致病】

疟原虫的致病与侵入的虫种、虫株、数量和人体免疫状态有关，致病阶段是红细胞内裂体增殖期。

1. 潜伏期(incubation period) 指疟原虫侵入人体到出现疟疾发作的间隔时间，包括红外期和红内期疟原虫经几代裂体增殖达到发作数量的所需时间。潜伏期的长短与进入人体的疟原虫虫株、子孢子数量和机体免疫力有密切关系。我国间日疟原虫短潜伏期为 11～25 天，长潜伏期为 6～12 个月或更长；恶性疟原虫潜伏期为 7～27 天；三日疟原虫为 18～35 天；卵形疟原虫潜伏期为 11～16 天。经输血感染诱发的疟疾，潜伏期常较短；服抗疟药者潜伏期可能延长。

2. 疟疾发作(malaria paroxysm) 疟疾的一次典型发作表现为寒战、高热和出汗退热 3 个连续阶段。红内期是疟原虫的致病阶段，发作是由红内期的裂体增殖所致。当经过几代红内期裂体增殖后，血中原虫的密度达到发热阈值，如间日疟原虫为 10～500 个/mL，恶性疟原虫为 500～1300 个/mL。红内期成熟裂殖体胀破红细胞后，大量的裂殖子、原虫代谢产物及红细胞碎片进入血流，其中一部分被巨噬细胞、中性粒细胞吞噬，刺激这些细胞产生内源性热原质，它和疟原虫的代谢产物共同作用于宿主下丘脑的体温调节中枢，引起发热。随着血内刺激物被吞噬和降解，机体通过大量出汗，体温逐渐恢复正常，机体进入发作间歇阶段。由于红内期裂体增殖是发作的基础，发作具有周期性，与红外期裂体增殖周期一致。典型的间日疟和卵形疟隔日发作一次；三日疟隔两日发作一次；恶性疟隔 36～48 h 发作一次。若寄生的疟原虫增殖不同步，发作间隔则无规律，如初发患者；不同种疟原虫混合感染或有不同批次的同种疟原虫重复感染时，发作多不典型。疟疾发作次数主要取决于患者治疗适当与否及机体免疫力增强的速度。随着机体对疟原虫产生的免疫力逐渐增强，大量疟原虫被消灭，发作可自行停止。

3. 疟疾的再燃(recrudescence)和复发(relapse) 疟疾初发停止后，患者若无再感染，体内残存的少量红内期疟原虫重新大量繁殖又引起的疟疾发作称为疟疾的再燃。再燃与宿主抵抗力和特异性免疫力下降及疟原虫抗原变异有关。疟疾患者红内期原虫已被彻底消灭，未经蚊媒传播感染，经过一段无症状的潜伏期，又出现疟疾发作，称为复发。临床上常难以区分再燃和复发。复发机制目前仍有争论，但一般认为由肝细胞内休眠子复苏，发育的裂殖子再进入红细胞内繁殖引起。间日疟和卵形疟既有再燃又有复发，恶性疟原虫和三日疟原虫无迟发型子孢子，故恶性疟和三日疟只有再燃而无复发。

4. 并发症(complication) 疟疾的病理改变主要是单核-巨噬细胞系统增生所致。疟原虫在人体细胞内增殖，引起机体强烈反应，全身单核-巨噬细胞系统显著增生，随着疟疾发作次数的增加，患者可出现一系列并发症，可概括为以下几个方面。

(1) 脾肿大：初发患者多在发作 3～4 天后，脾脏开始肿大，长期不愈或反复感染者，脾肿大十分明显，主要原因是脾充血，感染红细胞在脾脏的毛细血管和血窦中沉积，单核-巨噬细胞因大量吞噬疟原虫和疟色素而增生，导致脾大。早期经积极抗疟治疗，脾可恢复正常大小。慢性患者，由于脾包膜增厚，组织高度纤维化，质地变硬，虽经抗疟根治，也不能恢复正常。

(2) 贫血：疟疾发作数次后，可出现贫血，尤以恶性疟为甚。疟疾患者的贫血程度常超过疟原虫直接破坏红细胞的程度。贫血的原因除了疟原虫直接破坏红细胞外，还与下列因素有关：①疟原虫在红细胞内周期性裂体增殖，造成大量含虫红细胞破裂。②脾功能亢进，吞噬大量正常的红细胞。③免疫病理的损害，疟原虫寄生于红细胞，使红细胞隐蔽的抗原暴露，刺激机体产生自身抗体，导致红细胞破坏；宿主产生特异性抗体，形成抗原抗体复合物，附着在正常红细胞表面并与补体结合，使红细胞膜发生改变，引起红细胞溶解或被巨噬细胞吞噬。④骨髓造血功能受抑制。骨髓抑制和红细胞生成障碍是导致重度贫血的主要原因，恶性疟的贫血程度较其他三种人体疟疾更为严重。

由于红细胞大量破坏，血红蛋白游离到血液中，被肝脏的库普弗细胞吞噬，分解为胆红素和铁，造成高胆血红素，引起黄疸。

(3) 凶险型疟疾(pernicious malaria)：血液中查到疟原虫又排除了其他疾病的可能且出现严重临床症状，其特点是来势凶猛、病情险恶、死亡率高。凶险型疟疾多由恶性疟原虫所致，但间日疟原虫引起的脑型疟疾国内也有报道，临床上可分为脑型、超高热型、厥冷型及胃肠型。

【实验诊断】

疟疾的诊断可根据病史、流行病学资料和实验室诊断加以判断，如典型的周期性发作史、流行季节或在流行区留住史。实验室诊断有病原学、免疫学和分子生物学技术。

1. 病原学检查 疟疾确诊的依据，最好在服药以前取血检查。

(1) 血膜染色法：取外周血制作厚、薄血膜，经姬氏或瑞氏染液染色后镜检查找疟原虫，这是疟疾临床确诊、流行病学调查的常规方法，简便易行，结果可靠，但疟原虫密度较低时，容易漏检。薄血膜中疟原虫形态完整，被感染红细胞未被破坏，容易识别和鉴别虫种，但疟原虫密度低时，容易漏检。厚血膜由于疟原虫集中，易检获，但制片中红细胞溶解，原虫形态有所改变，虫种鉴别较困难。因此，最好在一张玻片上同时制作厚、薄两种血膜，再选择适宜的采血时间，恶性疟在发作开始时，间日疟、三日疟在发作后数小时至 10 余小时采血，可获得较好的效果。

(2) 溶血离心沉淀法：不需特殊仪器设备，操作简便、快速，可提高检出率，适合于基层医院使用。

(3) 血沉棕黄色定量分析法(quantitative buffy coat,QBC):近年用于疟疾诊断,原理是感染疟原虫的红细胞比正常红细胞轻,而比白细胞略重,离心分层后,集中分布于正常红细胞层的上部,在加入吖啶橙试剂后,用荧光显微镜观察结果。疟原虫胞核呈绿色光点,胞质则为橘黄或红色,多集中在白细胞与正常红细胞交界处约 1 mm 的区带中。白细胞的核虽亦呈绿色光点,但比疟原虫的核大 5 倍,可根据光点的大小和形状加以区别。此法通过浓缩作用,其敏感性比普通镜检法高 8 倍以上,但看不到疟色素,易将染料渣认为是疟原虫,另外费用较高,对实验器材有特殊要求。

2. 免疫学诊断

(1) 循环抗体检测:目前常用的免疫学检测方法多是用来检测疟疾患者血清中的红内期原虫抗体。抗疟原虫抗体在感染后 2~3 周出现,4~8 周达到高峰,然后下降。重复感染或复发,抗体上升较快,且抗体的水平比初次感染高,持续时间长。由于抗体在患者治愈后仍能持续一段时间,且广泛存在着个体差异,因此抗体检测在临床上仅作为辅助诊断,一般无早期诊断价值,主要用于疟疾流行病学调查、防治效果评估及输血对象筛选。常用的方法有 IFA、IHA 和 ELISA 等。

(2) 循环抗原检测:利用血清学方法检测疟原虫循环抗原,能更好地说明受检对象是否有活动性感染,是诊断现症患者或带虫者的重要方法。常用的方法有放射免疫试验(RIA)、ELISA 等。

3. 分子生物学技术 随着分子生物学技术的发展和推广应用,核酸探针和聚合酶链反应(polymerase chain reaction,PCR)已用于疟疾的诊断。

核酸探针用于恶性疟原虫的检测,敏感性高,国外学者 20 世纪 80 年代已研制出的恶性疟原虫 DNA 探针,敏感性可达感染红细胞百万分之一的疟原虫密度。但操作繁琐、费时且需要较高的实验室条件,故难推广应用。

PCR 诊断疟疾的敏感性和特异性很高,能确诊现症患者。我国已建立了同时检测间日疟原虫和恶性疟原虫的复合 PCR 系统,可扩增出两种疟原虫的 DNA 片段,有助于诊断混合感染,可区分交叉反应,是有广泛应用前景的检测手段。

【流行】

1. 分布 疟疾是世界上一种重要的蚊媒传染病,分布遍及全球。间日疟原虫主要分布于温带地区,恶性疟原虫主要分布于热带和亚热带地区,三日疟原虫主要在非洲局部,卵形疟原虫主要在非洲西海岸的较小范围内。近年来,艾滋病、结核病和疟疾被 WHO 列为对人类危害最严重的三大传染病,疟疾被列为重点防治的 10 种热带病之一。

我国疟疾以间日疟最常见,其次是恶性疟,三日疟和卵形疟少见,流行程度从北向南渐趋严重。

2. 流行环节及影响流行的因素 疟疾流行需具备下列三个环节。

(1) 传染源:外周血中有配子体的患者和带虫者是疟疾的唯一传染源,但配子体的数量、成熟程度及雌雄比例影响着传染源的作用。间日疟原虫配子体常在原虫血症后 2~3 天出现,恶性疟原虫配子体在原虫血症后 7~11 天才出现,故间日疟患者在发病早期即具有传染作用。

(2) 传播媒介:疟疾的感染途径主要是阳性雌按蚊叮入皮肤,此外输血和经胎盘也可传染。我国传播疟疾的按蚊主要是中华按蚊;其次是微小按蚊、嗜人按蚊和大劣按蚊。蚊虫种群数量、寿命、嗜血习性、吸血次数与疟疾流行有关。

(3) 易感人群:除了遗传因素、高疟疾区成人及从母体获得一定抵抗力的婴儿外,一般人对疟原虫普遍易感。

(4) 影响因素:除了上述三个基本环节外,传播强度还受自然因素和社会因素的影响。自然因素中温度和雨量最为重要,影响按蚊的数量、吸血活动及原虫在按蚊体内的发育。社会因素如政治、经济、文化、卫生水平及人类的社会活动等直接或间接地影响疟疾的传播与流行。

【防治】

我国对疟疾的防治对策是:因地制宜、分类指导、突出重点,采取相对应的综合性防治措施。

1. 治疗 既解除患者痛苦,又及时控制传染源,防止疟疾传播。对间日疟现症患者常采用氯喹和伯氨喹治疗,休止期治疗可用伯氨喹加乙胺嘧啶。恶性疟可单用氯喹,对其抗氯喹株,宜采用几种抗疟疾药联合治疗方案。

2. 预防　通过接种疟疾疫苗是最理想的预防方法。疟疾疫苗可分为子孢子疫苗、红外期疫苗、红内期疫苗和有性期疫苗。由于单一抗原成分的疫苗免疫效果差，利用重组技术制备多虫期多抗原复合疫苗成为研究重点。

四、杜氏利什曼原虫

利什曼原虫(*Leishmania* spp.)的生活史有前鞭毛体(promastigote)和无鞭毛体(amastigote)两个时期。对人和哺乳动物致病的利什曼原虫有杜氏利什曼原虫、热带利什曼原虫、墨西哥利什曼原虫和巴西利什曼原虫等。我国的黑热病是由杜氏利什曼原虫引起的。

杜氏利什曼原虫的无鞭毛体主要寄生在肝、脾、骨髓、淋巴结等器官的巨噬细胞内，常引起全身症状，如发热、肝脾肿大、贫血、鼻出血等。在印度，患者皮肤上常有暗的色素沉着，并有发热，故又称 Kala-azar，即黑热的意思。因其致病力较强且很少能够自愈，如不治疗常因并发症而死亡，病死率可高达90%以上。

【形态】

杜氏利什曼原虫有2个发育阶段，即无鞭毛体和前鞭毛体。

1. 无鞭毛体(amastigote)　寄生于人和其他哺乳动物单核-巨噬细胞内的无鞭毛体又称为利杜体(Leishman-Donovan body)，虫体卵圆形，大小为(2.9～5.7) μm×(1.8～4.0) μm，常见于巨噬细胞内。经瑞氏染液染色后，原虫胞质呈淡蓝色或深蓝色，内有一个较大的圆形核，呈红色或淡紫色。动基体(kinetoplast)位于核旁，着色较深，细小，杆状(图3-9)。在高倍镜下有时可见虫体从前端颗粒状的基体发出一条根丝体(rhizoplast)，基体靠近动基体，在光镜下不易区分开。

2. 前鞭毛体(promastigote)　又称鞭毛体，寄生于白蛉消化道。成熟的虫体呈梭形，大小为(14.3～20) μm×(1.5～1.8) μm，核位于虫体中部，动基体在前部。基体在动基体之前，由此发出一根鞭毛游离于虫体外(图3-9)。前鞭毛体运动活泼，鞭毛不停地摆动，在培养基内常以虫体前端聚集成团，排列成菊花状。有时也可见到粗短形前鞭毛体，这与发育程度不同有关。

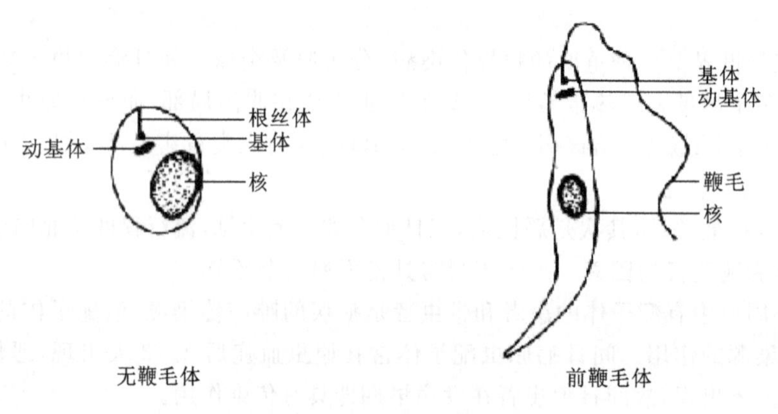

图3-9　杜氏利什曼原虫

【生活史】

杜氏利什曼原虫在发育过程中需要两个宿主，即白蛉和人等哺乳动物。

1. 在白蛉体内发育　当雌性白蛉(传播媒介)叮刺患者或被感染的动物时，血液或皮肤内含无鞭毛体的巨噬细胞被吸入胃内，巨噬细胞被消化，无鞭毛体散出，经24 h，无鞭毛体发育为早期前鞭毛体。此时虫体呈卵圆形，鞭毛也已开始伸出体外。48 h后发育为短粗的前鞭毛体或梭形前鞭毛体。体形从卵圆形逐渐变为宽梭形或长度超过宽度3倍的梭形，此时鞭毛也由短变长。至第3～4天出现大量成熟前鞭毛体，活动力明显加强，并以纵二分裂法繁殖，在数量激增的同时，逐渐向白蛉前胃、食管和咽部移动。一周后具有感染力的前鞭毛体大量聚集在口腔及喙。当白蛉叮刺健康人时，前鞭毛体即随白蛉唾液进入人体。

2. 在人体内发育　感染有前鞭毛体的雌性白蛉叮吸人体或哺乳动物时，前鞭毛体即可随白蛉分泌的唾液进入其体内。一部分前鞭毛体被多形核白细胞吞噬消灭，一部分则进入巨噬细胞。前鞭毛体进入巨噬细胞后逐渐变圆，失去其鞭毛的体外部分，向无鞭毛体期转化。同时巨噬细胞内形成纳虫空泡。此时巨噬细胞的溶酶体与之融合，使虫体处于溶酶体的包围之中。无鞭毛体在巨噬细胞的纳虫空泡内不但可以存活，而且进行分裂繁殖，最终导致巨噬细胞破裂。游离的无鞭毛体又进入其他巨噬细胞，重复上述增殖过程(图 3-10)。

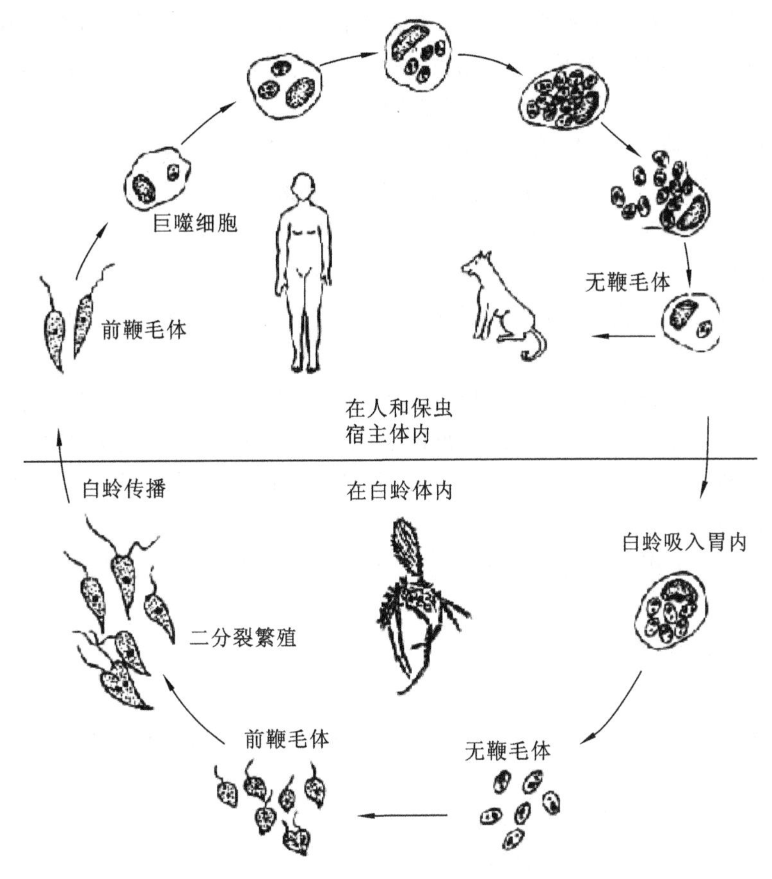

图 3-10 杜氏利什曼原虫生活史

【致病】

人体感染杜氏利什曼原虫后，经 4～7 个月或更长的潜伏期，即可出现症状及体征。

1. 内脏利什曼病(visceral leishmaniasis, VL) 无鞭毛体在巨噬细胞内繁殖，使巨噬细胞大量破坏和增生。巨噬细胞增生主要见于脾、肝、淋巴结、骨髓等器官。浆细胞也大量增生。细胞增生是脾、肝、淋巴结肿大的基本原因，其中脾肿大最为常见，出现率在 95%以上，后期则因网状纤维结缔组织增生而变硬。肝功能受损后，患者血浆内清蛋白量减少，球蛋白量增加，出现清蛋白、球蛋白比例倒置，球蛋白中 IgG 滴度升高。血液中红细胞、白细胞及血小板都减少，这是由于脾功能亢进，血细胞在脾内遭到大量破坏所致。患者的贫血除了与脾功能亢进有关外，免疫性溶血也是重要的原因，有实验表明，患者的红细胞表面附有利什曼原虫抗原，此外杜氏利什曼原虫的代谢产物中有 1～2 种抗原与人红细胞抗原相同，因而机体产生的抗利什曼原虫抗体可能直接与红细胞膜结合，在补体的参与下破坏红细胞造成贫血。

2. 皮肤型黑热病(post kalaazar dermal leishmaniasis, PKDL) 大多分布于平原地区。据统计，皮肤损害与内脏损害并发者占 58.0%；一部分患者(32.3%)发生在内脏病消失多年之后；还有少数(9.7%)既无内脏感染，又无黑热病病史的原发患者。皮肤损伤除少数为褪色型外，多数为结节型。结节呈大小不等的肉芽肿，或呈暗色丘疹状，常见于面部及颈部，在结节内可查到无鞭毛体。皮肤型黑热病易与瘤型麻风混淆。

3. 淋巴结型黑热病(lymph glands visceral leishmaniasis, LGVL) 此型患者的特征是无黑热病病史，局部淋巴结肿大、大小不一、位置较表浅、无压痛、无红肿，嗜酸性粒细胞增多，淋巴结活检可在类上皮细胞内查见无鞭毛体。

【实验诊断】

利什曼原虫病易与疟疾、伤寒、结核病及各种痢疾等病混淆，但结合临床表现和实验室检查可作出诊断。

1. 病原学检查

(1) 穿刺检查:

①涂片法:可进行骨髓、淋巴结或脾穿刺,以穿刺物做涂片、染色、镜检。骨髓穿刺最为常用,原虫检出率为80%～90%;淋巴结穿刺应选取表浅、肿大者,检出率为46%～87%,也可做淋巴结活检;脾穿刺检出率较高,可达90.6%～99.3%,但不安全,一般少用。

②培养法:将穿刺物接种于NNN培养基,置于22～25 ℃温箱内。经一周,若培养物中查见活动活泼的前鞭毛体,则判为阳性结果,操作及培养过程应注意严格无菌。

③动物接种法:穿刺物接种于易感动物(如地鼠、BALB/c小鼠等),1～2个月后取肝、脾做印片或涂片,瑞氏染液染色,镜检。

(2) 皮肤活组织检查:在皮肤结节处用消毒针头刺破皮肤,取少许组织液,或用手术刀取少许组织做涂片、染色、镜检。

2. 免疫学诊断 皮内试验须在患者获得痊愈后,才呈阳性反应,且维持时间很长,甚至终生保持阳性,故不能作为现症患者诊断技术,但用于确定疫区和非疫区、判断流行程度及考核防治效果具有一定价值。近年来,免疫学诊断由检测抗体转移到检测循环抗原,例如,单克隆抗体抗原斑点试验(McAb-AST)用于诊断黑热病,阳性率达97%。

(1) 检测血清抗体:可采用ELISA、IHA、对流免疫电泳(CIE)等方法,阳性检出率高,但假阳性也时有发生。

(2) 检测循环抗原:此法阳性率高,敏感性、特异性、重复性均较好,需血清量少(2 μL),也可用于尿液内循环抗原的检查,还可用于疗效评价。

3. 分子生物学技术 近年来,用PCR及DNA探针技术检测黑热病取得了较好的效果,敏感性、特异性高,但操作较复杂,目前未能普遍推广。

对黑热病的诊断应综合考虑以下几个方面。

(1) 曾于白蛉活动季节(5—9月)到过流行区。

(2) 临床表现呈起病缓慢,反复不规则发热,中毒症状相对较轻,肝、脾肿大。

(3) 全血细胞减少,免疫学试验抗体或循环抗原阳性或DNA检测阳性。

【流行】

1. 分布 杜氏利什曼原虫病属于人兽共患疾病。除在人与人之间传播外,也可在动物与人,动物与动物之间传播。本病分布很广,亚、欧、非、拉美等洲均有本病流行。主要流行于中国、印度及地中海沿岸国家。在我国,黑热病流行于长江以北的广大农村中,包括山东、河北、河南、江苏、安徽、陕西、甘肃、新疆、宁夏、青海、四川、山西、辽宁、内蒙古及北京市郊等15个省(自治区、直辖市)。近年来在甘肃、四川、陕西、山西、新疆和内蒙古等地每年都有病例发生,患者集中于陇南和川北。

2. 流行环节及影响流行的因素

(1) 传染源:患者、病犬以及某些野生动物均可为本病的传染源。

(2) 传播媒介:主要通过白蛉叮刺传播,偶尔可经口腔黏膜、破损皮肤、胎盘或输血传播。

(3) 易感人群:普遍易感,但易感性随着年龄增长而降低,病后免疫力持久。

根据传染来源的不同,黑热病在流行病学上可大致分为三种不同的类型,即人源型、犬源型和自然疫源型;分别以印度、地中海盆地和中亚细亚荒漠内的黑热病为典型代表。我国由于幅员辽阔,黑热病的流行范围又广,包括平原、山丘和荒漠等三种不同类型的地区,因此这三种不同类型的黑热病在国内都能见到。

【防治】

我国在黑热病防治工作上成绩卓著,由于在广大流行区采取查治患者、杀灭病犬和消灭白蛉的综合措施,1958—1960年先后达到了基本消灭的要求。患病人数由1951年的53万人,至1990年降为360人。但为了进一步巩固现有的防治成果,尽快在全国范围内达到控制及消灭黑热病之目的,尚应积极开展黑热病的防治工作。

1. 治疗患者 注射低毒高效的葡萄糖酸锑钠，疗效可达97.4%。抗锑患者采用戊脘脒、二脒替、羟脒替。经多种药物治疗无效而脾高度肿大且有脾功能亢进者，可考虑脾切除。

2. 控制病犬，对病犬进行捕杀 但对丘陵山区犬类的管理确有一定困难，需寻找有效措施加以控制。

3. 灭蛉、防蛉 在平原地区采用杀虫剂室内和畜舍滞留喷洒杀灭中华白蛉。在山区、丘陵及荒漠地区对野栖型或偏野栖型白蛉，采取防蛉、驱蛉措施，以减少或避免白蛉的叮刺。

（张洁莉）

项目四　神经系统寄生虫

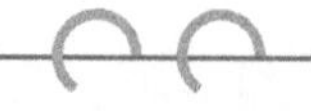
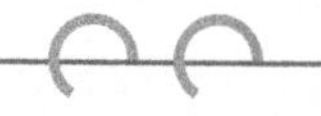

学 习 目 标

1. 掌握神经系统寄生虫主要虫种的形态和实验室检查操作方法。
2. 熟悉神经系统寄生虫主要虫种的生活史，感染阶段，感染途径及流行的因素。
3. 了解神经系统寄生虫的致病机制及所致疾病，流行分布与防治原则。

神经系统寄生虫 1 PPT

神经系统寄生虫 2 PPT

一、广州管圆线虫

广州管圆线虫（*Angiostrongylus cantonensis*）属线虫纲、尾感器亚纲、圆线目、管圆科、管圆线虫属。成虫主要寄生于鼠肺部血管，幼虫偶可侵犯人体引起嗜酸性粒细胞增多性脑膜脑炎或脑膜炎。本虫最早由陈心陶在广东家鼠（1933）及褐家鼠（1935）体内发现，当时命名为广州肺线虫，1946 年由 Dougherty 订正为本名。

【形态】

1. 成虫　广州管圆线虫成虫线状，细长，体表透明光滑具有微细环状横纹。头端钝圆，头顶中央有一小圆口，缺口囊。雄虫大小（11～26）mm×（0.21～0.53）mm，尾端略向腹面弯曲。交合伞对称，呈肾形。雌虫大小（17～45）mm×（0.3～0.66）mm，尾端呈斜锥形，阴门开口于肛孔之前，子宫呈双管形，白色，与充满血液的肠管缠绕成红（或黑褐色）、白相间的螺旋纹（图 4-1），非常醒目。

2. 幼虫　第 3 期幼虫呈细长杆状，虫体大小（0.462～0.525）mm×（0.022～0.027）mm，虫体较透明，体表有两层鞘，头端略圆，尾部顶端尖细（图 4-1）。

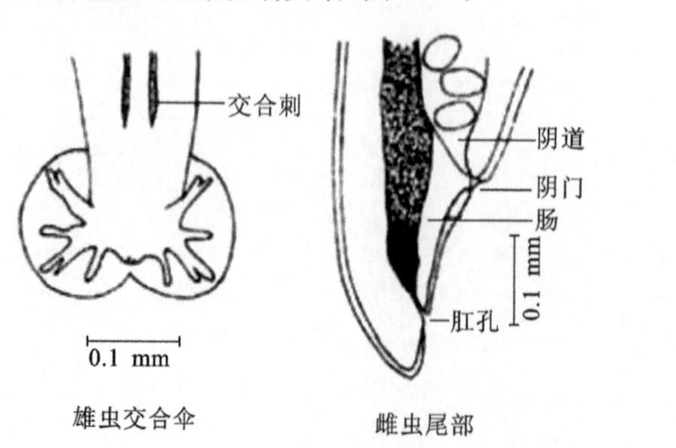

雄虫交合伞　　雌虫尾部

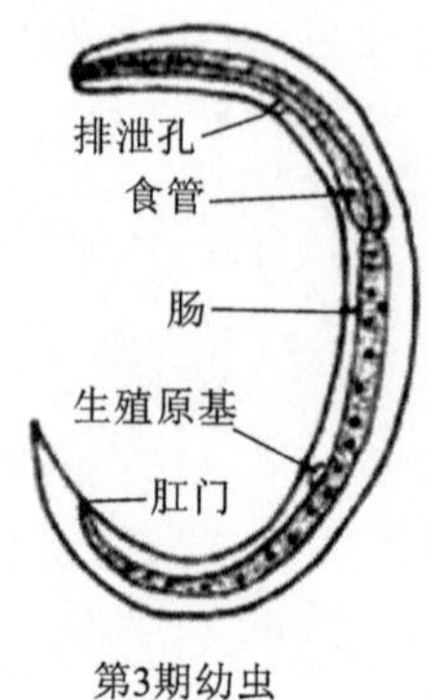

第3期幼虫

图 4-1　广州管圆线虫

3. 虫卵 大小为(64.2～82.1) μm×(33.8～48.3) μm，卵壳薄而透明，新鲜虫卵内含单个卵细胞。

【生活史】

生活史包括成虫、虫卵、幼虫三个发育阶段。成虫寄生于终宿主鼠的肺动脉内，也可寄生于右心。虫卵产出后进入肺毛细血管，第1期幼虫在肺毛细血管孵出后穿破血管壁进入肺泡，沿呼吸道上行到咽，被吞咽入消化道，与宿主粪便一起排出体外。第1期幼虫在潮湿或有水的环境中可活3周，但不耐干燥。当第1期幼虫被中间宿主(螺类或蛞蝓)吞入或主动侵入其体内后，幼虫可进入宿主的肺及其内脏、肌肉等处，在适宜温度(25～26 ℃)下，发育为第2期幼虫和第3期(感染期)幼虫。鼠类等终宿主因吞食含有第3期幼虫的中间宿主、转续宿主或被幼虫污染的食物而被感染。从第3期幼虫感染终宿主至其粪便中出现第1期幼虫需6～7周。1条雌虫平均每天可产卵约1.5万个。

人因生吃或半生吃中间宿主(如褐云玛瑙螺、福寿螺、蛞蝓、皱疤坚螺、短梨巴蜗牛、中国圆田螺和方形环棱螺等)和转续宿主(如黑眶蟾蜍、金线蛙、虎皮蛙、蜗牛、鱼、虾和蟹等)而感染(图4-2)，生吃被幼虫污染的蔬菜、瓜果或饮用含幼虫的生水亦可被感染。动物实验提示，第3期幼虫可经皮肤主动侵入宿主。由于人是本虫的非正常宿主，虫体停留在第4期幼虫或成虫早期(性未成熟)阶段，通常滞留在中枢神经系统和眼等部位，一般不在肺血管内完成其发育。近年有报道2岁以下婴幼儿死亡病例尸检时在肺部发现成虫。

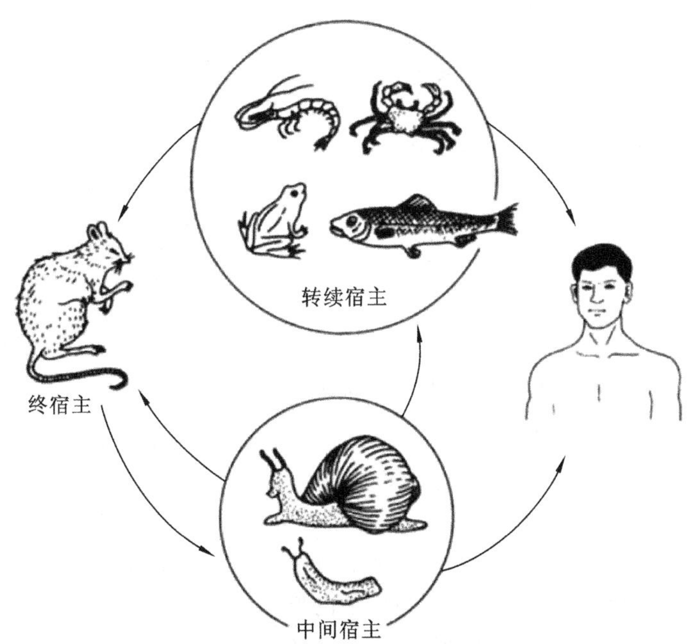

图 4-2 广州管圆线虫生活史

【致病】

广州管圆线虫目前被认为是引起内脏幼虫移行症的常见寄生虫。幼虫在人体移行及死亡虫体可引起组织损伤及炎症反应，侵犯中枢神经系统，引起嗜酸性粒细胞增多性脑膜脑炎或脑膜炎。其特征为脑脊液中嗜酸性粒细胞显著增多，病变集中在脑组织，也可侵犯眼。其主要病理改变为血管扩张、出血、脑组织损伤及由巨噬细胞、嗜酸性粒细胞、淋巴细胞和浆细胞所组成的肉芽肿性炎症反应。主要临床表现为急性剧烈头痛或脑膜脑炎症状，同时可伴有颈项强直、颈部运动疼痛、恶心、呕吐、发热等。头痛一般为胀裂性乃至不能忍受，起初为间歇性，逐渐出现持续性头痛。

【实验诊断】

有吞食或接触含本虫的中间宿主或转续宿主的经历。有典型的症状和体征，"三高"(高热、嗜酸性粒细胞高、颅内压高)，"三痛"(头痛、肌肉痛、皮肤刺痛)。用ELISA、IFA检测血液及脑脊液中抗原或抗体呈阳性，用ELISA检测患者血清中特异性抗体是目前诊断本病的最常用方法。从脑脊液中查出幼虫或发育期成虫可确诊，但检出率不高。

【流行】

本病在世界各地多为散发，有该病流行的地区都有生吃或半生吃水产食物的习惯，我国主要在台湾、香港、广东、浙江、福建、海南、天津、黑龙江、辽宁、湖南等地流行，呈散在分布。

【防治】

预防本病主要为不吃生或半生的中间宿主(螺类)，不吃生菜，不喝生水。因幼虫可经皮肤侵入机体，故应防止在加工螺类的过程中受到感染。灭鼠可以控制传染源，对预防本病有十分重要的意义。目前无治疗本病的特效药物，一般采用对症及支持疗法。阿苯达唑和甲苯达唑对本病有良好的疗效，若能得到及时诊断和治疗预后较佳。

二、致病性自由生活阿米巴

自然界的水、泥土及腐烂的植物中存在着多种自由生活阿米巴，其中某些有潜在的致病性，感染人体后可引起中枢神经系统急性或慢性炎症，以及眼部和皮肤疾病，以双鞭毛阿米巴科的耐格里属和棘阿米巴属的虫种多见。

【形态】

双鞭毛阿米巴科的耐格里属和棘阿米巴属两类阿米巴生活史中均有滋养体和包囊(图 4-3)。

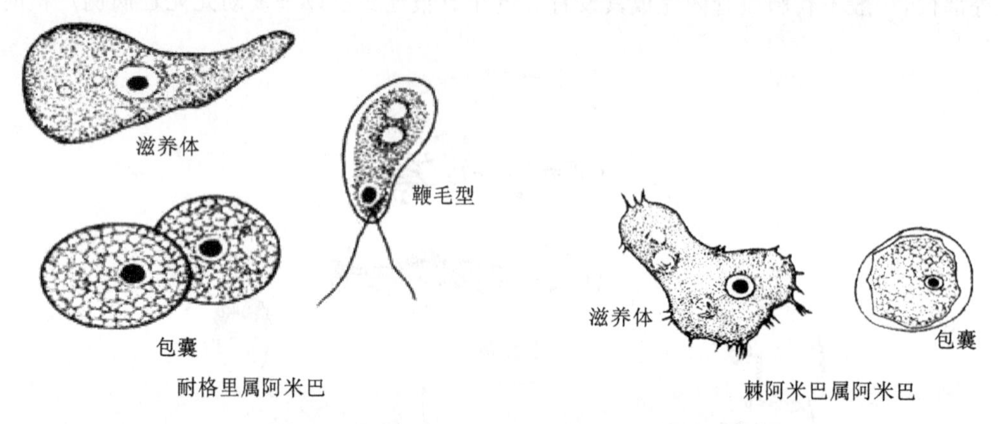

图 4-3　致病性自由生活阿米巴滋养体与包囊

1. 耐格里属阿米巴　多孳生在淡水中，该属阿米巴滋养体呈椭圆或狭长形，直径 10～35 μm，一般为 15 μm。虫体一端有单一的圆形或钝性的伪足，运动活泼，另一端形成指状的伪尾区。染色后滋养体的核为泡状核，直径约 3 μm，致密的核仁大而居中。胞质呈颗粒状，内含数个空泡、食物泡和收缩泡。在不适环境或水中滋养体可形成 2～9 根鞭毛的鞭毛型，直径 10～15 μm。鞭毛型运动活泼，不摄食，不分裂，不形成包囊。此型是暂时的，往往在 24 h 后又转为阿米巴型。包囊呈圆形，直径 7～10 μm，核单个，结构同滋养体，囊壁光滑有孔。包囊多在外环境中形成，组织内不能成囊。

2. 棘阿米巴属阿米巴　多见于被粪便污染的土壤和水中，滋养体为多变的长椭圆形，直径 20～40 μm，无鞭毛，不形成鞭毛型。活动迟缓，不定向。有叶状伪足，体表还有不断形成、不断消失的多个棘突状突起，称棘状伪足。胞质内含小颗粒及食物泡。核与耐格里属阿米巴相似，直径稍大，核的中央含一大而致密球形核仁，但有时核仁呈多形性，或内含空泡。包囊为圆球形，直径 9～27 μm。不同种的包囊大小形态各异，如球形、星状、六角形、多角形等。棘阿米巴包囊可见于宿主组织内。

【生活史】

致病性自由生活阿米巴生活史较简单，在自然界中普遍存在于水(如湖泊、泉水、井水、污水等)、淤泥、尘土和腐败植物中，营自生生活。滋养体以细菌为食，行二分裂繁殖，可形成包囊。耐格里属阿米巴有双态性，即滋养体在水中暂时形成 2～9 根鞭毛的鞭毛型，平时为具有伪足的阿米巴型。棘阿米巴属阿米巴无鞭毛时期，在外界环境不利时滋养体形成包囊。棘阿米巴包囊对寒冷、干燥、自来水和各种抗微生物药物都有很强的抵抗性，可飘浮在空气及尘埃中。

【致病】

致病性自由生活阿米巴可突破人体防御功能，在人体内繁殖致病。虫体进行需氧代谢，致病力与其分泌的蛋白酶、过氧化氢酶及超氧化物歧化酶有关。

1. 耐格里属阿米巴　耐格里属阿米巴中致病的主要是福氏耐格里阿米巴。当人接触水(如游泳、洗鼻等)时,水中的滋养体或包囊可侵入鼻腔黏膜,在鼻内增殖后,沿嗅神经通过筛状板入颅内增殖,导致脑组织损伤,引起原发性阿米巴性脑膜脑炎。病变以急性脑膜炎和浅层坏死出血性脑炎为特点,病理切片可见滋养体周围有大量炎性细胞浸润,以中性粒细胞为主,少数为嗜酸性粒细胞、单核细胞或淋巴细胞,有时甚至可见小脓肿。一般潜伏期为 1～7 天,病程 1～6 天,发病急,迅速恶化。早期以上呼吸道症状为主,伴高热、呕吐,1～2 天后即出现脑水肿征象,迅速转入瘫痪、谵妄、昏迷,患者常在一周内死亡。宿主组织中仅见滋养体而无包囊。该病多见于儿童及青壮年。

2. 棘阿米巴属阿米巴 致病虫种主要是卡氏棘阿米巴,感染主要发生在抵抗力低下的人群中,如虚弱、营养不良、应用免疫抑制剂或 AIDS 患者。虫体侵入途径尚不完全清楚,已知可经损伤的皮肤和眼角膜、呼吸道或泌尿生殖道侵入人体,引起肉芽肿性阿米巴性脑炎、棘阿米巴角膜炎和阿米巴性皮肤损害。

(1) 肉芽肿性阿米巴性脑炎:滋养体或包囊经损伤的皮肤、角膜、眼结膜、呼吸道及泌尿生殖道等部位侵入人体,经血流播散至颅内。脑脊液中以淋巴细胞为主,病灶中滋养体和包囊可同时存在。肉芽肿性改变为其病理特征,故称肉芽肿性阿米巴性脑炎,脑膜病变不重。肉芽肿性改变还可见于肾脏、肺、肝等。肉芽肿性阿米巴性脑炎临床上以占位性病变表现为主,潜伏期较长,病程 1～2 个月。

(2) 棘阿米巴性角膜炎:由于棘阿米巴包囊耐干燥,可随尘埃飘起,通过污染角膜而致慢性或亚急性角膜炎和溃疡。潜伏期不确定,数周、数月不定。患者眼部有异物感,出现视物模糊、畏光、流泪等症状。最常见症状为剧烈眼痛,眼痛与炎症程度不成正比为其特征。感染早期为浅表性角膜炎,呈亚急性或慢性进展,反复发作可致角膜溃疡甚至角膜穿孔。近年来随着隐形眼镜的使用,棘阿米巴包囊可污染角膜接触镜及存在于接触镜冲洗液中,故棘阿米巴性角膜炎的发病率逐渐增多。

(3) 阿米巴性皮肤损害:棘阿米巴引起的阿米巴性皮肤损害主要是慢性溃疡,许多 AIDS 患者有此并发症,有时与中枢神经系统损伤并存。

【实验诊断】

询问病史对疾病的诊断非常重要,耐格里属阿米巴引起的原发性阿米巴性脑膜脑炎,患者在神经症状出现前 2～6 天,往往有在不流动的水池或温泉中游泳或嬉水史。棘阿米巴属阿米巴引起的肉芽肿性阿米巴性脑炎患者应注意询问外伤史。棘阿米巴性角膜炎患者应询问是否接触过池水或外伤及是否戴过角膜接触镜。棘阿米巴可存在于自来水中,用自来水自制的生理盐水冲洗接触镜会有很高的风险。

1. 病原学检查 脑部感染患者采取脑脊液标本,脑脊液常呈血性,中性粒细胞数明显增加,但细菌阴性。蛋白含量增加,葡萄糖含量下降,湿片中可见活动的阿米巴滋养体。也可将低速离心的脑脊液标本、尸检标本、眼的排泄物、角膜刮取物或活检的病变角膜涂布在有大肠埃希菌的琼脂平板上 37～42 ℃培养 24 h,在倒置显微镜下观察有无滋养体或包囊。

2. 免疫学诊断 可用间接血凝试验、间接荧光抗体试验等,但一般无法作出早期诊断。用 PCR 技术检测患者分泌物中的棘阿米巴 DNA,有很高的敏感性和实用性,对角膜标本的敏感性高于培养法。泪液标本与角膜标本联合检测,可提高阳性率。

【流行】

由致病性自由生活阿米巴引起的疾病,在很多国家均有报道,主要分布于温带、亚热带及热带地区,我国也有病例报道。

【防治】

预防这类阿米巴感染应避免在不流动的河水或温泉水中游泳、洗浴、嬉水,同时应避免鼻腔接触水,启用长期未用的自来水时应先放去水管内的积水。对婴幼儿、免疫力低下及 AIDS 患者更应注意预防,并注意及时治疗皮肤、眼等部位的棘阿米巴感染。另外,角膜接触镜佩戴者应提高自我防护意识,严格消毒镜片,不戴角膜接触镜游泳、淋浴,防止污水溅入眼内。

目前治疗尚无理想药物,对自由生活阿米巴引起的中枢神经系统感染,用两性霉素 B 可缓解临床症状,但死亡率仍很高。阿米巴性角膜炎的治疗主要是用抗真菌和抗阿米巴的眼药(如氯己定、聚六亚甲基双胍、苯咪丙醚、新霉素、多黏菌素 B、克霉唑等),药物治疗无效者可考虑角膜成形术或角膜移植。阿米巴性皮肤损伤患者则应保持皮肤清洁,同时可以用喷他脒治疗。

(丁环宇　何孝崇)

项目五　皮肤与组织寄生虫

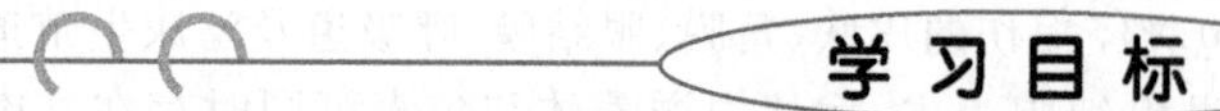

学习目标

1. 掌握皮肤与组织寄生虫主要虫种的形态和实验室检查操作方法。
2. 熟悉皮肤与组织寄生虫主要虫种的生活史，感染阶段，感染途径及流行的因素。
3. 了解皮肤与组织寄生虫的致病机制及所致疾病，流行分布与防治原则。

一、旋毛形线虫

旋毛形线虫（*Trichinella spiralis*（Owen，1835）Railliet，1895），简称旋毛虫，是一类严重危害人体健康的呈世界性分布的动物源性寄生虫，主要在动物间通过相互残杀食肉而流行传播，人可因生食含旋毛虫囊包、幼虫的猪肉或其他动物肉类而感染，引起旋毛虫病（trichinelliasis）。旋毛虫的主要生物学特性是成虫和幼虫分别寄生于同一宿主小肠和肌细胞内，其感染传播必须转换宿主。人和不少哺乳类动物可作为旋毛虫的适宜宿主。该虫危害大，严重感染时可致人畜死亡，是一种非常重要的人畜共患的寄生虫病病原体之一。

【形态】

（一）成虫形态

细小线状，乳白色，雄虫（1.4～1.6）mm×0.04 mm，雌虫（3～4）mm×0.06 mm。消化道为一简单管道，咽管部结构特殊，约占虫体1/3。雌、雄虫的生殖器官均为单管形。雄虫尾端有2枚耳突状交配叶，无交合刺。雌虫尾端钝圆，阴门位于虫体前1/5处，卵巢位于虫体的后部，子宫在卵巢之前，其内充满虫卵，近阴门处已发育为幼虫（图5-1）。

（二）囊包、幼虫形态

在横纹肌中，囊包呈梭形，其纵轴与肌纤维束平行，大小为（0.25～0.50）mm×（0.21～0.42）mm，通常内含1～2条幼虫，也可以有多条。幼虫长约1 mm，卷曲于梭形囊包中。幼虫的咽管结构与成虫相似，其杆细胞的分泌物具有高度抗原性。

【生活史】

（一）生活史发育过程

宿主食入含有活囊包的肉类后，在消化液的作用下，数小时内囊包内的幼虫逸出，并立即侵入十二指肠及空肠上段的黏膜内，在长绒毛基部和腺隐窝的上皮细胞内经过24 h发育后，返回肠腔，经48 h发育为成虫。雌、雄虫交配后，雄虫很快死亡，雌虫深入肠黏膜，甚至到肠系膜淋巴结内寄生。交配后5～7天，幼虫开始自阴门产出，持续排虫达4周左右。产出的幼虫经淋巴管或小静脉随血液循环到达全身各处，但只有进入横纹肌的幼虫才能继续发育。感染后一个月内幼虫周围形成囊包（图5-1），约半年内囊包自两端开始钙化，囊内幼虫随之死亡，但也有存活数年的记载。

（二）生活史要点

（1）成虫寄生在人体小肠上段。猪、鼠、猫、犬及多种野生动物是重要的保虫宿主。

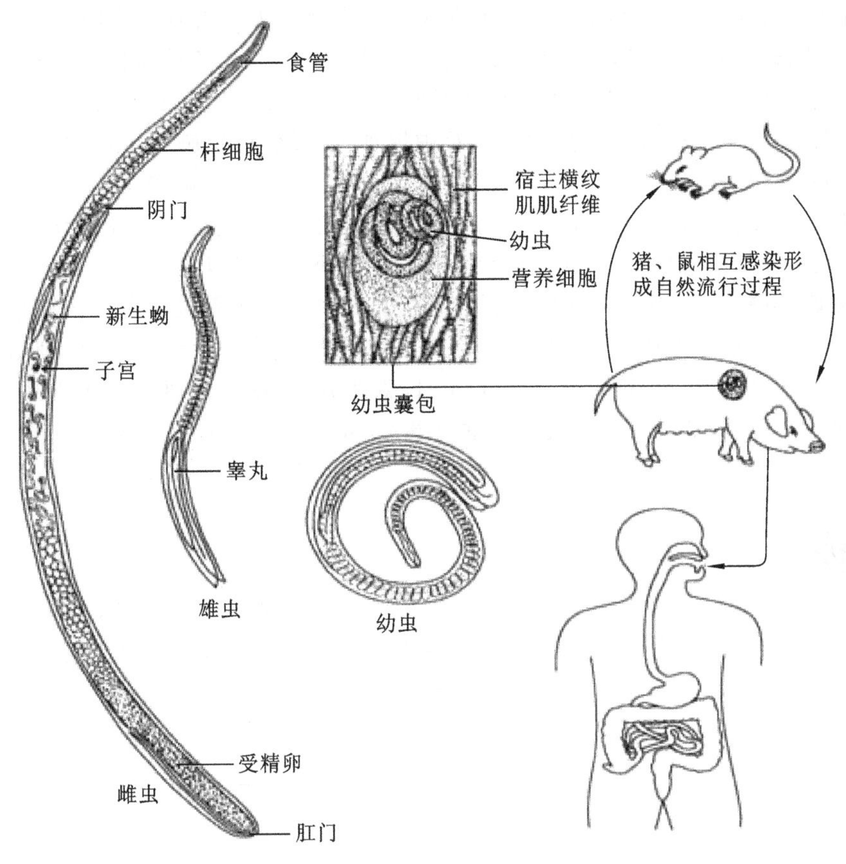

图 5-1 旋毛虫的生活史及形态

(2) 幼虫寄生于同一宿主的横纹肌肌肉内，但完成生活史必须转换宿主。

(3) 感染阶段是肌肉期囊包蚴，感染方式为经口感染。

【致病】

旋毛虫雌虫寄生于小肠黏膜下层，可引起局部充血、水肿等炎症反应以及嗜酸性粒细胞增多，临床可见胃肠功能紊乱等表现。旋毛虫的幼虫期是主要致病阶段，其致病性及程度与食入囊包和幼虫的数量、幼虫活力和侵犯部位以及人体对旋毛虫的免疫力等诸多因素有关。轻者可无症状，重者的临床表现复杂多样，这是幼虫引起多脏器损害的结果。典型的临床表现常为感染 48 h 后有胃肠道症状，以后出现发热、水肿及明显的肌肉疼痛，其中以小腿腓肠肌触痛最为明显。对严重病例，若未及时诊治，可在发病后 3～7 周内死亡。本病死亡率，国外约为 10%，国内在 1%以下，但暴发流行时较高。人感染旋毛虫后，根据虫体侵犯部位和临床表现，可将旋毛虫的致病过程分为以下连续的 3 个期，但从感染到发病过程中，还存在一个潜伏期(可无不适表现)。潜伏期长短随幼虫侵入数量和人体免疫力的强弱而异。最短的仅为 12 h，最长的 46 天，多数在 7～14 天。

1. 侵入期(肠型期) 幼虫在小肠内脱囊并钻入肠黏膜发育为成虫的过程。症状开始出现于感染后的 1～2 天。主要病变为小肠黏膜炎症发生，故又称为肠型期。由于成虫以肠绒毛为食以及幼虫对肠壁组织的侵犯，可引起肠道广泛性炎症。受累部位出现充血、水肿、黏液增多和瘀斑性出血，甚至形成浅表溃疡，患者可有恶心、呕吐、腹痛、腹泻等急性胃肠道症状，同时可伴有厌食、乏力、低热等全身反应。腹痛主要在上腹部及脐周围，呈隐痛或烧灼样痛。腹泻每日数次，稀便或水样便，无里急后重感，这些表现极易误诊为其他疾病，此期病程持续 1 周左右。

2. 幼虫移行期(肌型期) 幼虫移行期(肌型期)指新生蚴与其分泌的毒素侵入肌组织引起血管炎和肌炎的过程。此过程在感染后 7～11 天时发生。主要病变部位在肌肉，故可称为肌型期。幼虫移行时所经之处可发生炎症反应，如急性全身性血管炎。严重感染者，由于大量幼虫侵入，患者可出现面部水肿(特别是眼睑水肿)、发热以及血中嗜酸性粒细胞增多等。幼虫侵入横纹肌后，均可引起肌纤维的变性、肿胀、排列紊乱和横纹消失。虫体附近的肌细胞坏死、崩解，肌间质呈现轻度水肿和不同程度的炎症细胞浸润。患者可表现为全身肌肉酸痛、压痛，尤以腓肠肌、肱二头肌、肱三头肌疼痛明显，严重者还可出现吞咽、咀嚼和语言障碍；幼虫移行至肺，可对肺、支气管、胸膜等组织产生各种损害，出现肺部局限性或广泛性出血、肺炎、支气管炎、胸膜炎，患者可出现呼吸困难；幼虫引起心肌纤维的炎症、坏死和纤维化等病变，患者可有急性心肌炎或心力衰竭的表现；幼虫累及中枢神经系统，可致脑不可逆性结节或颅内高压。此期患者常出现畏寒、发热(多在 38～40 ℃，可高达 41 ℃)、头痛、出汗和虚弱无力以及全身性肌肉痛等表现，可有食欲减退和显著消瘦，部分患者可有荨麻疹和过敏性皮疹。患者多因出现心力衰竭、败血症、呼吸道并发症而死亡。除严重感染者外，此期病程可持续 2 周至 2 个月以上。

3. 囊包形成期(恢复期) 囊包形成期(恢复期)指幼虫周围形成囊包和受损肌细胞开始出现修复的过程，即幼虫最终在骨骼肌中形成包囊的时期。随着虫体长大、卷曲，寄生部位的肌细胞逐渐膨大呈纺锤状，形成梭形的肌腔包绕虫体。一般在感染后第 3 周，急性炎症(发热、水肿)逐渐消退，但肌肉疼痛仍可持续数月，伴有消瘦、虚弱及肌肉硬结等表现。重症患者，可在感染后 4～6 周死于恶病质并发的心肌炎、肺炎或脑炎。

(旋毛虫病 1 例)患者，男，农民。曾有外出打工及食羊肉串史。全身酸痛，左眼红肿、疼痛，并有头痛、发热等，静脉滴注青霉素 3 天后症状消失。1 个月后上述症状复发并进行性加重，遂来就诊。查体：体温 38.6 ℃，左眼睑及眶周组织红肿并有压痛，球结膜重度充血、水肿，眼球运动受阻。B 超检查示球后间隙呈弥漫性增宽。行眼眶切开引流出脓性分泌物，细菌培养无致病菌生长，取炎性组织压片镜下找到旋毛虫囊包，肱二头肌活检亦查出旋毛虫囊包，确诊为旋毛虫感染致眼眶蜂窝组织炎。治疗 5 天后痊愈出院，随访 4 周无复发。

【实验室检查】

(一) 病原学检查

1. 肌肉组织活检囊包 此为最可靠的方法。患者发病 10 日以上，可自腓肠肌或肱二头肌取材压片、镜检肌肉内的幼虫囊包即可确诊，但该法取材局限。检出率仅 50%左右，尤其是轻度感染或早期感染不易检出。

2. 剩余肉类食品检查囊包 将患者吃剩的肉类通过压片法、人工消化法或动物接种法进行检查，若检出囊包，有助于佐证。

(二) 血清学检查抗原和抗体

常用于轻度感染或早期诊断，目前已建立了多种免疫检查方法，检出率较高。

1. 皮内试验(IDT) 感染后 2 周即可出现阳性反应，阳性率可达 90%以上，感染 3 周以上可达 96.3%，但与其他蠕虫病有一定的交叉反应，感染后数年仍可呈阳性反应。主要用于协助诊断及流行病学调查。

2. 皂土絮状试验(BFT) 用旋毛虫幼虫抗原致敏的皂土颗粒与特异性抗体作用，可出现凝集反应，阳性率可达 97%，假阳性率极低，有较高的敏感性和特异性。

3. 间接血凝试验(IHA) 有较高的敏感性和特异性，阳性率可达 96%，但与部分血吸虫患者血清有较高的交叉反应率。

4. 间接荧光抗体试验(IFA) 该法的阳性率可达 97%，特异性可达 99.9%。对早期和轻度感染有一定的诊断价值。本法以幼虫切片作为抗原，抗原较易获得，为目前较好的试验方法。

5. 酶联免疫吸附试验(ELISA) 已广泛应用于人和猪的旋毛虫感染检测。由于其敏感性高、特异性强、重现性好，已成为目前较常用的诊断和流行病学调查方法，国外已将其列为商品猪宰杀前的常规检测方法。

【流行与防治】

(一) 分布

旋毛虫病的分布呈世界性，主要流行于欧美。我国人体旋毛虫寄生的病例报道见于云南、广西、东北三省、河南、湖北、四川、甘肃、贵州、江西、广东、内蒙古、天津等 14 个省、自治区、直辖市。曾多次发生局部流行和暴发流行，且有增长趋势。据 2001 年 6 月至 2004 年年底全国人体重要寄生虫病现状调查，旋毛虫感染率为 3.38%。

（二）流行因素

旋毛虫病是一种在多种哺乳动物中流行的人畜共患寄生虫病。与人关系较密切的保虫宿主有猪、犬、猫、鼠等动物。人体的感染主要是与吃生的或半生的肉类有关；而猪的感染主要是吃入含有活囊包的肉屑、鼠类或被污染的饲料；鼠因偷吃含囊包的食物而感染。猪和鼠之间相互传播是人群旋毛虫病流行的重要原因。幼虫对低温抵抗力很强。猪肉中的囊包在－15 ℃下冷冻近 20 天才死亡，在－12 ℃条件下可存活 57 天。熏肉、腌肉和腊肉中的幼虫并不能全被杀死，但加温 70 ℃时则很快死亡。发病人群中 90%以上为吃生肉者。

（三）防治措施

由于人体感染及暴发流行与生食肉类的习惯有关，因此预防的关键是把住“口关”，不吃生的或半生的肉类。肉食品烹调不要使用“涮”或“轻煮”的加工方法，切过生肉的刀具和砧板务必彻底清洗，肉类食品一定要经过高温和冷冻处理。讲究个人饮食卫生，加强肉类食品卫生管理和进口肉类产品检疫，提倡圈养牲畜和查治牲畜以减少传染源等方法是防治旋毛虫感染的综合措施。本病的病原治疗药物有阿苯达唑和甲苯达唑。首选药物为阿苯达唑，用药后可很快控制发热、肌肉疼痛和水肿等症状。阿苯达唑剂量：成人为 400～500 mg，2～3 次/天，儿童按每天 20 mg/kg 计算，5 天为 1 个疗程。病原治疗一般推荐 2 个疗程，1 个疗程治愈率可达 93%。对重症病例，为避免死亡虫体引起的过敏反应，可同时给予适量肾上腺皮质激素作为辅助治疗。对急性患者，除给予病原治疗外，还应要求患者卧床休息，给予易消化及富含营养的饮食和对症治疗（如高热者应给予降温；肌肉疼痛严重者可给予镇静、止痛药；全身中毒性症状严重者或有心肌炎或脑炎者可适当使用肾上腺皮质激素等）以改善症状。对于已确诊或高度怀疑有旋毛虫的早期感染者，在 1～2 天内服用阿苯达唑可达到预防发病的作用。

知识拓展

旋毛虫感染的临床特点：①该病在欧美以及我国西南地区多见；②食入含有旋毛虫幼虫包囊的生或未熟猪肉而感染；③常波及面部及四肢，病情严重程度与体内寄生虫数量有关；④眼睑水肿，可伴有丘疹、风团、脱屑、脱发及自觉痒或蚁行感等非特异性表现；⑤可有肌肉疼痛、发热、肿胀等肌炎症状，亦可出现心血管、神经系统及呼吸系统功能紊乱；⑥病程缓慢，虫体死后包囊常钙化。为避免误诊，早期的消化道症状应注意与其他原因引起的急性胃肠炎相鉴别，后期的肌肉疼痛应注意与皮肌炎和多发性肌炎等疾病相鉴别。临床诊断提示：主要危害是幼虫进入人体组织后，可致患者出现体温升高、肌肉疼痛或僵硬、水肿、嗜酸性粒细胞增多等表现。成虫寄生在小肠可引起肠炎。由于缺乏特异性症状常易导致误诊。

二、美丽筒线虫

美丽筒线虫（*Gongylonema pulchrum*）亦称为食管蠕虫，是一种主要寄生于许多反刍动物和猪、猴、熊等动物口腔与食管黏膜和黏膜下层的寄生虫。人体寄生的最早病例是由 Leidy C（1850）在美国费城及 Pane（1864）在意大利分别发现的。此后世界各地，包括美国以及欧洲等地共 10 多个国家，陆续有散在的病例报道。我国自 1955 年在河南发现第 1 例患者后，迄今已报道 100 余例，分布于山东、黑龙江、辽宁、内蒙古、甘肃、陕西、青海、四川、北京、河北、天津、河南、山西、上海、江苏、湖北、湖南、福建、广东等 19 个省（自治区、直辖市），其中以山东报道的病例最多。

【形态及生活史】

（一）形态

细长如线状，乳白色，略透明，体表有明显横纹，体前端表皮有明显纵行排列、大小不等、形态各异、数目不同的花缘状表皮突，背、腹面各有4行。近前端两侧各有一条颈乳突，其后有1对呈波浪状的侧翼，一直伸展到最后的表皮突终止处。口位于头颈正中，左右两侧各有1个分成三叶的侧唇。咽为细管状，食道前部为肌质，圆柱状，后部为腺质，较粗，神经环位于肌质部中段。寄生于人体的虫体较反刍动物体内者小。雄虫(21.0～30.68) mm×(0.16～0.23) mm，尾部有膜状尾翼，左右不对称，左侧较长，到达末端后略向右弯曲。尾部肛门前后有带蒂乳状交合刺1对，大小形状各异，左侧细长，右侧甚短(图5-2)。雌虫(32.0～68.8) mm×(0.20～0.37) mm，尾端不对称，钝锥状，略向腹部弯曲。阴门位于肛门前方不远处。成熟雌虫子宫内充满含幼虫的虫卵。

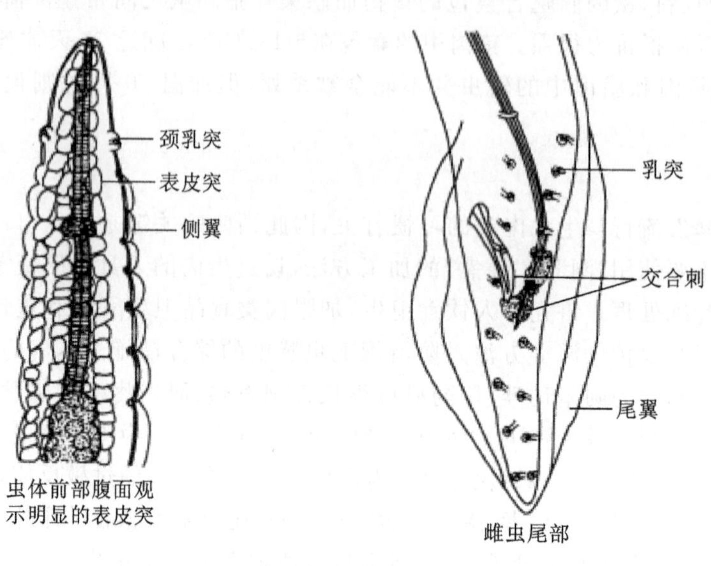

图5-2 美丽筒线虫

（二）生活史

终宿主有反刍动物水牛、黄牛、山羊、绵羊、马、驴、骡、骆驼以及猪、犬、鼠等，人偶可成为终宿主。发育过程需中间宿主，主要有金龟子等多种甲虫和蜚蠊等。成虫寄生于终宿主的食管、咽和口腔的黏膜和黏膜下层，在人体主要寄生于口腔。雌虫产出的含蚴卵可由黏膜破损处进入消化道，随粪便排出。虫卵被中间宿主吞食后，卵内幼虫在消化道内孵出并穿过肠壁进入血腔，发育为囊状体，即感染期幼虫。终宿主吞食含囊状体的昆虫，幼虫破囊而出，侵入胃或十二指肠黏膜，向上移行至食管、咽或口腔等黏膜内寄生，发育为成虫。从感染囊状体到发育为成虫需50～56天。成虫在人体内寄生时间通常为1年半左右，长者可达5年以上。

【致病】

本虫在人体主要寄生在口腔各部位、咽喉或食管黏膜下层。虫体可自由活动和移动，造成机械性损伤和刺激。黏膜上可出现小白疱和白色的线形弯曲隆起，口腔局部肿胀或疼痛，出现黏膜水疱、血疱等，可引起口腔内虫样蠕动感、麻木感，甚至影响说话，咽喉部寄生可造成声音嘶哑，食管寄生时可吐血。个别患者有咳嗽、胸闷、痰中带血等症状。人体寄生虫数可为一条至数十条不等。

【实验室检查】

以针挑破有虫体移行寄生处的黏膜，取出虫体，镜检确诊。从患者的唾液或粪便中一般找不到虫卵，故查虫卵无诊断意义。

【流行与防治】

动物美丽筒线虫病呈世界性分布，人体感染是偶然的。我国山东、辽宁、黑龙江、河南、河北、湖南、湖北、江苏、福建、广东、山西、陕西、甘肃、内蒙古、青海、四川及上海、北京、天津等19个省、自治区、直辖市至今已报道百余例。人体感染可能与卫生条件和饮食、饮水习惯有关，如生食或半生食含感染期蚴的甲虫、蜚蠊等或饮用污水可造成感染。

可挑破寄生部位黏膜取出虫体，也可在成虫寄生部位涂以奴夫卡因溶液，使虫体易从黏膜内移出。要加强卫生宣传教育，注意饮食、饮水卫生，防止污染。

三、斯氏狸殖吸虫

斯氏狸殖吸虫由陈心陶在1935年解剖果子狸肺脏时检出，于1959年命名为斯氏并殖吸虫。1963年在修订并殖吸虫分类系统时，陈心陶又将该虫置于狸殖属，更名为斯氏狸殖吸虫（*Pagumogonimus shrjabini*(Chen,1959)Chen,1963）。同物异名者可能还有四川并殖吸虫、会同并殖吸虫和泡囊狸殖吸虫。

【形态】

成虫(图5-3)虫体窄长，虫体最宽处约在体前1/3或稍后，大小为(3.5～6.0) mm×(11.0～18.5) mm，长宽之比为2.4∶1～3.2∶1。腹吸盘位于体前约1/3处，略大于口吸盘。卵巢位于腹吸盘的后侧，其大小及分支情况与虫龄有密切关系，虫龄高者分支数也多，形如珊瑚。睾丸2个，左右并列，分叶数变异较大，长度占体长的1/7～1/4，甚至可达1/3。虫卵呈椭圆形，大多数形状不对称，大小平均71 μm×48 μm，壳厚薄不均匀。

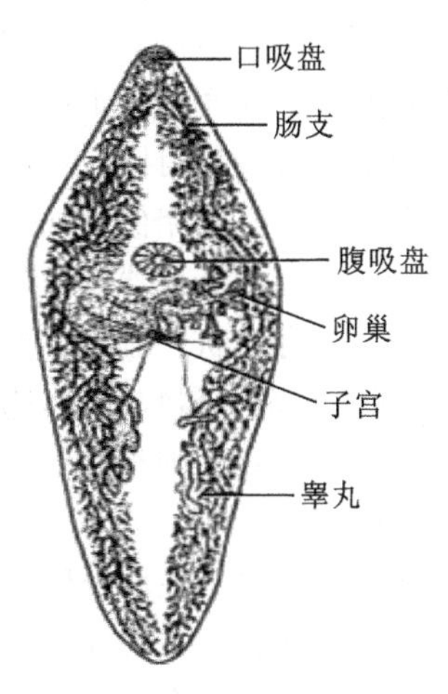

图5-3　斯氏狸殖吸虫成虫

【生活史】

斯氏狸殖吸虫生活史与卫氏并殖吸虫相似，如图5-4所示。原先报道的第一中间宿主有58种，分类上较杂、较乱，经Davis 1994年修正后，这些淡水螺类大多属于圆口螺科(Pomatiopsidae)、圆口螺亚科(Pomatiopsinae)及拟钉螺亚科(Triculinae)。这些小型及微型螺类，大多栖息于溪流较小、流速较缓的山沟岩石裂隙中，附着于枯枝、落叶、石块周围、苔藓之中。在做流行病学调查时要尽可能往上游水流缓处寻找，因其体形微小，甚至只及芝麻大小，容易疏忽遗漏。

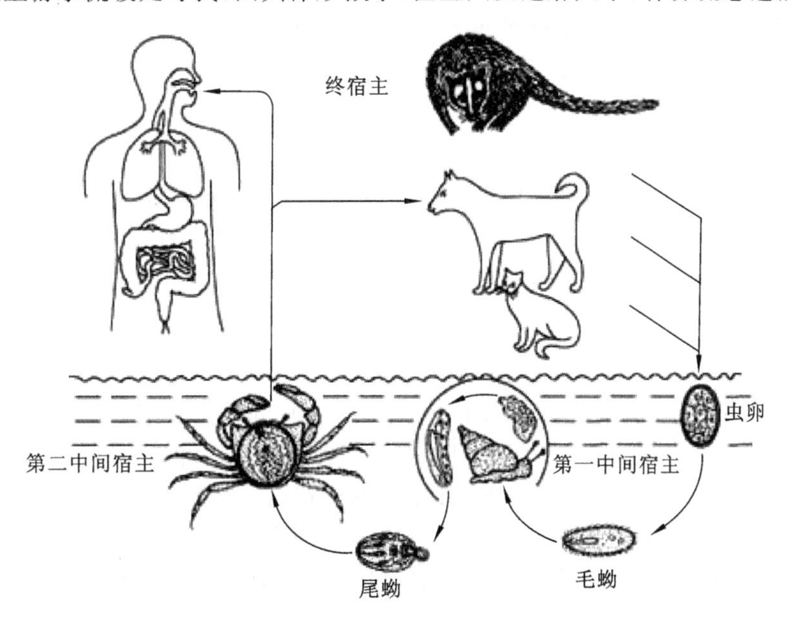

图5-4　斯氏狸殖吸虫生活史

第二中间宿主有锯齿华溪蟹(*Sinopotamon hriticidatum*)、雅安华溪蟹(*S. yaanemis*)、河南华溪蟹(*S. honanese*)、福建马来溪蟹(*Malayopotamon Jiikienense*)、角肢南海溪蟹(*Nanhai potamon angulatum*)、鼻肢石蟹(*Lsolapotamon nasicum*)和僧帽石蟹(*L. physalium*)等。在红娘华(一种水生节肢动物)体内也发现此虫的囊蚴。多种动物，如蛙、鸟、鸡、鸭、鼠等可作为本虫转续宿主。终宿主为犬科、灵猫科等多种家养或野生动物，如果子狸、犬、豹猫等。在人体，绝大多数虫体仍处于童虫阶段，但也有在肺中发育至成熟并产卵的报道。

【致病】

本虫是人兽共患以兽为主的致病虫种。在作为终宿主的动物体内，虫体在肺、胸腔等处结囊，发育至成熟并产卵。引起与卫氏并殖吸虫相似的病变。如侵入肝，在肝浅表部位形成急性嗜酸性粒细胞脓肿，有时还能在肝中成囊并产卵。人可能是本虫的非正常宿主，侵入的虫体大多数仍处于童虫状态，到处游窜，造成某些器官或全身损害，出现幼虫移行症。本虫引起的幼虫移行症可分为两种类型：皮肤型与内脏型。皮肤型者主要表现为游走性皮下包块或结节，常见于腹部、胸部、腰背部，也可见于四肢、臂部、腹股沟、头颈部、大腿内侧、阴囊、腋窝等处。一般大小在 1～3 cm，也可大如鸡蛋，可单个或多个。形状呈球形或长条形，边缘不清，皮肤表面正常。包块间有时可扪及条索状纤维块。摘除后切开包块可见隧道样虫穴，有时可见童虫，镜检可见嗜酸性粒细胞肉芽肿、坏死渗出物及夏科-莱登结晶等。内脏型幼虫移行症则因侵犯器官不同而出现不同损害及表现。侵犯肺部时一般仅有咳嗽、痰中偶带血丝，痰中亦不易找到虫卵。胸水较为多见，且量也较多，胸水中可见大量嗜酸性粒细胞，所引起的胸、肺部症状和体征与卫氏并殖吸虫引起者基本相似。如侵犯肝，则出现肝痛、肝大、转氨酶升高、免疫球蛋白升高等表现。如侵犯脑、脊髓、眼、心包或其他器官，可出现相应的症状和体征。在出现局部症状的同时，往往伴有低热、乏力、食欲下降等全身症状。血象检查示嗜酸性粒细胞明显增加，有时可高达 80%以上。因本病损害的器官不定，且同时有多个器官受损，临床上误诊相当多见，川南地区报道误诊率高达 86.3%。应特别注意与肺结核、结核性胸膜炎、肺炎和其他病引起的脑占位性病变、肝炎等鉴别。

【分布】

斯氏狸殖吸虫在国外除印度可能有本虫外，其他国家还未见报道。国内发现于甘肃、山西、陕西、河南、四川、云南、贵州、湖北、湖南、浙江、江西、福建、广西、广东等 14 个省、自治区。其分布范围曾被看作是由我国青海起向东至山东这条线以南地区，其范围与淡水蟹分布地区一致。

【实验室检查】

当有皮下包块出现时，切除并做活组织检查是最可靠的诊断方法。除此之外，免疫学诊断则是最常用的诊断方法。

大鼠、小鼠、豚鼠、蛙、鸡、鸟等多种动物可作为本虫转续宿主，人如果食入这些未煮熟的动物肌肉或内脏，有可能感染本虫。流行因素及防治原则与卫氏并殖吸虫病相似。

四、曼氏迭宫绦虫

曼氏迭宫绦虫(*Spirometra mansoni* Cobbole, 1883)又称为孟氏裂头绦虫，成虫主要寄生在猫科动物，偶可寄生于人体，引起曼氏迭宫绦虫病。裂头蚴(sparganum)可寄生于人体，导致曼氏裂头蚴病(sparganosis mansoni)，其危害远大于成虫。

【形态】

(一) 成虫

成虫呈链状，乳白色，大小为(60～100) cm×(0.5～0.6) cm。头节细小呈指状，背腹各有一条纵行的吸槽。链体约 1000 个节片，近端节片一般宽度大于长度，后端节片长宽略相等。成节内有雌、雄生殖器官各一套。睾丸呈小泡状，320～540 个，分布于节片两侧背面。雄性生殖孔呈圆形，位于节片前部中央腹面。卵巢分两叶，位于节片后中央，阴道孔呈月牙形，位于雌性生殖孔下方。子宫折叠，呈发髻状，子宫孔开口于阴道口之后。卵黄腺散布在节片两侧的腹面。孕节与成节形态相似。孕节子宫内充满虫卵，其他生殖器官仍存在(图 5-5)。

(二) 裂头蚴

裂头蚴呈带状，乳白色，大小为(30～360) mm×0.7 mm，多数为(40～60) mm×0.7 mm，前端稍大，头节与成虫头节相似，虫体不分节，体表有横纹。活动时伸缩能力很强，在组织中常收缩成团。

(三) 虫卵

虫卵呈椭圆状，两端稍尖，浅灰褐色，大小为(52～76) μm×(31～40) μm，卵壳薄，一端有卵盖，卵内含有一个卵细胞和数个卵黄细胞(图 5-5)。

【生活史】

(一) 生活史发育过程

曼氏迭宫绦虫完成其生活史需要 3 个宿主(图 5-6)。终宿主主要是猫和犬，此外还有虎、豹、狐等食

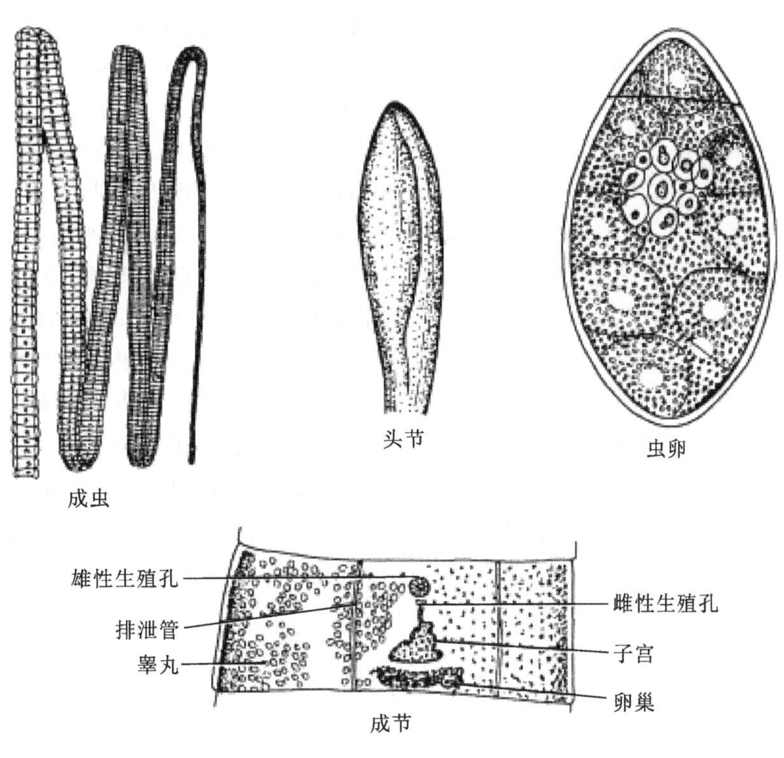

图 5-5　曼氏迭宫绦虫形态

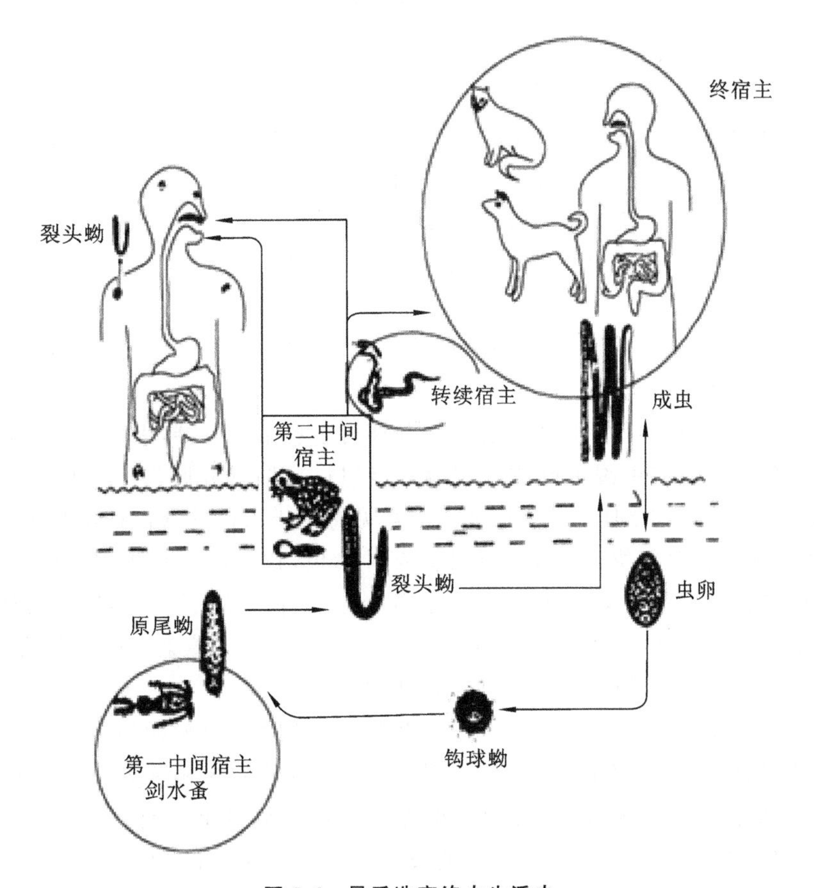

图 5-6　曼氏迭宫绦虫生活史

肉动物,第一中间宿主是剑水蚤,第二中间宿主主要是蛙。蛇、鸟类和猪等多种脊椎动物可作为其转续宿主。人可充当第二中间宿主、转续宿主或终宿主。

成虫寄生在终宿主的小肠内,虫卵自子宫孔产出后随宿主粪便排出体外。在水中适宜的温度下,经2～5周发育,孵出钩球蚴(钩毛蚴)。钩球蚴呈椭圆形或近圆形,直径80～90 μm,周身被有纤毛,借此可

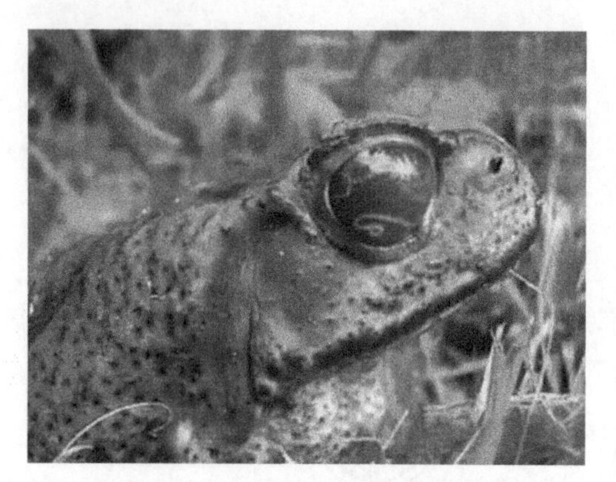
图 5-7 裂头蚴寄生于青蛙眼球内

在水中做无定向螺旋式游动。当其主动碰到剑水蚤时即被后者吞食，随后脱去纤毛，穿过剑水蚤肠壁入血腔，经3～11天发育成原尾蚴。一个剑水蚤血腔里的原尾蚴数可达20～25个。原尾蚴呈长椭圆形，大小为260 μm×(44～100) μm，前端略凹，后端有圆形或椭圆形的小尾球，其内含6个小钩。含有原尾蚴的剑水蚤被蝌蚪吞食后，失去小尾球，随着蝌蚪逐渐发育成青蛙，原尾蚴也可发育成为裂头蚴。裂头蚴有很强的收缩和移动能力，常迁移到青蛙的肌肉、皮下、腹腔或其他组织内，尤以大腿或小腿的肌肉中较多(图5-7)。当受感染的青蛙被蛇、鸟或猪等非正常宿主吞食后，裂头蚴不能在其肠中发育为成虫，而是穿过肠壁，移居到腹腔、肌肉或皮下等处继续生存。蛇、鸟、猪即成为其转续宿主。猫、犬等终宿主吞食了带有裂头蚴的第二中间宿主蛙或转续宿主后，裂头蚴在肠内逐渐发育为成虫。一般终宿主感染约3周后粪便中可出现虫卵。

人若食入含有原尾蚴的剑水蚤或原尾蚴经黏膜侵入人体，原尾蚴在人体内可发育为裂头蚴。人若食入含有裂头蚴的第二中间宿主蛙肉或转续宿主蛇、鸟或猪肉，裂头蚴在人体肠道内可发育为成虫，或在组织内移行，保持在裂头蚴阶段。裂头蚴寿命较长，在人体组织内可存活12年，最长可达36年。

（二）生活史要点

(1) 曼氏迭宫绦虫生活史发育需要三个宿主。第一中间宿主是剑水蚤，第二中间宿主是蝌蚪(蛙)，终宿主是猫、犬等食肉动物。

(2) 蛇、鸟、猪等脊椎动物是曼氏迭宫绦虫的转续宿主。

(3) 人主要作为曼氏迭宫绦虫的第二中间宿主、转续宿主，偶尔可作为终宿主。

(4) 曼氏迭宫绦虫感染人体的阶段是裂头蚴、原尾蚴。

(5) 感染方式主要是经皮肤或经口感染。①局部贴敷生蛙肉或蛙皮；②吞食生的或未煮熟的蛙、蛇、猪肉；③误食感染性剑水蚤，或原尾蚴直接从皮肤、黏膜侵入人体。

【致病】

曼氏迭宫绦虫的成虫偶尔寄生于人体，对人体的致病力较弱，一般无明显症状，或有恶心、呕吐、中上腹部不适、轻微腹痛等症状。

裂头蚴进入人体后更多见的是保持在幼虫阶段并移行至各组织脏器，引起裂头蚴病。裂头蚴病在我国已有数千例报道，危害远较成虫裂头蚴或原尾蚴大，经口、皮肤或黏膜侵入人体后移行至各组织内寄生，其严重程度因裂头蚴移行和寄居部位不同而异。常见寄生于人体的部位依次是眼部、四肢躯干皮下、口腔颌面部和内脏。在被侵袭部位可形成嗜酸性肉芽肿囊包，致使局部肿胀，甚至发生脓肿。囊包直径1～6 cm，具有囊腔，腔内盘曲的裂头蚴可从1条至10余条不等。曼氏裂头蚴病的潜伏期与感染方式有关，直接局部侵入者，一般为6～12天，个别可长达2～3年；因食入而感染者潜伏期长，可达1年至数年。根据临床表现和寄生部位，可将曼氏裂头蚴病归纳为以下5型。

(1) 眼裂头蚴病：最常见，多由于以蛙肉、蛇肉敷贴眼部或用蛇胆汁喷眼所致。多为单眼感染，常累及眼睑和眼球，表现为眼睑红肿、结膜充血、畏光、流泪、微疼、奇痒或有虫爬感等。有时患者伴有恶心、呕吐及发热等症状。在红肿的眼睑或充血的结膜下，可触及游动性、硬度不等、直径1 cm左右的肿块或条索状物，若肿块破溃，裂头蚴主动逸出，症状可逐渐消失。裂头蚴可侵入眼球内，发生眼球突出、眼球运动障碍，严重者出现角膜溃疡、虹膜睫状体炎、玻璃体混浊，甚至并发白内障而失明。眼裂头蚴病在临床上常被误诊为睑腺炎(麦粒肿)、急性葡萄膜炎、眼眶蜂窝组织炎、肿瘤等，往往在手术后才被确诊。

(2) 皮下裂头蚴病：多累及四肢躯干浅表部，如腹壁、胸壁、乳房、外生殖器以及四肢皮下等，表现为游走性皮下结节。结节呈圆形、柱形或不规则条索状，大小不一，直径0.5～5 cm，局部可有瘙痒、虫爬感等，若伴有炎症可以出现间歇性或持续性疼痛或触痛，有时可出现荨麻疹。

(3) 口腔颌面部裂头蚴病：常在口腔黏膜或颊部皮下出现硬结，直径 0.5～3 cm，患处红肿、发痒或有虫爬感，并多有小白虫逸出史。多数患者有用蛙肉、蛙皮、蛇肉敷贴患处治疗腮腺炎、牙痛等病史。

(4) 脑裂头蚴病：临床表现与脑肿瘤难以鉴别。主要症状有阵发性头痛、癫痫发作，严重时出现昏迷或伴喷射状呕吐、视物模糊、间歇性口角抽搐、肢体麻木、抽搐，甚至瘫痪等，极易误诊。脑内裂头蚴大小可达 70 mm×(2～5)mm。

(5) 内脏裂头蚴病：罕见，临床表现因裂头蚴寄生部位而定，有的可以自消化道侵入腹腔引起炎症反应，有的可侵入肺脏或肝脏，或同时侵入多脏器，还可见于脊髓、椎管、尿道和膀胱等处，引起较严重后果。

【实验室检查】

对疑似患者应详细询问病史，了解患者是否食用过生的蛙肉、蛇肉、猪肉等，或用蛙肉敷贴伤口，对诊断有重要的参考价值。

(一) 绦虫病

可通用粪检节片或虫卵诊断。

(二) 裂头蚴病

主要经手术摘取虫体鉴定，必要时可进行动物接种，将摘取的活裂头蚴喂猫 15～30 天后，解剖取成虫鉴定诊断。脑裂头蚴病采用 CT、MR 等影像技术有助于诊断，亦可用裂头蚴抗原做皮内试验或酶联免疫吸附试验等免疫学方法辅助诊断，患者一般在感染 30 天后出现阳性反应，但与猪囊尾蚴病患者血清有部分交叉反应。

【流行与防治】

(一) 分布

曼氏迭宫绦虫分布广泛，但人体感染成虫很少见。国内仅报道 21 例。主要分布于上海、广东、福建、四川等省、直辖市。裂头蚴病多见于朝鲜、日本、印度尼西亚等亚洲国家。国内已报道 800 余例，分布于 21 个省、自治区、直辖市，包括广东、四川、浙江、福建、湖南、海南、江苏、广西、云南、贵州、江西、湖北、河南、吉林、新疆、安徽、辽宁、河北、上海、北京等，其中以南方多见，以 10～30 岁感染最多，男性多于女性，男女之比为 2∶1，各民族均有。

(二) 流行因素

本病流行主要与民间的陋俗有关。如广东、福建等地的居民，用蛙肉或蛙皮贴敷伤口或脓肿，导致蛙肉中的裂头蚴直接经皮肤或黏膜侵入人体而感染，有的居民有生食或半生食蛙肉、蛇肉、猪肉等不良习惯，导致裂头蚴穿过肠壁，进入腹腔，移行于人体各部位寄居。另外，饮用生水或游泳时饮入含有原尾蚴的剑水蚤也可感染。原尾蚴也可直接经破损的皮肤或黏膜侵入人体而感染。

(三) 防治措施

本病防治主要是加强卫生宣传教育，不用生蛙肉贴敷伤口，不食生的或半生的蛙、蛇等肉类，不饮生水。成虫寄生可采用槟榔、南瓜子联合驱虫，或用阿苯达唑、吡喹酮等化学药物驱虫。裂头蚴病主要以手术摘除根治。也可服用吡喹酮、阿苯达唑或用 40%乙醇、普鲁卡因 2～4 mL 局部杀虫治疗。增殖裂头蚴病多用保守疗法。

五、刚地弓形虫

刚地弓形虫(*Toxoplasma gondii* Nicolle & Manceaux，1908)由 Nicolle 和 Manceaux 于 1908 年发现，是一种广泛寄生于人和动物的原虫，能引起人兽共患的弓形虫病(toxoplasmosis)。属名源自希腊单词"Toxoii"，"弓形"的意思，取意于弓形虫速殖子在细胞外时的形态；种名源自北非刚地梳趾鼠(*Ctenodactylus gondii*)，弓形虫是最早从这种鼠体内分离的。世界首例弓形虫患者报道于 1920 年，我国第 1 个病例发现于 1964 年。以前由于病例少见，症状轻微，故弓形虫和弓形虫病一直未引起人们的足够重视。近年来，由于弓形虫病的几次暴发流行、艾滋病的增加以及诊断水平的提高，人们逐渐认识到弓形虫是一种非常重要的机会性致病原虫(opportunistic protozoan)。在某些情况下，它可以引起严重的疾

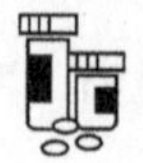

病，如孕妇感染可影响胎儿发育，严重者可致流产、早产、畸胎甚至死胎；免疫抑制或免疫缺陷的人群（如器官移植受者或艾滋病患者）可导致弓形虫的机会性感染。据报道，有6%～10%的艾滋病患者并发弓形虫病，艾滋病患者所患脑炎中有50%是由弓形虫引起的。由于弓形虫的高感染率及其与围生医学、优生优育和艾滋病以及畜牧业的密切关系，近年来已引起人们的高度重视。

【形态】

弓形虫的生活史复杂，有5个不同的发育阶段：滋养体、包囊、裂殖体、配子体和卵囊（囊合子）。以上5种形态均可存在于终末宿主（猫和猫科动物）体内，在中间宿主（如人、哺乳动物、鸟类等）体内仅有滋养体和包囊两种形式（图5-8）。

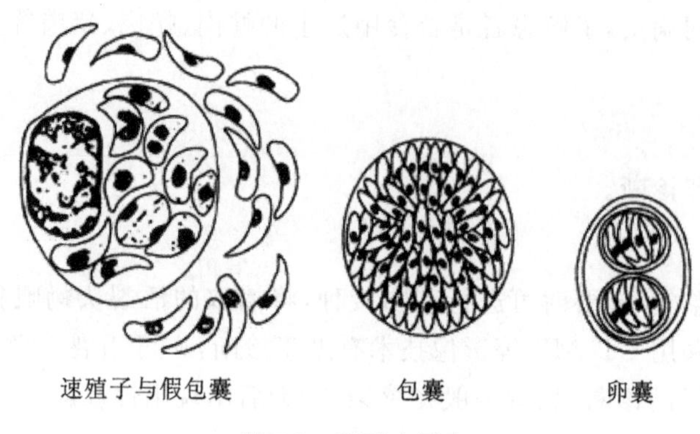

图5-8 弓形虫形态

1. 滋养体 滋养体，因其分裂增殖速度快，又称速殖子。呈弓形、月牙形、香蕉形，一边扁平，另一边较膨隆；一端较尖，一端钝圆。速殖子长4～7 μm，最宽处2～4 μm。经姬氏染色或瑞氏染色后可见胞质呈蓝色，胞核呈紫红色，核位于虫体中央（图5-8）。滋养体寄生于宿主细胞内，以宿主细胞膜为囊壁的速殖子集合体称假包囊（图5-8），速殖子增殖至一定数量时，包膜破裂，速殖子散落到细胞外，可进入其他细胞内继续繁殖。

2. 包囊 包囊呈圆形或椭圆形，直径5～100 μm，具有一层富有弹性的坚韧囊壁（图5-8）。囊内滋养体缓慢增殖或相对静止，称缓殖子。包囊内含数个至数百个虫体，在一定条件下可破裂，破裂出的虫体重新进入新的细胞形成新的包囊，可在组织内长期生存，或转变成为速殖子。

3. 卵囊 卵囊圆形或椭圆形，具有两层光滑透明的囊壁，大小为10～12 μm。成熟卵囊含2个孢子囊，每个分别由4个呈新月形的子孢子组成。

【生活史】

（一）生活史发育过程

弓形虫生活史复杂，包括有性生殖和无性生殖阶段，猫是弓形虫的终宿主兼中间宿主，在体内进行有性生殖和无性生殖。人或其他哺乳动物为中间宿主，只能进行无性生殖。弓形虫对中间宿主的选择极不严格，除哺乳动物外，鸟类、鱼类和人都可寄生，对寄生细胞的选择也无特异性，除成熟红细胞外的有核细胞均可寄生（图5-9）。

1. 终宿主体内的发育 猫和猫科动物吞入带有弓形虫包囊、假包囊的动物内脏、肉类组织，或成熟卵囊污染的食物、水而感染。在消化液作用下子孢子、速殖子、缓殖子在小肠腔内逸出，主要在回肠部小肠上皮细胞内发育繁殖，形成含有多个核的裂殖体，裂殖体成熟后释放出裂殖子，侵入新的肠上皮细胞形成第二、第三代裂殖体；经数代裂殖体增殖后，部分裂殖子发育为雌、雄配子体，继而发育成雌、雄配子，雌、雄配子受精成为合子，最后形成卵囊，卵囊由上皮细胞逸出而进入肠腔，随粪便排出体外。

弓形虫在猫体内除了可以进行有性生殖外，也可以进行无性繁殖，发育过程与在中间宿主体内相同。

2. 中间宿主体内的发育 当卵囊、包囊或假包囊侵入哺乳类或鸟类体内后，逸出的子孢子、缓殖子和速殖子侵入肠壁，经过血和淋巴进入单核-巨噬细胞系统内寄生，并扩散至全身各器官的细胞内发育繁殖。侵入的过程一般是先以前端的类锥体（conoid）接触宿主细胞膜，使细胞出现凹陷，虫体前端借助棒状体（rhoptry）分泌的“穿透增强因子”（penetration enhancing factor，PEF）的作用及旋转运动穿入细胞膜，虫

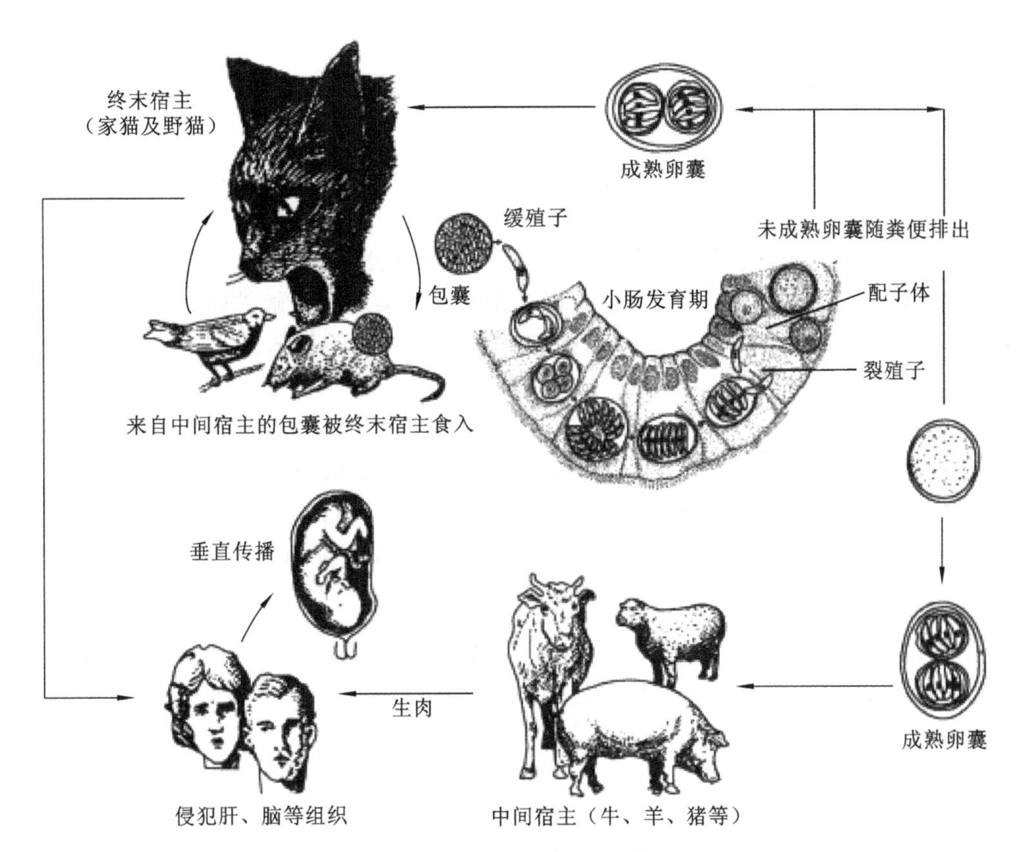

图 5-9　弓形虫的生活史和传播方式

体后部随后以阿米巴运动的方式进入细胞质。此外，也可通过吞噬细胞的吞噬作用进入细胞内（图5-10）。虫体侵入细胞所需时间及侵入能力随虫株的毒力不同而有所差异，同一虫株亦有个体的差别。

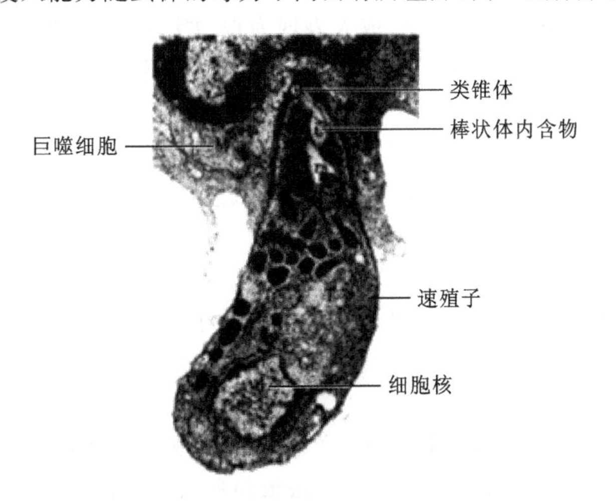

图 5-10　弓形虫速殖子侵入巨噬细胞的电镜图

弓形虫除了主要在胞质内繁殖外，尚可侵入细胞核内繁殖。在细胞质或细胞核内进行二分裂和肉芽生殖的过程中，虫体可形成各种各样的群落，如环形、半环形、多环形、长队形、玫瑰花形和蜂窝形等。当宿主细胞破裂后，速殖子又侵入新的宿主细胞，继续不断地发育和增殖。在机体免疫力正常时，速殖子侵入宿主细胞后，特别是在脑、眼及骨骼肌等组织，虫体不再进行迅速增殖，而是分泌特殊物质形成囊壁，在囊内进行缓慢增殖，直至形成独立的包囊。包囊在宿主体内可存在数月、数年甚至终生。此外，包囊也可破裂释放出缓殖子，后者再侵入其他健康细胞继续缓慢重复上述过程。在机体抵抗力较差、免疫缺陷或使用了免疫抑制剂的情况下，或因虫株毒力增强时，形成假包囊。假包囊内的速殖子增殖非常迅速，细胞胀破后释放出的速殖子再侵入其他正常细胞，如此便迅速造成全身广泛感染。弓形虫毒力与机体的免疫力之间始终处于一种动态平衡，从而造成急性期和慢性期可以互相转变的状态。

（二）生活史要点

(1) 猫及猫科动物是该虫的终宿主，以家猫为主。在终宿主小肠细胞内进行有性生殖，形成卵囊随猫粪便排出。猫亦可作为中间宿主。

(2) 人、哺乳动物、鱼类、鸟类等多种动物是该虫的中间宿主，弓形虫对中间宿主及寄生细胞无严格的选择性，可寄生于除成熟红细胞外的所有有核细胞内。

(3) 人体感染弓形虫的方式多样化，感染阶段包括：卵囊、包囊、假包囊。感染方式有：①食入未煮熟的含弓形虫的肉、蛋、奶而感染。②经损伤的皮肤和黏膜而感染。③接触被卵囊污染的土壤、水源而感染。④经输血、器官移植而感染。⑤节肢动物携带卵囊也有一定的传播意义。⑥接触宠物猫、鸟类而感染。

【致病】

弓形虫造成的损害与虫体毒力、宿主的免疫状态有关。速殖子期是弓形虫的主要致病阶段。包囊内缓殖子是引起慢性感染的主要方式。宿主感染弓形虫后，在免疫功能正常情况下，多数无明显症状；当宿主有免疫缺陷或免疫功能低下时才引起弓形虫病。临床上分为先天性和获得性弓形虫病两类。

（一）先天性弓形虫病

先天性弓形虫病发生于初孕妇女感染弓形虫后经胎盘使胎儿感染。受染胎儿或婴儿多数表现为隐性感染，有的出生后数月甚至数年才出现症状；也可造成孕妇流产、早产、畸胎或死产。脑积水、大脑钙化灶、视网膜脉络膜炎和精神、运动障碍为先天性弓形虫病典型症状；也可见发热、皮疹、呕吐、腹泻、黄疸、肝脾肿大、贫血、心肌炎、癫痫等表现。

（二）获得性弓形虫病

获得性弓形虫病为出生后由外界获得的感染。患者多数与职业、生活方式、饮食习惯有一定关系。淋巴结肿大是获得性弓形虫病最常见的临床类型，多见于颌下和颈后淋巴结，一般无需治疗可自愈。弓形虫常累及脑、眼部，引起中枢神经系统异常表现，免疫功能低下者常表现为脑炎、脑膜脑炎、癫痫和精神异常。弓形虫眼病者以视网膜脉络膜炎多见，成人表现为视力突然下降，婴幼儿可见手抓眼症，对外界事物反应迟钝，也可出现斜视、虹膜睫状体炎、葡萄膜炎等，多见双侧性病变，并常伴有全身反应或多器官病损。

隐性感染者，若出现免疫功能降低或免疫缺陷，如肿瘤患者，长期使用免疫抑制剂、艾滋病、器官移植等患者，都可使包囊内原虫扩散，出现急性感染。若弓形虫急性播散，常可引起脑膜脑炎、肝炎、肺炎、关节炎、肾炎等疾病。

【实验室检查】

病原学诊断　查找滋养体，具有确诊意义。在急性期由于弓形虫在体内大量增殖，因此滋养体检出率较高；在隐性感染期，弓形虫在体内的增殖速度慢，且主要存在于肌肉、脑组织中，相对检出率低。

1. 病原学检查

(1) 涂片染色法：将急性期患者的胸水、腹水、羊水、血液或脑脊液等离心沉淀、涂片，或取活组织穿刺物直接涂片，经姬氏染色后，镜检弓形虫速殖子。此法虽简便，但阳性检出率不高，阴性者需做进一步检查。采用免疫荧光或酶染色法，可提高虫体的检出率。

(2) 动物接种分离法或细胞培养法：将样本接种于敏感动物小白鼠的腹腔内，一周后取腹腔液进行检查，阴性者需盲传至少3次；还可将样本接种于离体培养的单层有核细胞中进行体外培养。动物接种和细胞培养均是比较常用的病原学检查方法。

2. 血清学检查　由于弓形虫病原学检查比较困难且阳性率不高，所以血清学检查仍是目前广泛应用的重要诊断参考依据。常用方法如下。

(1) 染色试验(dye test，DT)：经典的血清免疫学方法，其特异性、敏感性和重复性较好。由于活的弓形虫速殖子在致活因子的参与下，与样本中相应的特异性抗体反应，虫体表膜受损而不被亚甲蓝着色，因此，可通过活虫体染色情况来判读结果。镜检时60%虫体不被亚甲蓝着色者为阳性，反之为阴性。阳性血清最高滴度以50%虫体不着色者为判断标准。

（2）间接血凝试验（indirect hemagglutination assay，IHA）：此法操作简便易行，有较好的特异性和敏感性。其原理是采用致敏的红细胞与受检血清进行反应，根据是否出现凝集反应来判别阴性与阳性。该法现已广泛应用于弓形虫病的诊断和现场调查。

（3）间接免疫荧光抗体试验（indirect immunofluorescent antibody test，IFAT）：采用完整虫体为抗原，与血清中被测抗体反应后，再以荧光标记的二抗来检测相应抗体是否存在。此法可通过荧光标记不同类型及亚型的第二抗体，来检测同型与亚型抗体，其中 IgM 的检测具有早期诊断价值。

（4）酶联免疫吸附试验（enzyme-linked immunosorbent assay，ELISA）：目前最常用的方法之一，现有多种改良法通过检测宿主体内的特异性循环抗原或抗体，用以早期诊断急性感染和先天性弓形虫病。目前，临床上多采用同时检测 IgM、IgG 的方法来诊断现症感染。

3. 基因诊断 近年来将 PCR-DNA 探针技术应用于检测弓形虫感染，更具有灵敏、特异、早期诊断的意义并开始试用于临床。但由于基因诊断技术的高度敏感性，操作不当容易产生假阳性，因此最好在一些条件好的实验室，由专业技术人员进行。另外，在孕妇怀孕期间，进行 B 超检查、羊水或胎血检查，可以了解弓形虫抗体水平的动态变化、胎儿子宫内受感染与否以及受损情况，以便采取相应措施，预防或减少不良后果的发生。

【流行与防治】

（一）分布

该病为动物源性疾病，呈世界性分布，许多哺乳动物、鸟类是本病的重要传染源，人群感染也相当普遍。据血清学调查，人群抗体阳性率为 25%～50%，我国为 5%～20%，多数属隐性感染。人体感染率较高的有古巴、法国、英国、新加坡和巴西等国。我国各省、自治区、直辖市均有人体弓形虫感染报道。造成广泛流行的原因有：①多种生活史阶段都具有感染性。②中间宿主广泛，家畜、家禽均易感。③可在终宿主与中间宿主之间、中间宿主与中间宿主之间多向交叉传播。④包囊可长期生存在中间宿主组织内。⑤卵囊排放量大，且对外界环境抵抗力强。

（二）流行

1. 流行概况 本病为人兽共患的寄生虫病，呈世界性分布。人群感染相当普遍，据血清学调查，人群抗体阳性率为 25%～50%。国内自 1957 年首先从猫和兔中分离出弓形虫，1964 年首次发现人体弓形虫病例，此后报道逐渐增多。20 世纪 80 年代，我国开展了全国性的弓形虫人体流行病学调查，已有 14 个省、自治区、直辖市有病例报道，感染率在 0.33%～11.76%之间，多属隐性感染。许多哺乳类、鸟类及爬行类动物均有自然感染。特别是一些与人关系密切的家畜（牛、羊、猪、犬、兔等）感染率相当高，可达 10%以上，是人体弓形虫感染的重要传染源。

弓形虫感染广泛流行的原因：①生活史各阶段均有感染性；②中间宿主广泛，家畜、家禽均易感染；③可在终宿主间、中间宿主间，终宿主与中间宿主间互相感染；④包囊可在中间宿主组织内长期存活，有报道猪肉中的包囊在冷冻状态下可存活 35 天；⑤卵囊排放量大，且对外界环境抵抗力强，在自然界常温、正常湿度条件下可存活 1～1.5 年。

2. 流行环节

（1）传染源：猫和猫科动物（如野猫、豹猫、美洲豹等）为重要传染源，其他哺乳类动物、禽类也是传染源。此外，弓形虫在母体内可通过胎盘垂直感染胎儿。

（2）传播途径：有先天性和获得性两种。前者指胎儿在母体经胎盘血而感染。后者主要因食入未煮熟的含有弓形虫的肉、蛋、奶而感染；也可经皮肤、黏膜损伤处或经输血、器官移植而感染；接触被卵囊污染的土壤、水源亦为重要的传播途径。节肢动物（蝇、蟑螂）携带卵囊也有一定的传播意义。

（3）易感人群：人类对弓形虫普遍易感。尤其是胎儿、婴幼儿、肿瘤和艾滋病患者更易感染，长期应用免疫抑制剂及免疫缺陷的隐性感染者可急性发作。此外，感染率与职业、生活方式、饮食习惯密切相关。

（三）防治措施

（1）加强对家畜、家禽和可疑动物的监测和隔离，捕杀无经济价值野生动物。

（2）加强肉类检疫、饮食卫生和养猫的管理，教育群众不吃生或半生的肉、奶，并对孕妇定期做弓形虫常规检查，以防止先天性弓形虫病的发生。

(3) 对急性期患者应及时进行药物治疗，但迄今尚无理想的特效药物。米诺环素加磺胺嘧啶、磺胺嘧啶加乙胺嘧啶治疗，效果较好。克林霉素、乙胺嘧啶加 TMP 增效剂、克林霉素加螺旋霉素都有一定疗效。孕妇应首选螺旋霉素，其毒性小，组织内分布浓度高。疗程中适当配用免疫增强剂可提高疗效。

近年来，国内外进行探索性抗弓形虫病治疗的报道很多。其中我国研究人员将中药用于弓形虫病的实验治疗已取得了一定进展，实验证明：许多中药或其提取物如甘草、补骨脂、厚朴、青蒿素、蒿甲醚、扁桃酸、松萝酸等，在体外或对细胞内的弓形虫具有明显的杀伤破坏作用，很有希望成为治疗弓形虫病的特效且副作用小的药物。此外，研制高效、安全的弓形虫疫苗无疑是一种好的预防措施。动物实验表明，减毒活疫苗在抗弓形虫感染中有较好的保护作用，但此类疫苗能经突变恢复毒力，具有潜在致病危险；利用天然或重组的弓形虫抗原分子(如 p30 抗原等)作为亚单位疫苗或核酸疫苗，或与其他抗原或细胞因子联合制成复合疫苗等，可提高机体的抗感染力，应用潜力较大，但尚未见应用于人体的报道。

六、疥螨

疥螨(sarcoptic mite)是一种皮肤内永久性寄生的螨类，寄生于人和哺乳动物的皮肤表皮角质层内，引起的一种有剧烈瘙痒感的顽固性皮肤病，称为疥疮(scabies)，寄生于人体的疥螨称为人疥螨(sarcoptes scabiei)。

【形态】

1. 成虫 疥螨微小，体呈圆形或椭圆形，乳白色或浅黄色。雌螨大小为(0.3～0.5) mm×(0.25～0.4) mm，雄螨略小于雌螨。疥螨由颚体、躯体和足体组成。颚体短小，包括须肢和螯肢。躯体后半部有杆状的刚毛和长鬃。有短足 4 对，短粗呈圆锥形，前两对足末端有带长柄的爪垫(称为吸垫)；后两对足依雌、雄虫不同其结构有所差异。若为雌螨，其后两对足末端均有一根长刚毛，前后两对足之间的中央有一横裂的产卵孔，末端有一纵裂的阴道；若为雄螨，第 3 对足末端有 1 根长刚毛，第 4 对足末端为柄状吸垫，钟形的外生殖器位于第 4 对足基之间，中间有一弯钩状阳茎，体末有一小圆形的肛门(图 5-11)。

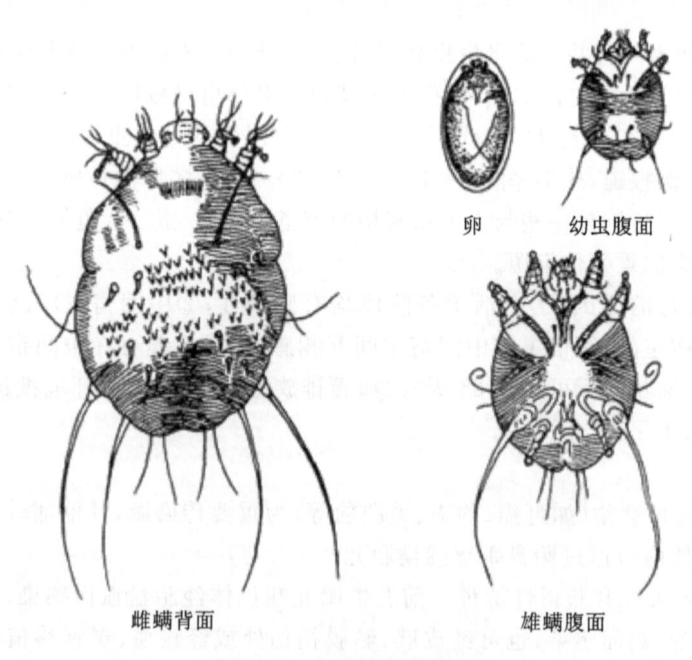

图 5-11 人疥螨各期形态

2. 幼虫 幼虫大小为(0.12～0.16) mm×(0.1～0.15) mm，足 3 对，前两对足具有柄状吸垫，后 1 对足有 1 根长刚毛。幼虫经蜕皮发育为若虫，前若虫长为 0.16 mm，后若虫长 0.22～0.25 mm，有足 4 对(图 5-11)。

3. 虫卵 虫卵呈长椭圆形，淡黄色，壳薄，大小约为 0.1 mm×0.5 mm，雌螨于宿主皮内产卵，虫卵常以 4～6 个聚集在皮肤隧道中，卵经 3～4 天即发育为幼虫(图 5-11)。

【生活史】

（一）生活史发育过程

疥螨的生活史包括卵、幼虫、前若虫、后若虫及成虫 5 个时期（图 5-12）。雄螨成虫和雌螨的后若虫进行交配，交配后不久雄螨死亡，雌性后若虫在交配后 20～30 min 钻入皮内，蜕皮为成虫，2～3 天后在其挖掘的窄而浅的隧道内产卵。雌虫产卵量每天 2～4 个，一生可产 40～50 个。卵期为 3～4 天，卵孵出的幼虫即生活在隧道中，经 3～4 天蜕皮发育为若虫。若虫分前若虫和后若虫，后若虫已有雌雄之别。从卵到成虫的发育需 8～22 天，平均 15 天。雌螨寿命为 5～6 周。

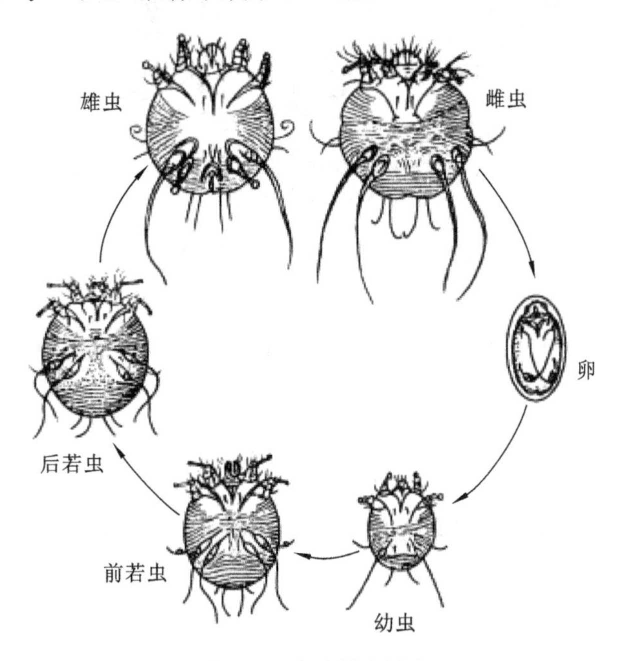

图 5-12　人疥螨生活史

（二）生活习性

疥螨适宜在温度低、湿度高的环境中生存，在外界较湿润，15～35 ℃的温度条件下，疥螨活动正常并具有感染力。疥螨常常通过握手、同床睡眠等直接接触或通过患者的被服、手套、鞋袜等间接接触而传播。寄生于人体表面的疥螨随着入睡后被褥中温度的升高而加剧活动和啮食，其分泌物、排泄物刺激皮肤，引起奇痒感。

疥螨寄生在宿主表皮角质层内，啮食角质组织和淋巴液，并以螯肢和足在皮下挖掘出一条与体表平行的迂曲隧道，隧道可达 10～15 mm（图 5-13）。

雌疥螨挖掘隧道的能力较强，每天可挖 0.5～5 mm，交配受精后的雌疥螨功能更为活跃，前若虫与幼虫则不能挖掘隧道，只能生活在雌疥螨所挖掘的隧道中。

（三）寄生部位

疥螨常寄生于人的手指、手腕曲面、肘窝、腋窝、脐周、腹股沟、踝、趾间以及阴囊、阴茎、乳房下等皮肤较柔软嫩薄之处，婴儿则全身均可被侵犯。

【致病】

疥螨是疥疮的病原体。引起疥疮的致病因素主要是雌疥螨在皮内挖掘隧道导致机械性损害和疥螨的分泌物、排泄物及死亡虫体的裂解产物所引起的超敏反应。疥疮初期，在隧道口出现红色点状丘疹，随后即转为水疱。典型的皮损为丘疹、水疱、隧道、脓疱、结节肉芽肿等。丘疹呈淡红色，针头大小；水疱直径 2～4 mm；脓疱呈乳黄色；结节多为黄豆或绿豆大小，呈棕红色；隧道为浅灰色或浅黑色的弯曲细线。雌虫常位于隧道盲端。局部剧烈的瘙痒是疥疮最显著的症状，白天较轻，夜晚加剧，睡后更甚。常因剧烈瘙痒、搔抓使皮肤破损、出血，并引起继发性细菌感染，导致脓疱、毛囊炎和疖肿等并发症的发生。

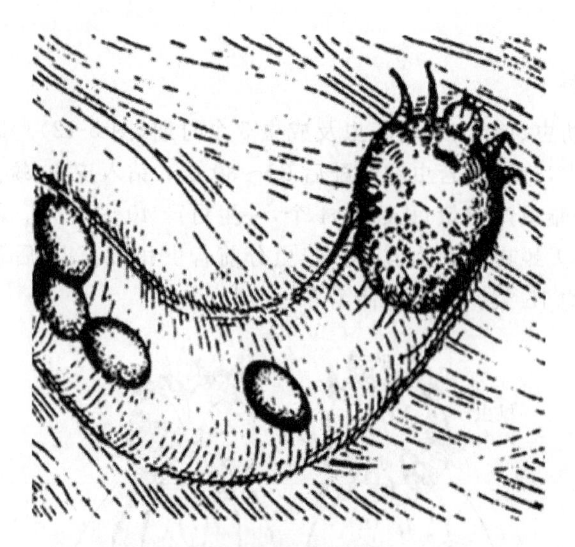

图 5-13　皮肤隧道中的雌疥螨和卵

【实验室检查】

根据病史及临床症状可作初步诊断,检出疥螨或其虫卵则可确诊。病原体检查常用针挑法或皮肤刮取法。

【流行与防治】

（一）分布

本病呈世界性分布,多发于卫生条件较差的家庭和集体住宿的儿童、青少年等人群中。

（二）流行因素

1. 感染方式　直接接触传播为其主要的传播方式。如与患者握手、同床睡眠等,特别夜间睡眠时疥螨活动十分活跃,常在宿主皮肤表面爬行和交配而增加传播的机会。其次为间接传播,如通过患者的被服、手套、鞋袜及公共浴室、更衣室等传播,由于雌疥螨离开宿主后尚能产卵、孵化及生存 3～10 天,因此间接传播机会也较多。人疥螨的流行与个人卫生有密切的关系。

此外,圈舍等环境污染物在疥螨的传播与流行中也起着重要作用。当宿主接触被疥螨污染的环境极易感染上疥螨。如将小猪暴露于被疥螨污染的环境中,24 h 后小猪即感染上疥螨。同时疥螨病在春冬季发病率明显高于夏秋季,其流行还具有周期性。

2. 传染源　患者和保虫宿主是疥螨的传染源。除人疥螨外,许多寄生于马、牛、羊、猪、狗、兔、猫等哺乳动物的疥螨,偶然也可感染人体,但时间短、症状轻。一般停止接触、阻断继续传播后很快痊愈。

（三）防治措施

1. 药物治疗　外用 5%～10%硫磺软膏、10%苯甲酸苄酯、伊维菌素、10%优力肤霜、3%肤安软膏及复方敌百虫霜剂,用药前用温水洗净患处,待干后再涂抹药物。治疗 1 周左右没有新的皮损出现可视为治愈。

2. 预防措施　加强卫生教育,注意个人卫生。特别注意避免与患者接触,不穿患者的衣物,勤洗澡、换衣,发现患者应及时治疗,并对患者用过的衣服、手套等进行煮沸或用其他消毒方法处理。

【检验技术】

可用针挑法检查疥螨。

1. 实验材料　消毒针头、刮片刀或手术刀、医用矿物油、载玻片、光学显微镜或解剖显微镜等。

2. 操作方法　用消毒针头挑破隧道顶端表皮,取出镜检;或以医用矿物油滴于皮肤患处,再用刮片刀刀片轻刮,将刮取物镜检;或采用带外光源的解剖显微镜直接检查皮损处,可清晰地看到隧道内疥螨轮廓,再用手术刀取出疥螨。

3. 注意事项　使用的载玻片必须干燥、洁净无油渍;所用的器械必须严格消毒,做到一人一针或一人一刀片,避免交叉感染。取材部位要准确,必要时可根据虫体的形态特点进行染色检查。

七、蠕形螨

蠕形螨(demodicid mite)俗称螨虫，也称毛囊虫。蠕形螨是一类寄生于多种哺乳动物的毛囊、皮脂腺的永久性寄生螨类，可引起皮炎、痤疮、眼睑缘炎等。寄生于人体的蠕形螨有两种，即毛囊蠕形螨(*Demodex folliculorum*)和皮脂蠕形螨(*Demodex brevis*)，它们为蠕形螨病的病原体。

【形态】

（一）成虫

蠕形螨体狭长，呈蠕虫状，半透明，乳白色，成虫体长 0.1～0.4 mm，此虫略大。虫体分颚体、足体和末体三部分。颚体位于躯体前端，宽短呈梯形，由螯肢和须肢组成。针状螯肢 1 对，平时收藏于口前腔内，须肢 1 对，分为 3 节，可弯曲运动，有助于运动和蜕皮，端部具有 5 个倒生的须爪，能破裂宿主上皮细胞；足体约占体长 1/3，腹面有足 4 对，粗短，基节与腹壁愈合形成扁平基节片，不能运动，其他各节呈套筒状，能做伸缩活动，各跗节具有 1 对三叉爪，雄性生殖器孔位于足体背面的第 2 对足基之间；雌性生殖孔在腹面第 4 对足基之间。末体细长，其表皮具有明显环状横纹。毛囊蠕形螨虫体细长，末体占躯体的 2/3～3/4，末端钝圆；皮脂蠕形螨虫体粗短，末体占躯体的 1/2，末端尖，呈锥状(图 5-14)。

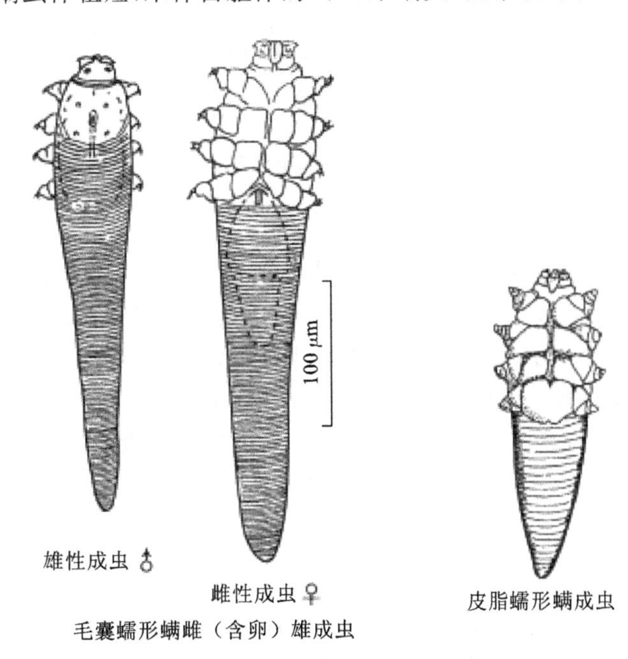

图 5-14　人体蠕形螨形态

（二）幼虫

卵孵出的新生幼虫体狭长，平均 0.283 mm×0.034 mm，足 3 对；前若虫平均 0.365 mm×0.036 mm，体长超过成虫，足 4 对；若虫体更长，平均 0.392 mm×0.042 mm，体表环状皮纹不清，足 4 对，各足无分节，可做伸缩活动，基节骨突 4 对。

（三）虫卵

卵无色半透明，壳薄，卵内可见幼胚。毛囊蠕形螨卵呈小蘑菇状或蝌蚪状，大小约 0.04 mm×0.10 mm；皮脂蠕形螨卵呈椭圆形，头端略大，大小约 0.03 mm×0.06 mm，卵内幼胚结构不清。

【生活史】

（一）生活史发育

两种蠕形螨的生活史基本相似，包括卵、幼虫、前若虫、若虫及成虫 5 个时期(图 5-15)。

成虫均寄生在毛囊或皮脂腺内，受精的雌虫产卵于毛囊，单产，经过 60 h 发育孵出新生幼虫，幼虫不断以体脂为食，并能刺吸上皮细胞内含物，经 34 h 发育蜕皮为前若虫，前若虫经 72 h 取食发育蜕皮成若虫，若虫经 60 h 发育蜕皮为成虫。雌、雄虫于 120 h 发育成熟，雌雄成虫在毛囊口处交配，雄螨交配后即死亡，雌螨进入毛囊或皮脂腺内产卵。蠕形螨从卵、幼虫、前若虫、若虫最终发育为成虫需要半个月。蠕形螨寿命 4 个月左右。

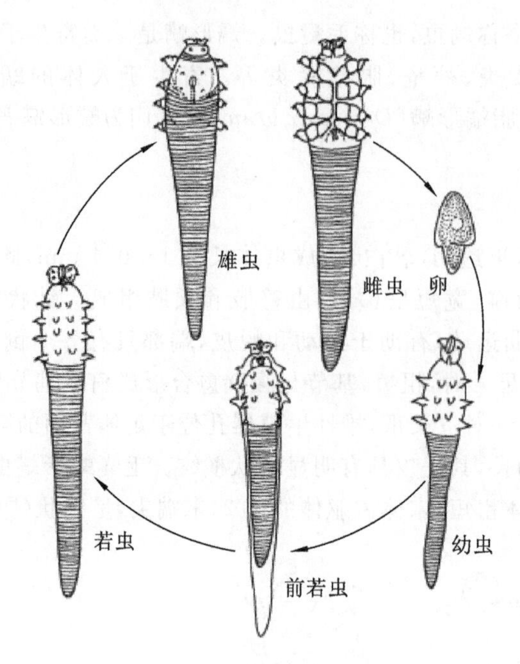

图 5-15　毛囊蠕形螨生活史

（二）生长发育环境

蠕形螨对环境的温度、湿度、酸碱度及消毒洗涤用品较为敏感。一般耐低温而不耐高温，8～30 ℃存活时间较长，25～26 ℃活动最活跃，54 ℃为致死温度，58 ℃时存活时间不到 1 min，5 ℃可存活 1 周左右，0 ℃时成虫也可存活十余小时。温度较高的环境有利于蠕形螨生存，在潮湿的纱布中能存活 2～6 天，在干燥日晒的空气中存活时间很短。蠕形螨最适宜生存的 pH 值为 7.0，并对酸性的耐受力比碱性强，皮脂蠕形螨更为明显。一般情况下，蠕形螨经 75%乙醇或 3%甲酚皂溶液（来苏儿）消毒 15 min 可死亡。但 0.1%苯扎溴铵液（新洁尔灭）、巴士消毒液及普通洗涤用品如洗衣粉、浴液、香皂、洗面奶等对蠕形螨无杀灭作用。

（三）寄生部位

蠕形螨寄生在人体皮脂腺发达的部位，主要在头面部，如额、鼻、颊、颏、头皮、眼睑、外耳道及颈、胸、肩背、乳头、大阴唇、阴茎及肛门等。寄生于人体的两种蠕形螨寄生的内环境不同，毛囊蠕形螨寄生于毛囊深部，常有 10 条甚至更多群居在毛囊口；皮脂蠕形螨则常单个寄生在皮脂腺内。

（四）感染特点

成虫为蠕形螨的感染阶段，毛囊蠕形螨和皮脂蠕形螨可同时感染人体。

【致病】

蠕形螨具有一定的致病性，其致病的因素与虫种、感染度、宿主反应和合并细菌感染的程度有关。一般人群感染率可高达 99.5%，但患病率只有 10%。蠕形螨主要寄生在皮脂腺发达的部位，以颜面部为主，症状以轻微痒痛或烧灼感多见。蠕形螨钻入人体毛囊和皮脂腺内，破坏上皮细胞和腺细胞，引起毛囊扩张、上皮细胞变性；感染度高，可导致角化过度填塞毛囊口妨碍皮脂外溢，及导致真皮细胞毛细血管增生、扩张。合并细菌感染时，则引起毛囊周围细胞浸润，纤维组织增生，临床表现为鼻尖和鼻翼两侧皮肤弥漫性潮红，出现充血、丘疹、红斑、脓疱、结痂及脱屑等，严重时可成批发生，经久不愈，发展为痤疮、疖肿（图 5-16）。

【实验室检查】

蠕形螨的检出率与检查方法、取材部位、检查时间、检查次数、宿主体温及环境温度均有关。常用的检查方法有刮取法或挤压涂片法、透明胶纸粘贴法。挤压涂片法快捷、方便，临床门诊常用；透明胶纸粘

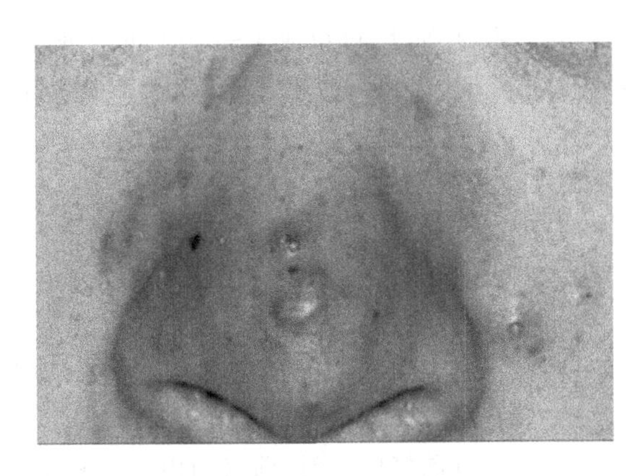

图 5-16 毛囊蠕形螨致病

贴法具有受检者痛苦少、安全性高、检查面积大、标准统一等特点，常用该法进行定性、定量检测。一般鼻翼部位采用刮取法，额、颊部采用透明胶纸粘贴法检出率高。检出率夜间高于白天；体温增高者高于体温正常者；春夏季高于秋冬季。检查次数增多可提高检出率。

【流行与防治】

（一）分布

蠕形螨感染呈世界性分布，全球人群感染率为27%～100%，国内感染率在0.8%～99.5%；年龄从4个月的婴儿到90岁的老人均可感染；感染没有种族、性别差异；各行各业人群均可感染，并有家庭聚集现象；春夏季感染率高于秋冬季，热带地区感染率高于寒带地区。人对蠕形螨无免疫性，相反，随年龄增长可增高，与皮脂分泌增多有关。人群以毛囊蠕形螨感染为多见，部分患者可同时感染两种蠕形螨。

（二）流行因素

蠕形螨可通过直接接触和间接接触传播。直接接触包括接吻、握手、贴脸、喂奶等行为，是蠕形螨传播的主要途径；间接接触常见于使用公用毛巾、脸盆、衣被、剃须刀等物品。由于蠕形螨对外界环境抵抗力较强，对温度及酸碱度的适应范围较大，普通肥皂、化妆品等均不能将其杀死，造成间接接触传播机会较多。

（三）防治措施

1. 对症治疗 目前尚缺乏理想的药物。外用药物有一定疗效。常用的外用药物有5%～10%硫磺软膏、1%～2%甲硝唑乳膏、20%苯甲酸苄酯乳剂、复方百部酊、新肤螨灵软膏、毛囊虫糊剂等。

2. 辅助治疗

(1) 配以维生素B6或复合维生素B、甲硝唑或奥硝唑等口服使用效果更理想。

(2) 洗涤化妆品可用硫磺皂、硫磺乳等。

3. 预防措施 加强卫生教育，综合防控，预防为主。个人预防上要避免与患者、带虫者的直接接触，切忌与患者或带虫者接吻、贴脸，患病大人避免亲吻小孩等。不穿患者的衣物，勤洗被褥，勤换衣，对患者用过的衣服、手套等以58 ℃以上温度3 min进行杀菌灭螨的处理。

【检验技术】

（一）刮取法或挤压涂片法

1. 实验材料 载玻片、盖玻片、甘油、光学显微镜等。

2. 操作方法 用拇指挤压鼻翼的两侧使油脂挤出，再用盖玻片刮取溢出物，将其置于载玻片上，加甘油1滴，盖上盖玻片，轻压盖玻片使油脂物铺开，镜检查找蠕形螨。

3. 注意事项 使用的载玻片、盖玻片必须干燥、洁净。取材部位、挤压方法要准确。

（二）透明胶纸粘贴法

1. 实验材料 透明胶纸、载玻片、光学显微镜等。

2. 操作方法 透明胶纸粘贴前用热水洗面、洗澡去除角化上皮，利于蠕形螨爬出。用5 cm×1.6 cm

透明胶纸依次粘贴于受检者的额、鼻、颊、颏等处，过夜或4～8 h后依次取下，贴于载玻片后直接镜检。

3. 注意事项 若气泡过多妨碍镜检时，可揭起胶纸加1～2滴二甲苯，使胶纸平展后用低倍镜检查。

八、蝇蛆

蝇幼虫(fly larvae)俗称蝇蛆(maggot)，可寄生于人或脊椎动物的器官、组织中，引起蝇蛆病(myiasis)。在国内报道的蝇蛆病中以眼蝇蛆病较多，其次为皮肤蝇蛆病。

【形态】

蝇蛆分为三个龄期，虫体多呈圆柱形，前尖后钝，无足无眼，乳白色。刚从卵内孵出的为一龄幼虫，经两次蜕皮后，则为三龄幼虫，三龄幼虫为成熟幼虫(图5-17)。头1节，尖小，头节的主要部分是头咽骨，具有重要分类学意义。胸3节，第1节两侧有前气门1对，前气门由气室和指状突起构成。腹10节，明显见8节，1～7节的腹面有带状腹垫，有类似伪足的作用，并有许多棘状突起和小棘。第8节后截面中央有后气门1对，后气门由气门环、气门裂、气门钮构成。一、二、三龄幼虫气门裂数分别为1、2、3个。第10节变为光滑的板状结构，中央部为肛门开口，称为肛板，其肛板上有瘤状突起，称为肛瘤群。幼虫的口钩、前气门、后气门及肛板的形态特征是幼虫分类的重要依据。

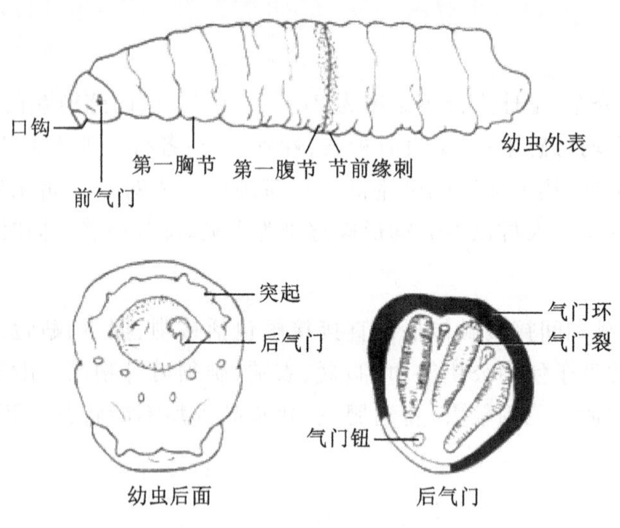

图5-17 蝇幼虫形态

【生活史】

(一)生活史发育

蝇的发育过程属完全变态，生活史有卵、幼虫、蛹及成虫4个时期。多数种类产卵；少数如舌蝇、狂蝇、麻蝇等可直接产幼虫(图5-18)。

蝇在夏季卵产出后1天即孵化。孵出的幼虫在孳生场所经2次蜕皮发育为成熟的三龄幼虫后，即爬到孳生物周围疏松的土层内，虫体缩短，表皮变硬而化蛹，在夏秋季，家蝇幼虫期为4～7天。家蝇蛹在夏秋季一般3～6天羽化。羽化1～2天后的成虫进行交配，一生仅交配1次，数日后雌虫产卵。家蝇一生可产卵4～6批，每批百粒左右。整个生活史所需时间在30 ℃时为10～13天，20 ℃时为24～27天，成蝇寿命为1～2个月。在越冬状态下家蝇可生活半年。

(二)蝇滋生环境及活动特点

根据蝇类孳生环境不同分为5类：人粪类、畜禽粪类、腐败的动物质类、腐败的植物质类和垃圾类。

蝇类具有喜光怕暗(昼出夜伏)、喜白厌黑、喜温怕冷、喜挂厌卧、喜飞翔的特点。如家蝇在4～7 ℃仅能爬动，20 ℃以上比较活跃，30～35 ℃时最为活跃。蝇除卵外的各期都可越冬，多以蛹越冬。

(三)寄生类型

蝇幼虫可分寄生生活和自生生活两类。寄生生活的蝇幼虫因虫种不同而各有其适宜的宿主，如胃蝇幼虫寄生在马的胃肠道，污蝇幼虫寄生于动物和人体的伤口，丽蝇科及麻蝇科的幼虫可寄生于人体或脊

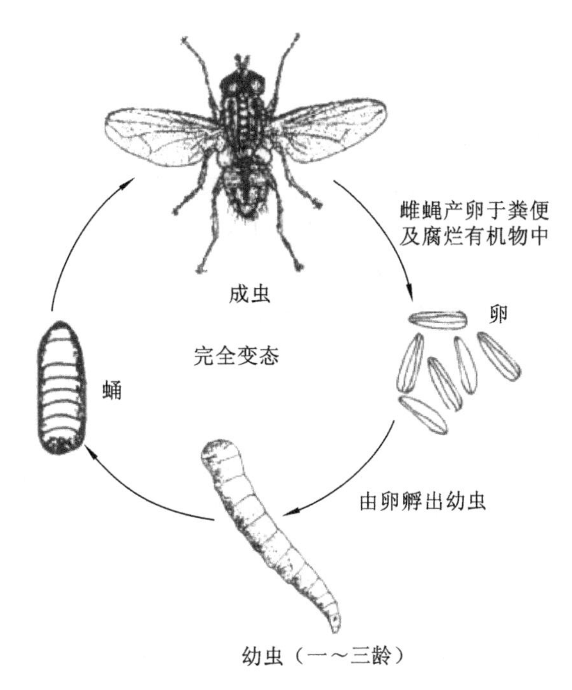

图 5-18　蝇生活史

椎动物。

【致病】

蝇幼虫寄生于动物的组织或腔道，以宿主的组织或分泌物为营养，可导致蝇蛆病。引起蝇蛆病的虫种主要有麻蝇科（图 5-19）、胃蝇科、丽蝇科、皮蝇科、狂蝇科及蝇科等蝇类的幼虫。

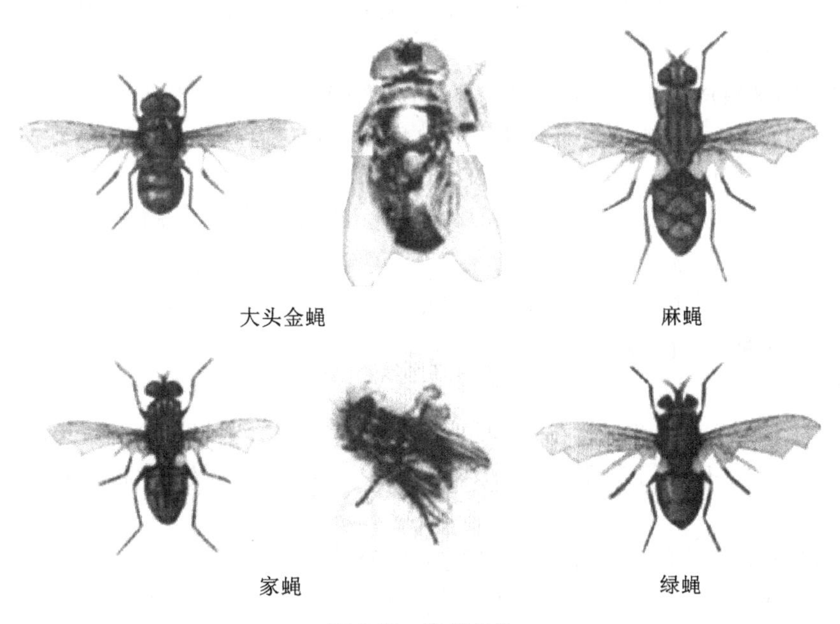

图 5-19　常见蝇种

（一）致病类型

按蝇幼虫寄生的性质，可将蝇蛆病分为 3 个类型。

1. 专性蝇蛆病　蝇幼虫必须侵入活组织中完成其生活史。这类蝇蛆仅偶尔侵入人体，主要虫种为蛆症金蝇、黑须污蝇、黑角胃蝇、肠胃蝇、赤尾胃蝇、纹皮蝇及羊狂蝇等。

2. 半专性蝇蛆病　此病大多数为粪食性或杂食性蝇幼虫所致。多聚集在坏死组织中，仅偶尔在活组织中生活，如麻蝇科、丽蝇科、蝇科、蚤蝇科等蝇类的幼虫。

3. 偶发性蝇蛆病　多因误食蝇蛆使其进入宿主消化道而致蝇蛆病，如麻蝇科、丽蝇科、果蝇科、细蝇科及食蚜蝇科等蝇类的幼虫。

（尿道蝇蛆病一例）患者，男，65 岁。自感下腹痛，小便时阴茎刺痛，尿中带血、尿频（每日 30～40 次），并发现自尿道口排出白色蛆虫（1～5 条/次）。医院诊断为尿道炎，经抗感染治疗无效，次年因发生相同症状再次就诊。查体：慢性病容，体温 37.6 ℃，血压 16/11 kPa，全身皮肤黏膜未见异常，下腹部压痛，外生殖器正常。尿常规检查：黄色，微浑浊，脓细胞 10～15 个/高倍镜，红细胞 2～3 个/高倍镜，尿蛋白（±）。就诊当日清晨，患者小便时尿痛，由阴茎从内向外挤出活动的白色蛆虫 4 条。经鉴定：蛆虫为家蝇属中南方家蝇和金蝇属中大头金蝇的第Ⅲ期幼虫。

（二）致病机制

蝇幼虫侵入人体，寄生于人的组织或腔道，以宿主的组织为营养，或以口钩附着组织造成损伤；幼虫可在组织内生长和移行造成局部组织的刺激和破坏；蝇幼虫的分泌物、排泄物或毒素对宿主可致毒性作用。

（三）蝇蛆病临床类型

1. 眼蝇蛆病 眼蝇蛆病由狂蝇属和鼻狂属的一龄幼虫所致为多见，偶见有家蝇、丝光绿蝇、纹皮蝇和牛皮蝇幼虫侵害人眼，蝇飞行时冲撞眼部将幼虫直接产于眼结膜和角膜，导致急性结膜炎或角膜溃疡。

2. 皮肤蝇蛆病 皮肤蝇蛆病由纹皮蝇和牛皮蝇幼虫所致多见，以侵犯头、胸部多见。雌蝇在人的衣服上产卵孵出幼虫钻入皮内，在皮下移动，停留时使该处形成疖样肿块，几天后继续移行，如此反复周期性出现，最后向表皮移动并开一小孔，幼虫可从小孔中溢出或被人用手挤出。

3. 胃肠蝇蛆病 胃肠蝇蛆病为家蝇、厩腐蝇、夏厕蝇等蝇幼虫所致，常因人误食被蝇卵或幼虫污染的食物、水，或蝇在肛门附近产卵或幼虫进入肠内所致。或者多数有消化道功能紊乱，出现食欲不振、恶心、呕吐、腹痛、腹泻等症状。

4. 口腔及耳鼻咽蝇蛆病 本病致病蝇种有家蝇、厩腐蝇、大头金蝇、黑尾黑麻蝇和羊狂蝇等蝇类，口腔、耳鼻咽部因分泌物异味引诱蝇类产卵或幼虫而致病。患者可有异物感、头晕、头痛、耳鸣、听力障碍、流脓性鼻涕、咽痛，严重者可引起鼻源性脑膜炎。

5. 泌尿生殖道蝇蛆病 人感染本病，常因身体裸露，由尿道或阴道排泄物的臭味诱蝇产卵，孵出的幼虫进入泌尿生殖道而致病，致病蝇类有家蝇、大头金蝇、夏厕蝇、丝光绿蝇、铜绿蝇等。

6. 创伤蝇蛆病 由于创伤出血、伤口化脓所发出的气味诱蝇产卵或幼虫而致病，蝇种中以蛆症金蝇多见，偶有家蝇、黑须污蝇、丝光绿蝇等。

【实验室检查】

检出蝇幼虫为确诊依据。从患处取出蝇幼虫，经固定、脱水、透明、封片后做虫种鉴定。以三龄幼虫后气门的形状、构造及两个后气门之间的距离为鉴定依据。必要时，将获得的活幼虫置于泥土中培养为蛹和成虫，再做进一步鉴定。

以下为几种常见致蝇蛆病的幼虫后气孔的形态特征（图 5-20）。

1. 舍蝇 舍蝇俗称家蝇，幼虫气门环完整，后气门呈“D”字形，3 个气门裂多次弯曲，末端均是向心，气门钮位于气门环凹陷处。

2. 丝光绿蝇 丝光绿蝇幼虫的气门环完整，两个后气门相距较宽，类圆形，环较细，第一、二气门裂直，第三气门裂微弯，气门钮在气门环上。

3. 大头金蝇 大头金蝇幼虫后气门的间距略小于横径的 1/2，气门环不完整，3 个气门裂直。

4. 厩腐蝇 厩腐蝇幼虫气门环宽阔，棕黑色，3 个气门裂短小、无明显弯曲。

5. 尾黑麻蝇 尾黑麻蝇的幼虫的气门环不完整，无气门钮，3 个气门裂直，后气门位于虫体末端的凹陷处。

6. 黑须污蝇 黑须污蝇幼虫的周围乳头状后突起中有 3 对气门，较粗大，气门裂直，无气门钮，气门环不完整，后气门沉陷在陷窝处。

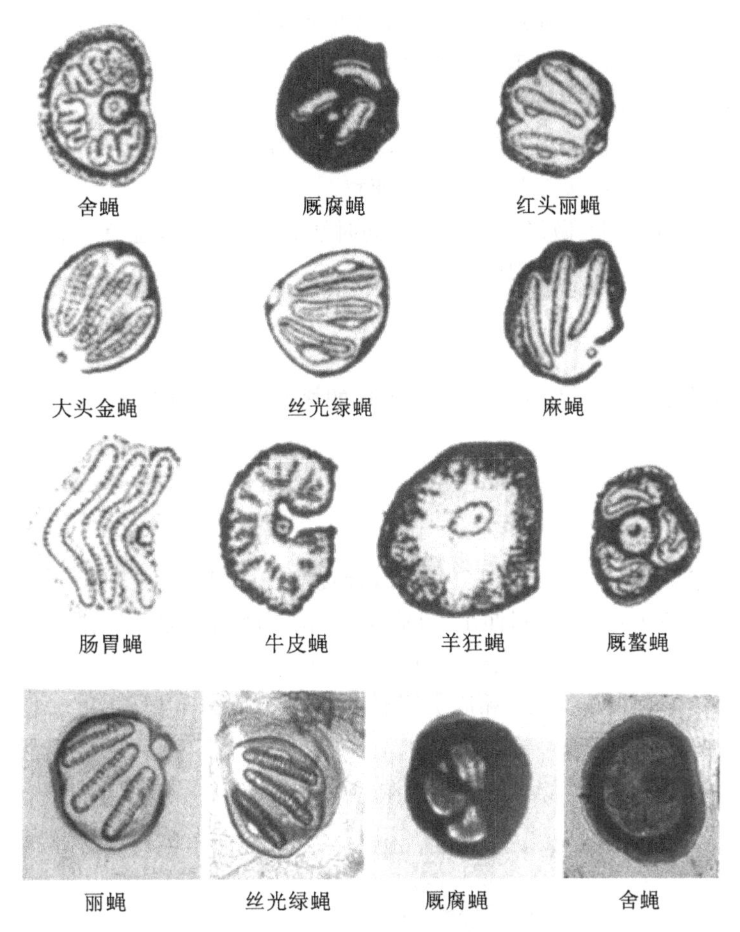

图 5-20 后气孔

7. 肠胃蝇 肠胃蝇幼虫后气门位于凹陷处，每一节气门具有弓形的气门裂 3 条，无明显气门环，但气门钮可见。

8. 羊狂蝇 羊狂蝇幼虫后气门呈“D”形，气门中央可见气门钮，周围有许多小孔。

9. 牛皮蝇 幼虫后气门平坦，呈浅棕色或浅黄色，具有 11～43 个气孔，排列疏松，有间隙。

10. 厩螫蝇 厩螫蝇幼虫后气门呈圆角的类三角形，3 个气门裂呈“S”形，气门环阔。

【流行与防治】

（一）分布

蝇蛆病呈世界性散在分布，为人畜共患寄生虫病。我国多发于青海、西藏、甘肃、内蒙古、华北及华东地区的牧区。

（二）流行

1. 流行季节 本病夏秋季好发，与 6—10 月份的蝇类活动活跃及人群的卫生习惯等密切相关。有些皮肤蝇蛆病在夏秋季感染而在深秋或冬季发病。

2. 易感人群 人对蝇蛆病无明显免疫力，男女老少均可发病，但儿童及中青年较多见。

3. 感染方式 不同种类的蝇蛆侵入人体的方式、途径，在人体内寄生的部位有所区分。如眼蝇蛆病常为羊狂蝇雌蝇直接在眼部产卵或幼虫而致病；泌尿生殖道蝇蛆病常因宿主赤身睡觉，麻蝇在阴部、肛门部产卵或幼虫侵入腔道所致。

（三）防治措施

1. 对症治疗 蝇蛆病常根据寄生部位采用对症治疗。如眼蝇蛆病可用 1% 丁卡因滴眼麻醉，然后取出蝇蛆；皮肤蝇蛆病可手术取出蝇幼虫；消化道蝇蛆病可用甲苯达唑、噻嘧啶等治疗。

2. 杀虫灭蝇 根据蝇的生活习性，杀灭越冬蛹或幼虫，杀灭早春第一代、秋末最后一代成蝇效果更好。杀灭成蝇可用物理或化学方法,如用诱捕、拍打及毒杀等方法,采用0.1%~0.2%敌百虫溶液加入诱饵毒杀之;用三氯杀虫酯、敌敌畏、二氯苯醚菊酯及溴氰菊酯等喷洒灭蝇。使用时注意适当轮换使用不同的杀虫剂,以减少或避免耐药性的产生。

3. 清除滋生地 限制蝇蛆的孳生有多种方法,如将干粪用堆肥法使蝇蛆被热力(65~70 ℃)杀灭;利用沼气发生的原理,使水粪蝇蛆在厌氧状态下窒息死亡。

4. 加强宣教 搞好环境卫生,做好防御工作。同时注意个人卫生,避免将蝇卵、幼虫误吃入胃肠道或经赤裸身体进入泌尿道、胃肠道腔内引起蝇蛆病。

九、虱

虱(louse)是一种永久性体外寄生虫。寄生于人体的虱有人虱和耻阴虱两种,其中人虱又分为人体虱和人头虱,可致虱病。

【形态】

(一)人虱

成虫灰黑色或灰白色。虫体分头、胸、腹三部分,背腹扁平、狭长。雌虫体长4.4 mm,雄虫体长2.0~3.5 mm。头呈菱形,有触角1对,向两侧伸出,有眼1对,位于触角后方。口器为刺吸式,平时藏在咽下的口针囊内,吸血时伸出。胸部3节融合,无翅,足粗壮,3对足大小相似,跗节仅有1对。足胫节末端内侧具有一指状胫突,末端有一弯曲的爪。爪和胫突合拢形成强有力的爪握器,能紧握宿主的毛发或衣物纤维。腹部分节明显,但外观可见8节。雄虱腹部末端钝圆,近似"V"字形,后3个腹节内可见缩于体内的外生殖器;雌虱腹部稍宽,体末分2叶呈"W"字形(图5-21)。

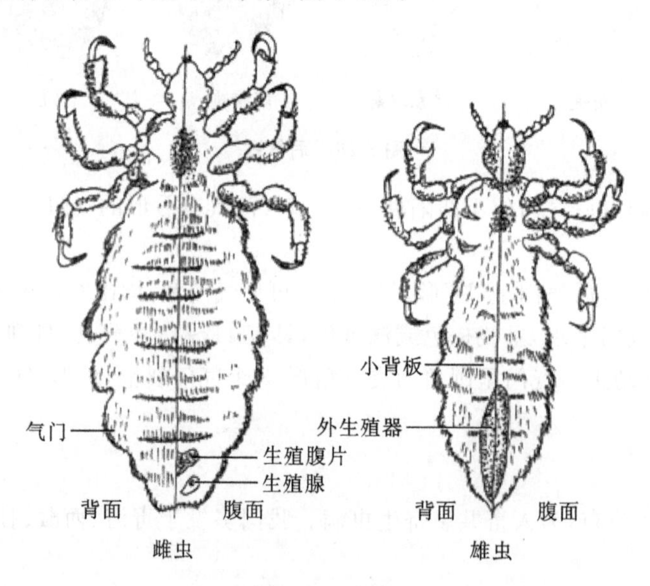

图5-21 人虱

人头虱和人体虱形态区别甚微。一般人体虱略大,体色较淡,呈灰白色,触角细长;而人头虱触角粗短。

(二)耻阴虱

耻阴虱成虫灰白色,虫体短而宽,呈蟹状。雌虱体长1.5~2.0 mm,雄虱稍小。胸腹部相连,几乎不可分。胸部宽而短,足3对,前足及其爪均细小;中、后足胫节和爪明显粗壮。腹部前宽后窄,由于前4节融合,前3节气门排成斜列,第5~8节侧缘具有锥状突起,上有刚毛。卵呈长圆形,淡黄色,约0.8 mm×0.3 mm,一端有卵盖,盖上有一些气室及小孔(图5-22)。

【生活史】

(一)生活史发育

虱的发育过程为不完全变态,其生活史包括卵、若虫和成虫3期(图5-23)。成虫和若虫均为吸虫。

卵俗称虮子，常黏附于毛发或衣物纤维上。卵经 5～9 天孵出若虫。若虫外形与成虫相似，但体积较小，生殖器官尚未发育成熟。若虫分 3 龄，每隔 3～5 天蜕皮一次，经 3 次蜕皮便发育为成虫。虱在人体由卵发育到成虫需 18～25 天，成虫羽化后 12 h 即可交配产卵。人虱一生平均产卵 230 个，耻阴虱约 30 个。在适宜的温度和湿度下，人虱完成一代发育需 23～30 天，人虱寿命 1～2 个月，耻阴虱寿命稍短(图5-23)。

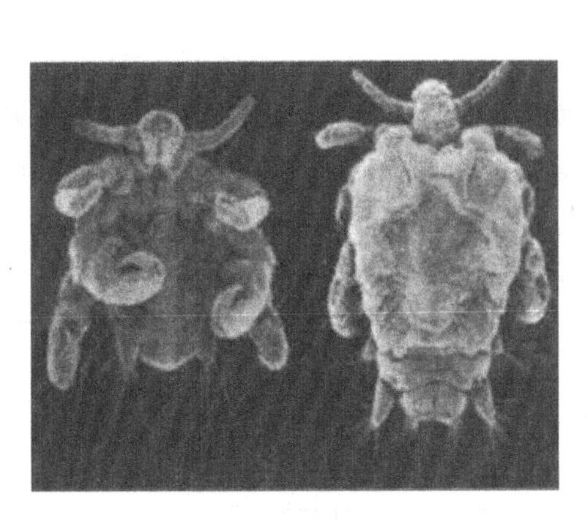

图 5-22 耻阴虱

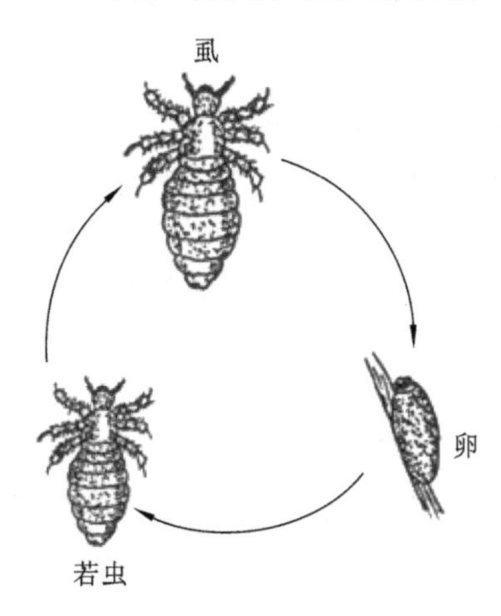

图 5-23 人虱生活史

人头虱寄生于人头部长有毛发的部位，产卵于发根；人体虱常常在贴身衣裤的褶皱、衣领和裤腰等处生活，卵多产于皱褶处的纤维上；耻阴虱则寄生于体毛粗而稀疏的阴部及肛门周围等处(图 5-24)。

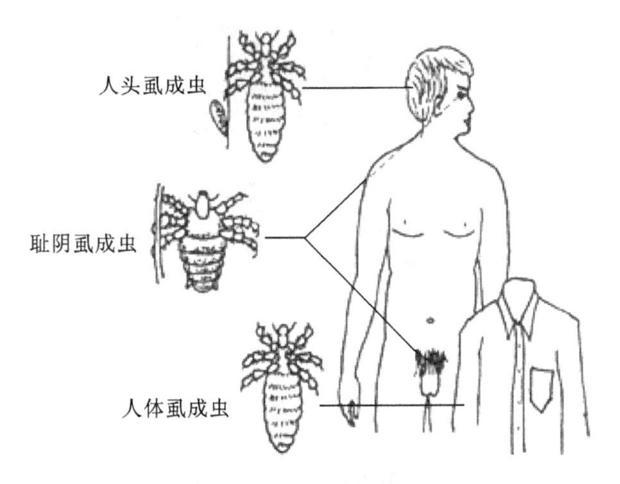

图 5-24 人虱寄生部位

（二）生活习性及传播

虱若虫和成虫都嗜吸人血，且有不耐饿、怕热、怕湿又怕冷的习性。一般虱每天吸血多次，边吸血边排粪，每次 3～10 min。正常人体表的温度、湿度是虱的最适宜温度和湿度。当宿主患病或剧烈运动后体温升高、汗湿衣物，或死亡后尸体变冷时，虱即爬离原宿主。人虱主要通过人与人之间的直接或间接接触而散布；耻阴虱则主要通过性接触传播，WHO 已将耻阴虱感染列为性病之一。

【致病】

虱的成虫和若虫叮咬人体吸血引起局部损伤，并注入唾液，导致宿主出现瘙痒、丘疹、淤斑，因剧烈瘙痒而搔破皮肤可致继发感染。耻阴虱叮咬部位还可有蓝色瘢痕，患部有虫爬感，遇热更甚。耻阴虱尚可寄生于睫毛，引起睑缘炎，多见于婴幼儿。人体虱可传播流行性斑疹伤寒和虱媒回归热等疾病，但在我国仅有少数流行性斑疹伤寒的病例散发。

【实验室检查】

在寄生部位找到虱卵、若虫或成虫是确诊的依据。常通过宿主的头发、衬衣、衬裤及阴毛等处采集标本，根据其形态特征进行虫种鉴定。对于含有血食的虱应适当留养，待血液消化后再处死、制作标本，更利于鉴定保存。

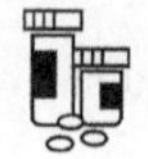

【流行与防治】

（一）流行特点

虱呈世界性分布，但寒冷地区比炎热地区多见，冬春季多于夏秋季。虱的传播和流行主要与卫生条件、卫生习惯等因素有关，一般来说，农村感染率明显高于城市，人头虱在儿童中易于流行，而且女孩感染率比男孩高。

（二）防治措施

加强卫生宣传教育，注意个人卫生，勤洗澡、勤更衣、勤换被褥、勤洗头发以防生虱。对虱病患者衣物可蒸煮(65 ℃以上 15～30 min)，或用苯甲酸甲酯或硫化氢等药物熏蒸，在－20 ℃冷冻一夜进行灭虱。也可使用敌敌畏乳液、倍硫磷粉剂或水剂喷洒或浸泡。对于人头虱和耻阴虱可剃光毛发，用灭虱灵、0.2%氯苯醚菊酯或 20%～50%百部酊清洗或涂擦局部，连续使用多次以达到彻底灭虱的目的。

十、潜蚤

潜蚤属于蚤科，潜蚤亚科。本属对人畜危害最严重的是钻潜蚤，寄生于人和家畜，尤其是猪。

【形态】

潜蚤是昆虫纲中较小的种类，体扁，长约 1 mm，分为头、胸、腹 3 部分(图 5-25)。

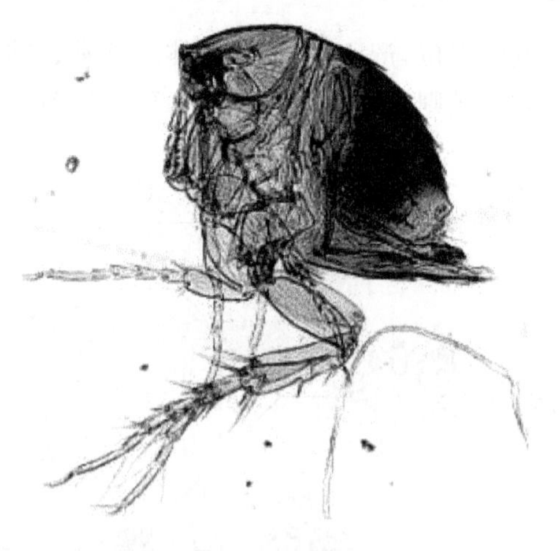

图 5-25 潜蚤

触角和触角窝位于头部两侧，眼位于触角窝前方，刺吸式口器；胸部 3 节，无翅，每节各具有腿一对，基节特别发达，能爬擅跳；腹部有 10 节，雄性第 8、9 两节和雌性第 7～9 节为生殖节，第 10 节为肛节。

【生活史】

雄蚤吸血后离开宿主，雌蚤则整个身体钻入宿主皮下，营永久性寄生生活。寄生雌蚤的气门、肛门及阴道口借侵入孔通至宿主体外。

雌蚤与雄蚤交配后，妊娠雌蚤由于储有大量卵，腹部前端极度伸展，身体膨大如豆，可由钻入皮肤时的 1 mm 伸达 5～8 mm。雌蚤将卵排出宿主体外，死后仍留于宿主皮下。

虫卵孵出幼虫在干燥的沙土中发育，幼虫呈蛆状，营自由生活。蛹经 7～14 天发育羽化为成虫。羽化后的雌蚤即可从皮肤柔嫩处，如前臂、肘、脚趾间、脚趾下、会阴等处钻入人体寄生。

【致病】

钻潜蚤的寄生可引起继发感染，形成溃疡以致败血症、破伤风，甚至足趾坏死脱落。

寄生部位最初为小的红斑状丘疹，中间有一黑点，随着虫卵的成熟，丘疹变白形成黄豆大小的肿块，瘙痒，伴剧烈疼痛。病变可为单个或多个，常发生于趾甲下、趾缝及足底面。严重寄生可形成蜂窝样的空斑结节。多部位的寄生易发生于感觉改变的麻风患者。继发感染可形成疼痛性溃疡、淋巴管炎或淋巴结炎。可发生气性坏疽继发感染破伤风。

【诊断】

患者可来自疫区或有疫区居住史，有赤足行走于潜蚤污染的土地史，好发于踝、足、跖、肛门、外生殖器等处。

丘疹中央的黑凹提示为钻潜蚤寄生，肿块内查见虫体可确诊。甲褶处感染应与急性甲沟炎相区别（图 5-26）。

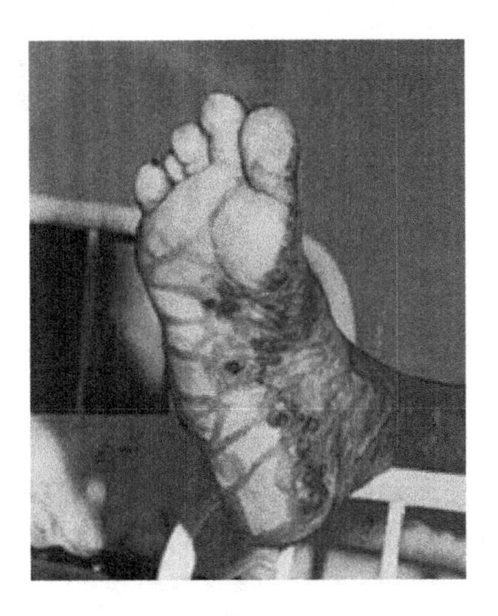

图 5-26 潜蚤感染足部

【治疗】

局部处理：将患部病灶及周围剪毛，除去皮屑和结痂等污物后，用碘制剂或浸有青霉素、链霉素药物的纱布敷在病灶创面上。

全身治疗：可用青霉素 40 万～80 万单位肌内注射，每天 2 次。链霉素每千克体重 10～20 mg 肌内注射，每天 2 次，连用 5～7 天为一个疗程。也可用磺胺类药物治疗。

为了防止疫情扩散，要隔离病犬，及时消毒犬舍及周围环境，并注意自身保护。

【预防】

在流行区不要赤脚下田，用杀虫剂喷洒潜蚤栖居的滋生地。及时治疗患者，消灭传染源。

（宋晓光　王建设）

项目六　呼吸系统寄生虫

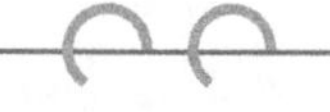

学习目标

1. 掌握呼吸系统寄生虫主要虫种的形态和实验室检查操作方法。
2. 熟悉呼吸系统寄生虫主要虫种的生活史，感染阶段，感染途径及流行的因素。
3. 了解呼吸系统寄生虫的致病机制及所致疾病，分布与防治原则。

呼吸系统寄生虫视频讲解

一、卫氏并殖吸虫

卫氏并殖吸虫（*Paragonimus westermani*）多寄生于动物和人的肺部，故又俗称为肺吸虫。卫氏并殖吸虫是人体并殖吸虫的重要虫种之一，主要引起肺型并殖吸虫病（paragonimiasis，肺吸虫病），是我国重要的食源性寄生虫之一。

【形态】

1. 成虫　虫体椭圆、肥厚，背侧略隆起，厚 3.5～5.0 mm，腹面扁平，活体呈红褐色。固定标本体长 7.5～12 mm，宽 4～6 mm，宽长之比约 1∶2。除口吸盘、腹吸盘、生殖孔、排泄孔及其附近的体壁外，全身布满体棘。口、腹吸盘大小略同，腹吸盘位于体中横线之前。卵巢与子宫并列于腹吸盘之后，卵巢分 5～6 叶，形如指状。睾丸分支，左右并列约在虫体后端 1/3 处。卵黄腺由许多密集的卵黄滤泡组成，分布于虫体两侧。肠管分支弯曲，排泄孔位于虫体后端腹面（图 6-1）。

2. 虫卵　呈不对称椭圆形，大小为（80～118）μm×（48～60）μm，最宽处多近卵盖一端，卵壳厚薄不均，有一明显卵盖，常略倾斜，但也有缺卵盖者。卵内中央含一卵细胞，周围有 10 多个卵黄细胞，颜色为金黄色（图 6-2）。

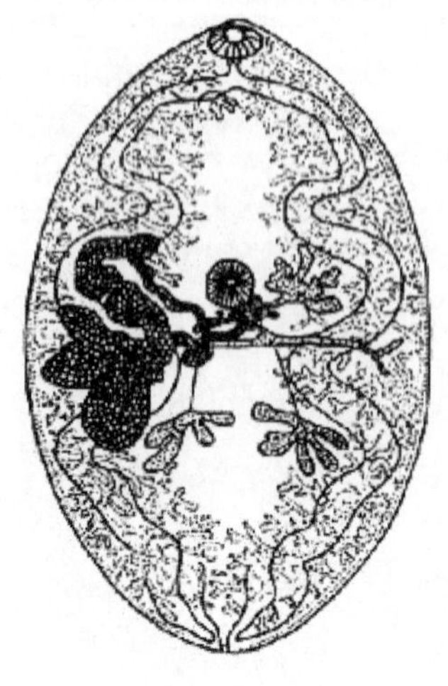

图 6-1　卫氏并殖吸虫成虫

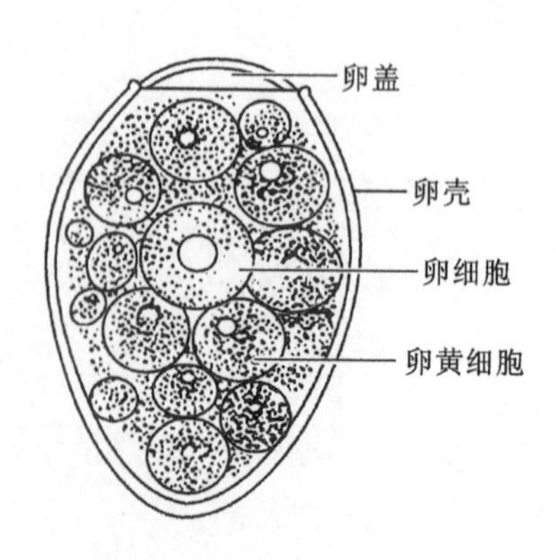

图 6-2　卫氏并殖吸虫虫卵

【生活史】

本虫的终宿主除人外，主要为肉食哺乳动物如猫科、犬科动物。一些野生动物，如野猪、针毛鼠及褐家鼠等可成为本虫的转续宿主。第一中间宿主为生活于淡水的川卷螺类，第二中间宿主为淡水蟹和蝲蛄。

成虫主要寄生于终宿主或保虫宿主肺部，所形成的虫囊往往与支气管相通，虫卵经气管随痰或吞入后随粪便排出。卵入水后，在适宜条件下经3周左右发育成熟并孵出毛蚴。毛蚴在水中活动，若遇川卷螺，则侵入并发育，经过胞蚴、雷蚴发育和无性增殖阶段，最后形成许多具有小球形尾的短尾尾蚴。成熟的尾蚴从螺体逸出后，侵入溪蟹或蝲蛄，或随螺体一起被吞食而进入第二中间宿主体内。在溪蟹和蝲蛄肌肉、内脏或腮上形成球形或近球形囊蚴。人吃了含有囊蚴的淡水蟹或蝲蛄而感染。也可因饮入带有囊蚴的生水而感染。

囊蚴经消化液作用，在小肠内幼虫脱囊而出。童虫穿过肠壁进入腹腔，徘徊于各器官之间或邻近组织及腹壁。经过1～3周窜扰后，大部分童虫穿过膈经胸腔侵入肺。在移行过程中，虫体逐渐长大，最后在肺中形成虫囊。囊中一般含有2条虫，有时也可见3条或多于3条。有些童虫也可侵入其他器官，有的在发育为成虫之前死亡。自囊蚴进入终宿主到在肺部成熟产卵，需两个多月(图6-3)。成虫寿命5～6年。

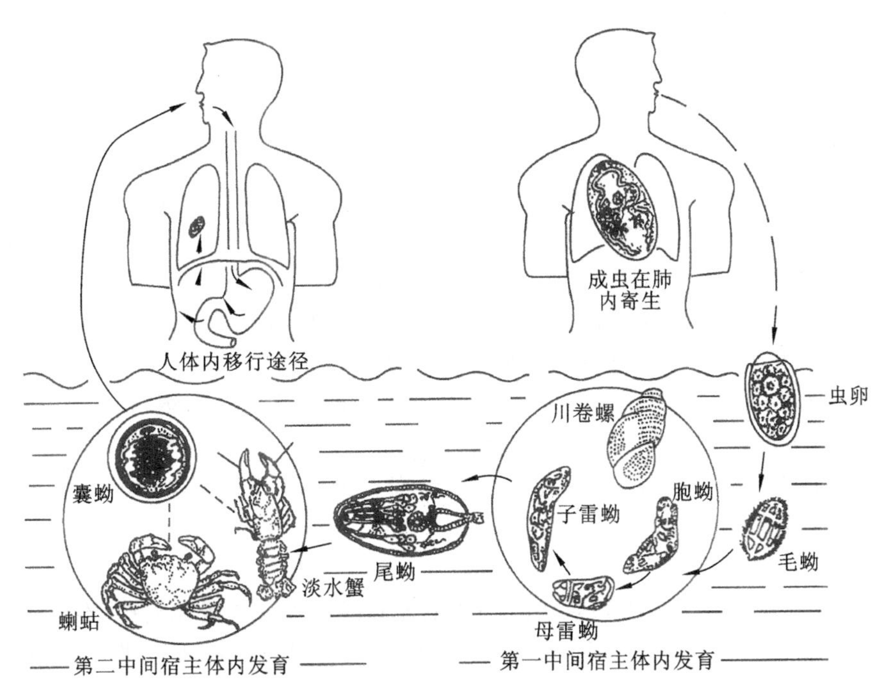

图 6-3　卫氏并殖吸虫生活史

【致病】

卫氏并殖吸虫的致病，主要是童虫或成虫在人体组织与器官内移行、寄居造成的机械性损伤，及其代谢物等引起的免疫病理反应。根据病变过程可分为急性期及慢性期。

1. 急性期　主要由童虫移行、游窜引起。症状出现于吃进囊蚴后数天至1个月左右，重感染者在第2天即出现症状。囊蚴脱囊后，童虫穿过肠壁引起肠壁出血。在腹腔、腹壁反复游窜，特别是大多数童虫从肝表面移行或从肝组织穿过，引起肝局部的出血、坏死。此期全身症状可轻可重，轻者仅表现为食欲不振、乏力、消瘦、低热等非特异性症状；重者发病急，毒性症状明显，如高热、腹痛、腹泻等。血常规检查：白细胞数增多，可高达$(20\sim30)\times10^9/L$，嗜酸性粒细胞明显增多，一般为20%～40%，高者可达80%以上。

2. 慢性期　童虫进入肺后引起的病变，大致可分为如下三期。

(1) 脓肿期：主要因虫体移行引起组织破坏和出血。肉眼可见病变处呈窟穴状或隧道状，内有血液，有时可见虫体。随之，出现炎性渗出，内含中性粒细胞及嗜酸性粒细胞等。接着，病灶四周产生肉芽组织而形成薄膜状脓肿壁，并逐渐形成脓肿。X线显示边缘模糊、界限不清的浸润阴影。伴有胸水时，肋膈角变钝。

(2) 囊肿期:由于渗出性炎症,大量细胞浸润、聚集,最后细胞死亡、崩解液化,脓肿内容物逐渐变成赤褐色黏稠性液体。镜下可见坏死组织、夏科-莱登结晶和大量虫卵。囊壁因大量肉芽组织增生而肥厚,肉眼观呈边界清楚的结节状虫囊,呈紫色葡萄状。X线显示边界清楚的结节状阴影,有时见液平面。如虫离开虫囊移到他处形成新的虫囊,这些虫囊可互相沟通,X线可显示多房性囊样阴影。

(3) 纤维瘢痕期:虫体死亡或转移至他处,囊肿内容物通过支气管排出或吸收,肉芽组织填充、纤维化,最后病灶形成瘢痕。X线显示硬结性或条索状阴影。

以上三期病变常可同时见于同一器官内。

成虫通常寄生于肺部,但其童虫有时可寄生于皮下、肝、脑、脊髓、眼眶等组织和器官,引起多种组织和器官损伤。不论在急性期或慢性期,虫体代谢产物、虫体或虫卵死亡后的蛋白对人体产生过敏反应,均可引起非特异性症状。

【实验诊断】

1. 病原学检查 痰或粪便虫卵检查:查获卫氏并殖吸虫卵可确诊。可用生理盐水直接涂片法或沉淀集卵法。手术摘除皮下包块或结节可能发现童虫,或典型的病理变化。

2. 免疫学诊断 皮内试验,常用于普查,阳性符合率可高达95%以上,但常有假阳性和假阴性;酶联免疫吸附试验敏感性高,阳性率可达90%~100%。

【流行】

卫氏并殖吸虫分布广泛,东亚、东南亚及非洲、南美洲均有报道。在我国分布于山东、江苏、安徽、江西、浙江、福建、广东、河南、湖北、湖南、四川、贵州、广西、云南、甘肃、陕西、山西、河北、辽宁、吉林、黑龙江等21个省、自治区。患者、带虫者和转续宿主是本病的传染源。保虫宿主包括家畜(如犬、猫等)和一些野生肉食类动物(如虎、豹、狼、狐、豹猫、大灵猫、貉等)。尤其是野生动物在卫氏并殖吸虫病的流行病学上更为重要,在某些地区构成了自然疫源地。中间宿主包括第一、第二中间宿主,第一中间宿主为川卷螺,第二中间宿主为溪蟹或蝲蛄。疫区有生吃或半生吃溪蟹、蝲蛄的习惯。在一些山区,吃溪蟹有生、腌、醉、烤、煮等方式。腌、醉并不能将蟹中囊蚴杀死,等于生吃,这类吃法最危险。烤、煮往往因时间不够未能将囊蚴全部杀死,为半生吃,同样有感染的风险。东北地区的蝲蛄豆腐及蝲蛄酱是山区居民的美食,这种烹调方法并未能将囊蚴杀死,食物中含有大量活囊蚴,危险性大。此外,活囊蚴污染了食具,中间宿主死亡,囊蚴脱落水中污染水源也有可能导致感染。带有滞育虫体的转续宿主,如鼠、野猪肉等,若被终宿主或保虫宿主生吃或半生吃可引起感染。

【防治】

进行卫生宣传教育是预防本病最重要的措施;提倡熟食或不生吃溪蟹和蝲蛄,不饮用生水;常用治疗药物有硫双二氯酚、吡喹酮,前者主要作用于虫体生殖器官,后者具有疗效高、毒性低、疗程短等优点。

二、粉螨

粉螨(flour mite)属于真螨目、粉螨亚目,人因接触或误食而发生非特异性螨侵染。主要种类有腐食酪螨(*Tyrophagus putrescentiae*)、扎氏脂螨(*Lardoglyphus zacheri*)、害嗜鳞螨(*Lepidoglyphus destructor*)、拱殖嗜渣螨(*Chortoglyphus arcuatus*)、甜果螨(*Carpoglyphus lactis*)、速生薄口螨(*Hisriostoma feroniarum*)等。

【形态】

粉螨成虫呈卵圆形或椭圆形,有背沟,体壁薄,乳白色,半透明,大小多为0.1~0.5 mm,分为躯体(idiosoma)和颚体 (gnathosoma)两部分,躯体可划分为足体和末体,足体又可分为前足体和后足体。在前足体和后足体之间,一般有背沟为界。整个螨体也可分为前半体和后半体,前半体包括颚体和前足体,后半体包括后足体和末体(图6-4)。

颚体由关节膜与躯体相连,活动自如。螯肢两侧扁平,定趾与动趾呈剪刀状。须肢较小。躯体前端背面有一背沟和一块盾板,背腹面常有刚毛,刚毛的长度、数量和位置因种类而异,腹面有4对足,前、后半体各2对。雌、雄虫生殖孔均位于躯体腹面,雄虫有阳茎、肛吸盘和跗节吸盘;雌虫有产卵孔,无肛吸盘

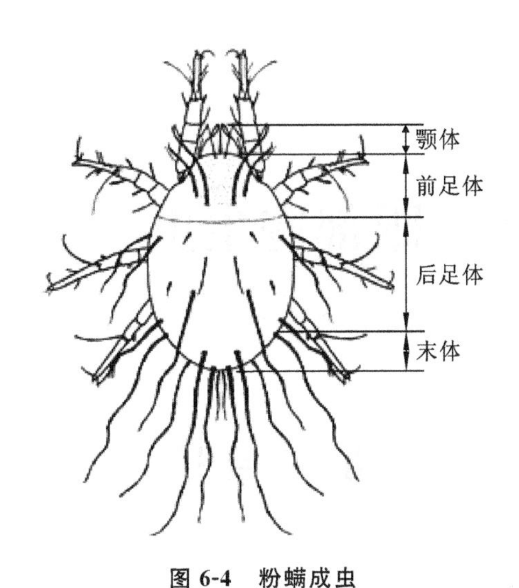

图 6-4　粉螨成虫

和跗节吸盘，肛门为纵裂状，后缘有一交合囊，无气门及气门沟，用皮肤呼吸，表皮柔软呈膜质。

【生活史】

粉螨生长发育需经历卵、幼虫、第一若虫、第三若虫、成虫 5 个阶段，在第一若虫和第三若虫之间也可有第二若虫，它在某种条件下可转化为休眠体或完全消失。大多数营自生生活的粉螨为卵生，幼虫只有 3 对足，经过一段时期，便开始进入约 24 h 的静息期，然后蜕皮为第一若虫，再经 24 h 静息期蜕皮为第三若虫，足 4 对，经约 24 h 静息期蜕皮为成虫。

粉螨畏光、畏热，通常孳生于温暖、潮湿、阴暗、有机物丰富的环境中，如稻谷、药材、干果、皮毛、棉花以及人们的居室等均是其理想环境。粉螨在自然界适应性强，食性广，既可自由生活，又能在人和动物的体表寄生。最适宜生长温度为 25°C 左右，最适宜相对湿度为 80%左右。当环境条件适宜时，可大量孳生，高发于每年的春秋两季。多以雌虫越冬。

【致病】

(1) 螨性过敏：粉螨的分泌物、排泄物和死亡后的裂解物等可作为过敏原，引起过敏性哮喘、过敏性鼻炎、过敏性皮炎等。患者螨抗原皮肤试验阳性，螨特异性 IgE 和血清总 IgE 水平升高，嗜酸性粒细胞增多。

(2) 螨性皮炎：由粉螨与皮肤接触所致。人被叮咬或接触有毒排泄物，患处出现丘疹、红斑，搔抓后变为疱疹，继发细菌感染成为脓疱。患者表现为皮肤发痒或持续性奇痒，夜间更甚。

此外，粉螨生存力极强，耐饥饿，分布广泛，有较多机会与人接触，除引起螨性过敏和螨性皮炎外，若侵染呼吸系统可引起患者咳嗽、咳痰、胸痛；随食物进入消化系统可引起患者腹痛、腹泻、脓血便、肛门烧灼感、消瘦、乏力、精神不振等；侵染泌尿系统可引起患者尿频、尿急、尿痛等症状。

【实验诊断】

对粉螨病的诊断应结合临床症状、流行病学、病原学以及免疫学等方面进行综合分析。从患者的痰液、尿液、粪便中检获螨体或卵即可确诊。

【流行】

粉螨呈世界性分布，我国感染率也较高。其感染率与职业密切关系，在粮库、粮站、面粉厂、药材库、中药厂、中药店、烟厂、毛纺厂等职业人群中感染率较高，其他职业人员感染率较低。感染率和患病率随着工龄的延长而增高。

【防治】

防治原则主要是防螨、灭螨。保持仓库、居室通风良好，降低湿度，保证粮食或食品等干燥，减少粉螨的孳生。也可使用杀螨剂灭螨。人体粉螨皮炎可使用止痒剂或抗过敏药。人体内螨病应对症治疗，可使用氯喹、甲硝唑等药物。对粉螨过敏者可注射粉螨浸液脱敏治疗。注意避免误食被粉螨污染的食品。

（陈新江）

项目七　眼部寄生虫

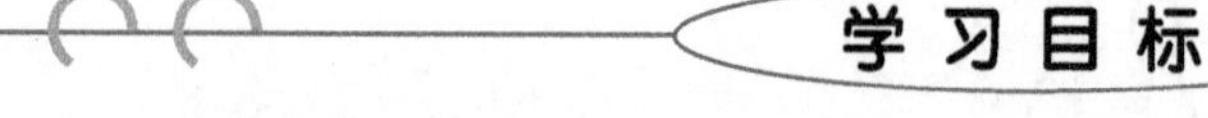

学习目标

1. 掌握结膜吸吮线虫的形态。
2. 熟悉结膜吸吮线虫的生活史。
3. 了解结膜吸吮线虫的流行分布与防治原则。

结膜吸吮线虫

结膜吸吮线虫(*Thelazia callipaeda*)又称眼线虫，主要寄生在犬、猫、兔等动物眼部结膜囊内，偶尔也可寄生于人眼，引起结膜吸吮线虫病。因本病多发于亚洲，也称为东方眼虫病。

【形态】

成虫(图 7-1)体细长呈圆柱状，寄居于宿主眼部时为淡红色，离开宿主后呈乳白色、半透明。头端具有圆形角质口囊，外周有两圈乳突，无唇。除头尾两端光滑钝圆外，其余体表均有边缘锐利的微细横纹，侧面观呈锯齿状。雄虫大小(4.50～15)mm×(0.25～0.75)mm，尾端向腹面卷曲，泄殖腔位于近末端腹面，周围有数目不等的乳突，交合刺两根，形状各异，长短不一。雌虫大小(6.20～20)mm×(0.30～0.85)mm，泄殖腔近尾端，生殖器为双管型，阴门位于虫体前端食管、肠联合处，子宫内充满虫卵。虫卵在子宫内发育为幼虫并通过阴门直接产出(图 7-2)。幼虫大小(350～414) μm×(13～19) μm，幼虫体外覆盖鞘膜，尾端连有一类似气球状的鞘膜囊(图 7-3)。

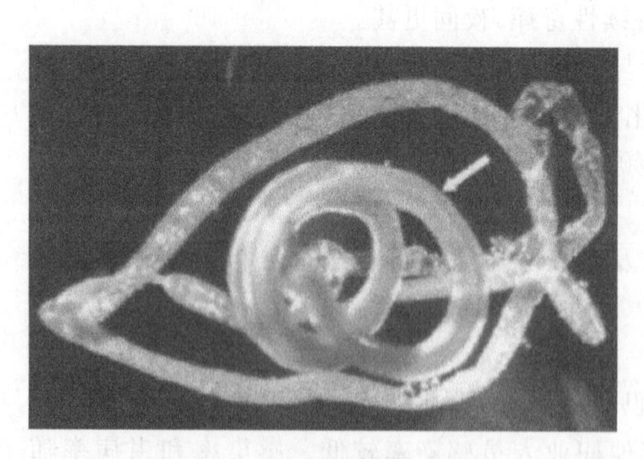

图 7-1　结膜吸吮线虫成虫

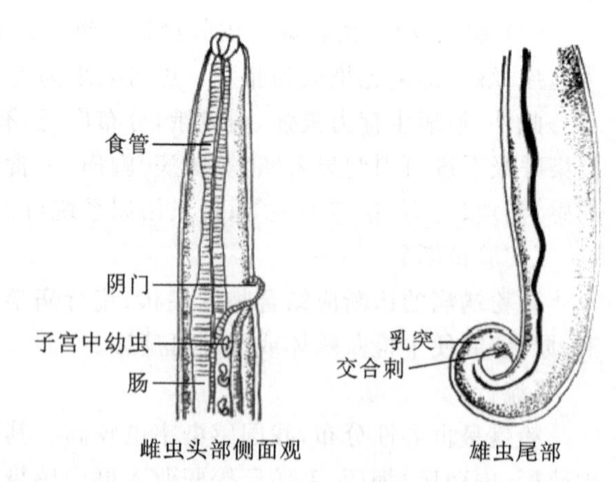

图 7-2　结膜吸吮线虫

【生活史】

成虫寄生在犬、猫等动物的眼结膜囊及泪管内(图 7-4)，偶可寄生于人的眼部。结膜吸吮线虫属于卵胎生，雌虫于结膜囊内产出幼虫，当中间宿主冈田绕眼果蝇舔吸宿主眼部分泌物时，幼虫进入蝇消化道，穿过中肠进入血腔，经 2 次蜕皮发育为感染期幼虫，最后聚集于蝇的头部。当含感染期幼虫的蝇再舔吸宿主眼部时，感染期幼虫自蝇口器逸出，进入宿主的眼结膜囊内，经 50 天左右发育为成虫。成虫寿命可达 2 年以上。

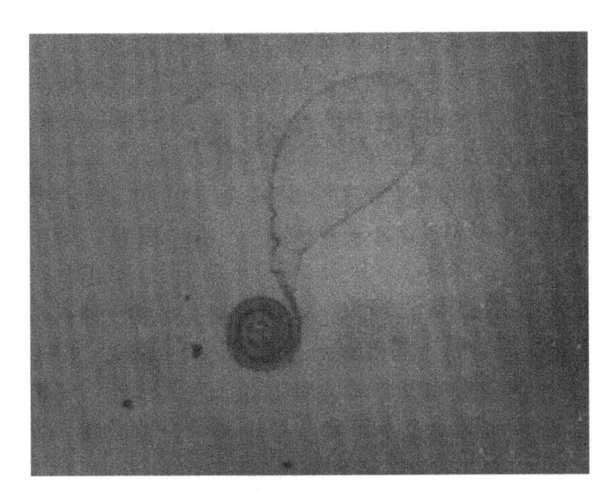

图 7-3 结膜吸吮线虫初产幼虫

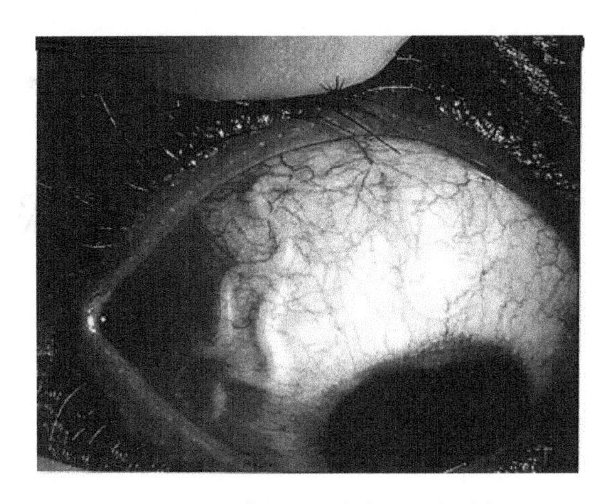

图 7-4 结膜吸吮线虫寄生于犬眼部

【致病】

成虫在人体多寄生于眼部结膜囊内，主要在上下睑穹窿外眦侧内，亦可寄生于泪腺、结膜下及皮脂腺管内，单侧感染多见。因虫体头端口囊的吸附作用、体表锐利的横纹摩擦等机械性损伤加上排泄分泌物的化学刺激，可导致患者眼部炎症反应或肉芽肿形成。轻者可有眼部异物感、畏光、流泪、痒感、分泌物和眼痛增多等临床表现，但视力一般无障碍；重者可有结膜充血、溃疡、角膜混浊及眼睑外翻等。寄生于前房，眼部会出现丝状阴影移动感、眼压升高、瞳孔扩大、视力下降、睫状体充血、房水混浊等，一般仅单侧受感染，少数病例可发生双侧感染。

【实验诊断】

自眼部取出虫体，镜检确定虫种即可确诊。

【流行】

本虫主要分布在亚洲地区，在我国到目前为止已报道300余例，分布于25个省、自治区、直辖市，以湖北、山东、江苏、安徽、河南、河北、云南报道的病例较多。该病的流行高峰在6—9月，感染者多见于婴幼儿和少儿，农村多于城市，可能与饲养犬、猫密切相关。本虫的主要中间宿主是冈田绕眼果蝇(amiota okadai)。

【防治】

预防本病的关键是搞好个人及环境卫生，尤其是眼部卫生，以及防蝇、灭蝇，加强猫、犬等宠物的管理。治疗方法简便，可用1%～2%的丁卡因或可卡因溶液滴眼，虫体即爬出，用镊子夹出(图 7-5)，症状随之消失，虫体较多者常需多次治疗。

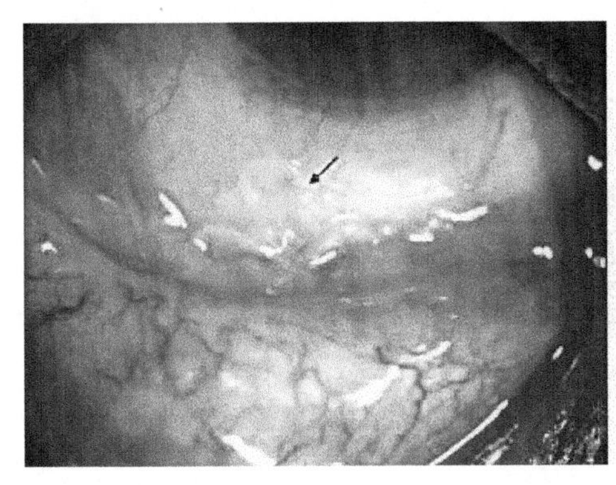

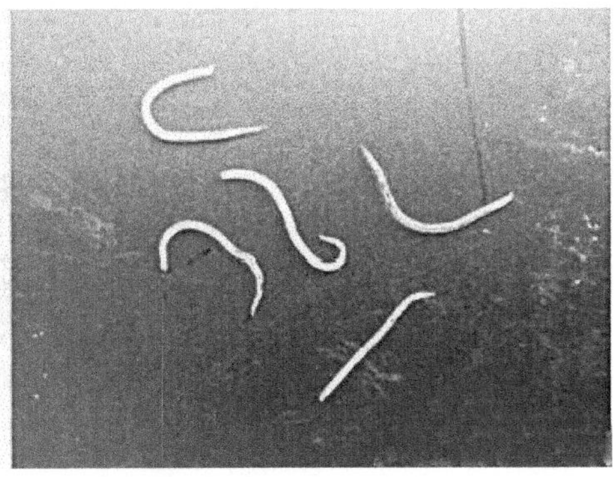

图 7-5 结膜吸吮线虫感染治疗后取出虫体

(曾镇桦)

项目八　泌尿生殖系统寄生虫

学习目标

1. 掌握阴道毛滴虫的形态和实验室检查操作方法。
2. 熟悉阴道毛滴虫的生活史、感染阶段、感染途径。
3. 了解阴道毛滴虫的致病机制及所致疾病，流行与防治原则。

泌尿生殖系统寄生虫主要指寄生于宿主泌尿生殖系统引起疾病的寄生虫，主要有阴道毛滴虫、埃及血吸虫、肾膨结线虫等，还有一些异位寄生或偶尔寄生的寄生虫，如蛲虫、微孢子虫等。这里我们只介绍阴道毛滴虫。

阴道毛滴虫

阴道毛滴虫(*Trichomonas vaginalis*，1837)简称阴道滴虫，主要寄生于女性阴道、尿道及男性尿道、前列腺，可引起滴虫性阴道炎、尿道炎及前列腺炎。其感染所致疾病是以性传播为主的疾病，呈世界性分布，无季节性差异。

【形态】

阴道毛滴虫仅有滋养体期。在新鲜标本中，滋养体无色透明，有折光性，似水滴样，体态多变，活动力强。经铁苏木素固定染色后，虫体呈梨形或椭圆形，大小为(10～30) μm×(5～15) μm。一个椭圆形泡状细胞核位于虫体前端1/3处，1根纤细透明轴柱纵贯虫体，自后端伸出体外。细胞核前面的基体发出4根前鞭毛和1根后鞭毛，后鞭毛向后延伸，与虫体波动膜相连，形成波动膜的外缘。波动膜是极薄的膜状物，位于虫体前半部的一侧，从前向后延伸至虫体中部，虫体借助鞭毛的摆动和波动膜的波动做旋转式运动。基部有一条基染色杆。胞质内有深染的颗粒，为该虫特有的酶系——氢化酶体(图8-1)。

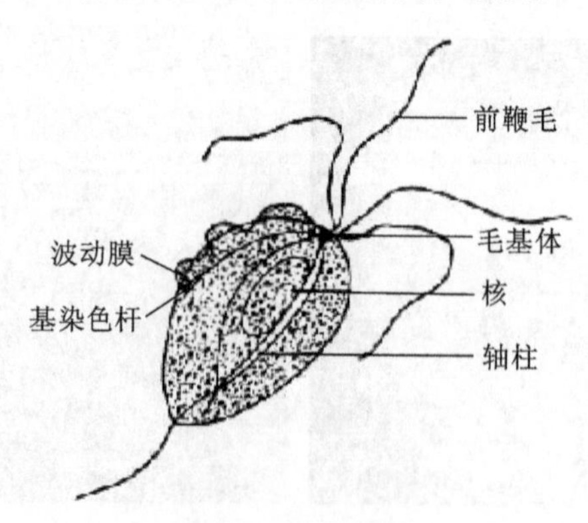

图8-1　阴道毛滴虫

【生活史】

阴道毛滴虫生活史简单，只有滋养体期，故滋养体既是活动和繁殖阶段，也是感染和致病阶段。虫体以纵二分裂法繁殖，主要寄生于女性阴道，以阴道后穹窿处多见，也可侵入尿道；男性感染者一般寄生于尿道、前列腺，也可侵入睾丸、附睾及包皮下组织。

【致病】

阴道毛滴虫传染源是患者和带虫者，通过直接接触或间接接触方式感染。

阴道毛滴虫感染人体后，是否致病主要与虫体毒力和阴道内环境改变有关。正常情况下，健康妇女阴道内环境因乳酸杆菌的作用而保持酸性(pH 值 3.8～4.4)，可抑制虫体或其他细菌生长繁殖，称为阴道的自净作用，此时阴道清洁度为Ⅰ度或Ⅱ度。而阴道毛滴虫寄生于阴道时，消耗糖原，妨碍了乳酸杆菌的酵解作用，降低了乳酸浓度，从而使阴道的 pH 值由酸性变为中性或碱性，滴虫得以大量繁殖，并可促使继发性细菌感染，引起滴虫性阴道炎，阴道清洁度由Ⅰ、Ⅱ度变为Ⅲ、Ⅳ度。体外试验表明，阴道毛滴虫对靶细胞有接触杀伤作用。其次，阴道毛滴虫具有吞噬乳酸杆菌和阴道上皮细胞的作用，也是其致病的原因之一。滴虫性阴道炎的主要病理组织学改变为阴道壁黏膜充血、水肿，上皮细胞变性脱落，白细胞浸润。

大多数女性感染者无临床表现或症状不明显，为带虫者。滴虫性阴道炎患者表现为白带增多、外阴瘙痒，分泌物以黄色泡沫状为典型，伴有臭味，严重时外阴部有烧灼、刺痛感。泌尿道感染者可有尿频、尿急、尿痛及性交痛等表现。男性感染者一般无症状，呈带虫状态，但可使配偶连续重复感染，严重者也可表现为尿痛、夜尿次数增多、前列腺肿大或触痛等。另外，有学者认为该虫体的感染与不孕症和子宫颈癌的发生有关。

【实验诊断】

1. 病原学检查 阴道后穹窿分泌物、尿液及前列腺液直接涂片查滋养体或培养后镜检。查到滋养体即可确诊。

(1) 生理盐水直接涂片法：生理盐水直接涂片法检查阴道毛滴虫，是目前医院常规检查方法之一。用消毒棉拭子取上述分泌物做生理盐水涂片，镜检活的滋养体。在温度较低的情况下标本应注意保温，并迅速检查。此法操作简便易行、快速，检出率为 35%～80%，是医院门诊和普查的常规检查方法。

(2) 涂片染色法：取上述分泌物做生理盐水涂片，晾干后用甲醇固定，用瑞氏或姬氏染液染色后镜检。此法检出率为 90%，但可出现假阳性。本法还可同时根据阴道内白细胞、上皮细胞的数量判定阴道清洁度。

(3) 培养法：取上述分泌物接种于培养基中，37 ℃温箱中培养 48 h，取培养物涂片镜检。此法操作复杂费时，但检出阳性率大于 95%，适用于上述检查阴性、临床又怀疑感染者。

2. 免疫学检测 可用市售的检测阴道毛滴虫的免疫学诊断试剂盒诊断。但免疫学诊断和 PCR 法检查不是常规方法，仅用于辅助诊断。

【流行】

阴道毛滴虫呈世界性分布，各地感染率不一，女性以 20～40 岁感染率较高，性服务者感染率更高。在我国平均感染率为 28.2%。传染源为滴虫性阴道炎患者和带虫者。传播途径有直接接触传播和间接接触传播两种方式，前者以性接触传播为主，后者主要是通过使用公共浴池、公用浴具、游泳池、坐式马桶等传播，妇科器械消毒不彻底，也可造成医源性传播。阴道毛滴虫在外界环境中可较长时间保持活动力和感染性，如在马桶坐垫上滋养体可存活 30 min 以上；在 46 ℃的浴池水中可存活近 1 h；在普通肥皂水中可存活 45～150 min；在潮湿的毛巾、衣裤上可存活 23 h，如不注意卫生，容易相互传染。

【防治】

加强卫生宣教，注意个人卫生和经期卫生以及公共环境卫生，提倡使用淋浴，改善公共设施，不使用公共浴具，慎用公共坐式马桶，杜绝不洁性行为是预防本病的重要措施。治疗患者和带虫者，消灭传染源，尤其注意性伴侣双方必须同时治疗。常用的口服药物为甲硝唑，局部用药可用滴维净或香葵油精栓剂等药物。阴道保持酸性环境效果较好，可用 1∶5000 高锰酸钾、1%乳酸、0.5%醋酸等溶液冲洗阴道。

(石中全)

项目九　寄生虫样本的采集、保存和诊断抗原的制备

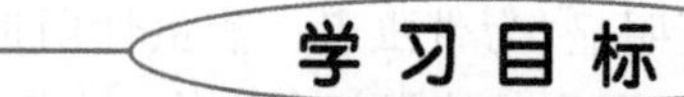

1. 掌握原虫、蠕虫和节肢动物样本的采集、固定和保存。
2. 了解原虫、蠕虫和节肢动物诊断抗原的制备。

寄生虫样本的采集、保存和诊断抗原的制备 1 PPT

寄生虫样本的采集、保存和诊断抗原的制备 2 视频讲解

寄生虫样本是指用于标本制作、保种、冷藏的寄生虫不同生活史阶段的虫体材料、遗传材料及相关的生物材料，是寄生虫虫种资源的实物资源。寄生虫样本的采集、保存可以为寄生虫病病原体的长期保存（固定标本、活体标本、冷藏标本）及寄生虫学教学、科研、健康教育、虫种分类和鉴定提供虫种资源，也可为寄生虫病流行病学调查及预防提供科学信息。免疫学诊断是寄生虫病临床诊断和流行病学调查的常用诊断技术，而诊断抗原的制备是其关键。本项目重点介绍人体寄生虫样本的采集、保存和诊断抗原制备的基本技术。

一、寄生虫样本的采集和保存

寄生虫的生活史、发育过程各不相同，因此，在进行寄生虫样本采集之前，首先必须熟悉人体寄生虫学的基本理论，掌握各种寄生虫的形态、生活史和生态，以及地域分布等有关知识，才能保证样本采集工作顺利进行。

（一）样本的采集

1. 样本的来源　体内寄生虫主要寄生于人体的肠道、腔道、血液、肝、肺、淋巴结、骨髓、肌肉等组织内。寄生于肠道、腔道内的原虫滋养体或包囊以及蠕虫卵可由排泄物或分泌物中采取，寄生于肠道内的蠕虫（吸虫、绦虫、线虫之总称）成虫则需借助药物驱出后采集。血液与骨髓内的寄生虫亦可通过抽取血液和骨髓穿刺而采集，但寄生于肝、肺、肌肉等组织内的寄生虫常无法以药物驱虫采得虫体，通常通过穿刺活检组织做切片来发现虫体。有些难以采集到的寄生虫则需通过动物接种及人工培养增殖后加以采集。

2. 采集样本应注意的事项　①详细地记录有关信息：包括采集地区、日期、样本来源、宿主种类以及寄居于宿主的部位和采集人姓名等，以备查核。对蠕虫幼虫样本更应在样本来源上详记中间宿主的名称，或用人工培养而做的记录，对昆虫样本除应详记采集地区、日期外，还应详记采集场所的性质与情形以及其他必要的资料，如气候、宿主等，这些记录对虫种的鉴别和诊断研究工作都是重要的科学依据。②保持样本完整：一份不完整的样本不仅给虫种的鉴定带来一定的困难，甚至失去鉴定价值。因此，不论采集什么虫种、用什么方法和工具都必须尽可能地使采集到的样本保持完整。在采集过程中，对每一个

步骤都应仔细和耐心地操作。在采集昆虫样本时更应注意保证昆虫的每一部分，如足、翅、体毛、触角和鳞片等都不能残缺。③防止自身感染：为了防止在采集样本过程中造成不应有的寄生虫或其他病原体的感染，除应具备必要的寄生虫学基本理论知识之外，还要采取必要的防护和消毒措施。如在采集或解剖钉螺时，应防止血吸虫尾蚴侵入自己的皮肤；在采集病媒昆虫样本时，可在皮肤上涂擦昆虫驱避剂或穿防护衣，以防止吸血节肢动物（如蚊、蛉等）叮咬；在啮齿动物体上采取蚤、螨等样本时，更应严密防止虫体爬散、侵袭人体传病的可能。

（二）样本的处理和保存

1. 样本的处理和固定 采到寄生虫样本后，要尽快地加以适当处理。如进行人工饲养，则按其生活条件加以妥善处理，以免虫体死亡，或对感染动物进行保种。寄生虫活样本采到后如不进行人工培养应尽快加以固定，固定的虫体越新鲜越好。如需制作玻片标本，则应先用0.85%生理盐水将虫体黏附的污物洗净，并置于生理盐水中，再分别进行固定。如条件所限不能对样本及时处理，应立即将样本放入冰箱内（4 ℃）待处理。但时间不宜过久，以免虫体腐烂。

2. 固定方法 样本固定的方法分物理固定法与化学固定法两种。物理固定法是用加热和干燥法固定标本，如用热水烫死蚊幼虫，使虫体伸展，以显示其自然姿态；在空气中晾干各种标本，以干燥法固定和保存双翅目昆虫等。化学固定法是用某些化学用品配成溶液来固定标本，这些溶液叫做固定剂或固定液，固定时将样本浸于固定液内进行固定。

3. 常用的固定液及配方 常用药品包括甲醛、乙醇、升汞、苦味酸、冰醋酸等。固定液分为单纯固定液与复合固定液两种。单纯固定液虽然配制简单，使用方便，但往往不能兼备各种药品的优点，因此应用较少；复合固定液由两种以上化学药品配合而成，可利用各种药品的优点以互补不足，例如，醋酸会使细胞膨胀，而乙醇与苦味酸反使细胞收缩，二者混合使用，膨胀和收缩的作用恰可抵消。

（1）单纯固定液

甲醛：具有强大的杀菌力，能保存样本使其不至于腐烂，渗透力较强，有硬化样本的性能，故制作切片的活检组织多用此固定液保存。用福尔马林（40%的甲醛）固定和保存时，常用的浓度为5%～10%，配制时按甲醛原液浓度（40%）为百分之百计算。配制时可用0.85%～0.90%生理盐水稀释，使固定液内的渗透压成为等渗液较好。用此液固定时间一般不得少于24 h。

乙醇：通称为酒精，为无色液体，具有固定、保存和硬化样本的性能，渗透力强。其主要缺点在于吸收水分，使样本收缩，由于乙醇可使虫体或组织收缩，表面发硬，因而较难渗入到组织深部，所以不宜固定大块组织。乙醇除了固定和保存虫体以外，还在制片过程中用来脱水。固定虫体一般用70%～100%乙醇，固定时间为24 h，固定完毕保存于70%乙醇内，若在70%乙醇中加入5%的甘油，则对样本更为有利，固定微丝蚴厚涂片标本则需用纯乙醇或甲醇，固定时间为10～30 min（固定厚血涂片标本须先溶去血红蛋白）。固定完毕，不做任何处理即可染色，若当时不进行染色可将涂片晾干后保存。

（2）复合固定液

鲍恩固定液：苦味酸饱和水溶液70份，福尔马林25份，冰醋酸5份。固定时间3～12 h，或过夜。本剂最好临用时配制，不宜久藏，但苦味酸饱和水溶液可预先配制备用。本剂一般适用于小型蠕虫的固定。

劳氏固定液：升汞饱和水溶液100 mL，醋酸2 mL。适用于固定小型吸虫，固定时间为4～24 h，固定完毕更换于加碘液的70%乙醇中（70%乙醇中加入碘液使呈葡萄酒色为止）去除沉淀，然后换入70%乙醇1～2次使碘化汞沉淀完全消失，最后保存于70%乙醇内。

肖氏固定液：升汞饱和水溶液2份，95%乙醇1份，每100 mL混合液中加入冰醋酸5～10 mL。适用于固定肠原虫，固定时间为10～60 min，固定完毕用50%或70%乙醇换洗，再用碘酒或碘液去除升汞沉淀，本液配制后可长期保存。

布莱固定液：70%乙醇90 mL，甲醛7 mL，冰醋酸3 mL。此固定液渗透力强，为昆虫幼虫的良好固定剂，亦可固定小型吸虫和绦虫。

4. 固定后的处理 ①用任何浓度甲醛液固定后的蠕虫样本，须更换于5%甲醛生理盐水液中长期保存，如果用作染色、封制玻片标本时，则须经流水充分冲洗后置换于70%乙醇内保存。②用任何浓度乙醇固定后的蠕虫样本，须更换于70%乙醇内保存。③用含有升汞的固定液固定后的原虫样本，须更换于70%乙醇后加碘液，使氯化汞变为碘化汞而消除其沉淀，再更换于70%乙醇中保存。④用鲍恩固定液固定后的样本，须用50%～70%乙醇换洗数次，将苦味酸的黄色洗掉，然后保存于70%乙醇内。⑤用任何保存液（5%甲醛或70%乙醇）固定后的虫体，须在1周内重新更换于新的保存液内保存，换液的目的是防止药液被稀释而影响保存虫体的效果。⑥固定的样本应保存于紧塞的瓶中，并注明样本的来源、名称、保存液、日期和采集人姓名，存放于阴暗处备用。

5. 特殊用途的样本处理 样本用于分子生物学研究，如提取DNA等，需要对样本进行特殊的处理。现场采集的蠕虫（活虫）成虫、幼虫或虫卵可选用以下任何一种固定液进行保存：①固定于20%二甲基亚砜（DMSO）饱和盐水溶液中（其中DMSO 20份，饱和盐水80份）存放于4 ℃保存。②固定于无水乙醇中。③将活虫直接保存于−70 ℃冰箱中。

（三）蠕虫成虫样本的采集及固定保存

1. 蠕虫成虫样本的采集 蠕虫成虫的收集可采用以下方法：①以驱虫剂将虫体自宿主的消化道驱出。给药后，收集患者或实验动物的全部粪便，加水溶解粪块后用直径3 mm的粗筛过滤，采集残留筛上的较大型寄生虫，小型寄生虫多半通过筛孔而沉降于皿底，用沉淀法清洗数次后，置沉淀物于光亮处寻找寄生虫。②解剖自然感染或人工接种感染的动物、尸体解剖、活检而获得虫体。将有关器官置于含有生理盐水的白瓷盘或玻璃皿中，剪开或剪碎器官或组织收集虫体。

2. 虫体的清洗 将采集到的虫体（吸虫、线虫）投入清水或盛有0.85%盐水的试管或玻璃瓶内振荡，清洗虫体表面附着物，振荡时注意勿使虫体损伤。此法不适用于绦虫类。

3. 虫体的固定保存 ①吸虫的固定：按1∶1的比例配制生理盐水和固定液的混合液，将其加入到盛有虫体的试管或玻璃瓶内。如需制作染色标本，应根据虫体的大小、厚薄，分别用载玻片将虫体压平、压薄，然后用固定液进行固定。凡用含有升汞固定液固定的样本会产生许多汞盐沉淀，沉积于组织内影响今后制片观察，故需用0.5%碘乙醇（似葡萄酒色），浸泡12 h，以去除汞盐沉淀，再放入70%乙醇中褪去碘的颜色，最后将虫体保存于70%乙醇中。②绦虫的固定：用10%甲醛生理盐水固定保存。如要鉴定虫种，则需要制作染色玻片标本，须将虫体按厚、薄分段置于两玻片中加压或将虫体夹于两张载玻片中，两端用橡皮筋捆紧，使虫体压平、压薄后放入固定液中固定24～48 h即可。在操作过程中切勿损伤虫体。③线虫的固定保存：将虫体放入加热至60～70 ℃的热水或乙醇等固定液中固定，这样可获得伸直的虫体，待冷却后移于70%～80%乙醇或巴氏液（3%甲醛生理盐水）中保存。

附注：保存在瓶、管中的虫体如暂不做检查，可在保存液（乙醇）中加入甘油数滴，以防止保存液的蒸发干涸。

（四）蠕虫虫卵的采集和固定保存

1. 小型虫卵 取粪便5～10 g，放入小烧杯内，加少量清水，调匀，通过80～100目尼龙网筛过滤至含500 mL清水量杯中，静置30～40 min后，倾去上部混浊液，再加水至500 mL，静置30 min留取沉淀物，再反复沉淀数次，直至上部的水澄清为止。弃去上清液，加3%甲醛与含虫卵沉淀粪渣进行混合，固定24 h，然后再更换至5%甲醛生理盐水中并加甘油数滴密封保存。

2. 大型虫卵 水洗沉淀方法基本同上，但改用40～60目尼龙网筛过滤粪液，每次换水后静置15～25 min。固定保存方法同上。另受精蛔虫卵和钩虫卵容易发育成胚胎，故固定时需用加热至70 ℃的10%甲醛进行处理，以阻止卵细胞继续发育。收集蛲虫卵时，可选用透明胶纸肛拭法，即将贴有蛲虫卵的透明胶纸分割成5 mm ×5 mm的小块，取一载玻片，在中央加1滴甘油，将小块胶纸置于甘油上摊平，再在胶纸上加1滴中性树胶，覆以盖玻片，37 ℃温箱烘干，即可较长期保存。

虫卵保存于甲醛中时间不宜太久，一般不超过5年，否则往往使卵壳损坏、剥离，影响虫卵鉴定。用下述液体固定，保存时间可得到延长。

保存液配方：甲醛10 mL，无水乙醇30 mL，甘油4 mL，蒸馏水56 mL。

（五）肠道原虫样本的采集及固定保存

1. 采集方法 肠道内原虫包括溶组织内阿米巴、结肠内阿米巴、布氏嗜碘阿米巴、迈氏唇鞭毛虫、兰氏贾第鞭毛虫、人毛滴虫、结肠小袋纤毛虫等。滋养体通常出现于液质或半液质以及含有黏液、脓血的粪便内，包囊则见于成形或半成形的粪便中。收集粪便样本最好用特制的粪便盒或油纸，如果使用便盆则必须洗涤干净，不要用消毒洗涤剂，不要使尿或水混入粪便或容器内，以免杀死滋养体。样本收集后，应及时处理，以免滋养体死亡、变形。室温低于 15 ℃时应注意保温，使虫体保持活动力，以便涂制标本进行观察，若当时不能立即进行涂片观察，可将粪便暂放置于 4 ℃冰箱中，待进行观察或制片时再升温（37 ℃）使虫体活动，但放置于冰箱时间不宜超过 4 h。

2. 固定保存 当采集到含有肠道原虫新鲜样本时，无论原虫是滋养体还是包囊，应立即制成涂片标本，用肖氏固定液固定，再移置于 70%乙醇内保存，以便日后染色制片诊断。肠道原虫滋养体由人体排出后容易死亡分解，应趁新鲜时及时涂片固定，包囊除了涂制玻片标本染色外，亦可保存于 5%甲醛生理盐水中。

3. 保存方法 将含有原虫包囊较多的粪便用 5%甲醛生理盐水调成混悬液，经 60 目孔铜筛过滤于尖底量筒中，静置 3～4 h 后，倾去上清液，再换以新的 5%甲醛生理盐水倒入瓶中保存。检查时，用吸管吸取此混悬液一滴置于载玻片上，覆以盖玻片于高倍显微镜下镜检。如需染色检查时，可加入碘液一滴与粪液相混合后检查。此法可保持包囊形态较长时间不变。

（六）腔道内原虫样本的采集及固定保存

1. 采集方法 腔道内原虫主要为阴道毛滴虫、齿龈内阿米巴及口腔毛滴虫。阴道毛滴虫寄生于妇女的阴道内，尤以后穹窿为多，故样本应选在妇产科门诊采集较为适宜。采集前应备好一定数量的消毒棉花拭子和培养基，遇有阳性患者，应请妇产科医生协助采集。将收集的阴道分泌物接种于培养基内使该原虫大量繁殖，涂制标本易检出。采取少量样本，不需要培养繁殖，即可直接将阴道分泌物涂片镜检，但检出率较低。齿龈内阿米巴与口腔毛滴虫在牙科门诊处采集较为方便。两种原虫均寄生于口腔内，定居于齿龈组织、齿垢、蛀穴及齿槽脓肿内，患者齿龈奇痒。采集时用牙签或小尖镊子挑取牙龈周围污垢物质，加 1 滴生理盐水于载玻片上调和均匀，可提高检出率。

2. 固定保存法 阴道毛滴虫：取阴道分泌物在载玻片上涂制成薄膜，在空气中晾干，用甲醇固定后，即可短期保存，如用吉氏染液染色 30～60 min，水洗晾干后即可长期保存。齿龈内阿米巴与口腔毛滴虫：取患者牙龈周围污垢物质，加 1 滴生理盐水和血清于载玻片中央调和均匀，使其成一圆形薄膜，平置，尚未干燥时可用肖氏固定液固定，再移置于 70%乙醇内保存，供日后染色制片、长期保存。

（七）组织内原虫样本的采集及固定保存

组织内原虫主要为杜氏利什曼原虫和弓形虫。

1. 杜氏利什曼原虫 杜氏利什曼原虫在外周血液内很难发现，故取材时应选择巨噬细胞丰富、杜氏利什曼原虫多、穿刺安全、操作简便的器官进行。常用的方法是棘突或髂骨穿刺。取骨髓穿刺液涂制成薄膜涂片，有时因取出的穿刺液较少，只好用穿刺针在载玻片上尽量涂抹均匀，在空气中晾干，用甲醇固定。如穿刺液很少，不易检出时，除经过培养进行诊断外，还可将阳性患者的穿刺液接种于田鼠腹腔，待田鼠感染后，取其肝、脾制片检查，也可将肝、脾用研钵磨碎，加入适量生理盐水和血液（如鼠、兔或其他动物血液，加抗凝剂）稀释后，再涂制成薄血膜片，待自然干燥后用甲醇固定。

2. 弓形虫 急性患者的体液、脑脊液经离心沉淀，取沉渣涂片，干燥后用甲醇固定，当虫体较少时，可将阳性体液或组织磨碎，加适量无菌生理盐水稀释或制成混悬液，注射于小白鼠腹腔内，经过 1～3 周，待小白鼠发病时，取腹腔渗出液或小白鼠肝、脾、脑磨碎制成厚膜涂片，待自然干燥后用甲醇固定。

（八）血清内原虫样本的采集和固定保存

1. 疟原虫的采集 一般从患者耳垂或手指取血（婴儿可经足跟取血）。先用乙醇棉球消毒取血部位，然后用一次性刺血针迅速刺入，轻压挤出血液。用推片边缘中部取少许（0.5～1.0 μL）血液在载玻片上推制成薄血膜，再用推片的角，取血 4～5 μL（火柴头大小的血滴），在同一载玻片上的适当位置涂制成直径为 0.8～1.0 cm 的圆形厚血膜。

2. 制片和染色 自然干燥血膜，用铅笔在薄血膜上，或用特种蜡笔在盖玻片背面编号。血片染色液用姬氏染粉 10 g、甘油 500 mL 和甲醇 500 mL 配制而成。配制时将姬氏染粉置于大研钵中，缓慢加入少量甘油，充分研磨后，置于棕色玻璃瓶中，用甲醇分数次洗出研钵中的甘油染液，倒入玻璃瓶内摇匀，在室温下放置3～5天即可使用。染色前，先用甲醇固定薄血膜，将姬氏染液用pH值为7.0～7.2的水配成3%的稀释液，将血片插入染色缸内染色，或用滴管将此稀释液滴在厚、薄血膜上，染色30 min。若需快速染色，可在2 mL水中加姬氏染液3滴，染色6 min。或先在厚血膜上加几滴清水溶去血红蛋白后滴加染液，效果更佳。染色后，用水轻轻冲洗，插在玻片板上晾干，室温保存备用。

（九）医学昆虫样本的采集和保存

根据医学节肢动物的生活史，在滋生地和栖息地采集样本。蚊、白蛉等成虫通常用针插好晾干，存放于昆虫盒内，盒内应放樟脑块以防蛀虫。蚊、白蛉、蝇等昆虫的卵、幼虫和蛹，以及蚤、虱、臭虫、蜱、螨等的发育各期均应保存于70%乙醇中。需要分离病原体的昆虫不做任何处理，收集于干净的试管、小瓶中保存。

（十）寄生虫样本的包装和邮寄

凡用乙醇或甲醛等固定液固定的样本应用棉花填塞空间，以免液体流动损坏样本，瓶口也可用石蜡封固。昆虫的针插标本必须牢固地插在指形管的软木塞上，或插于昆虫盒内，昆虫盒外面用塑料袋包上防潮。如果干燥昆虫样本不用针插，可放在适当大小的瓶内，瓶底铺几层软纸，放入样本后，样本上的空间要用软纸填塞，以免样本因震荡而损坏，最后将瓶塞塞紧，瓶口用石蜡封闭。

各种寄生虫的玻片样本应放在玻片盒中，上下用纸垫好。如无玻片盒应在玻片两端用火柴杆或厚纸片隔开，再用纸包好扎紧，放于木盒中。

邮寄时，将上述盛样本的玻片盒放入木盒中，标本瓶（盒）周围用碎纸或塑料泡沫条或棉花等塞紧，以免损坏。另为排除寄生虫感染，在现场须采集患者血，查血清中某种虫体循环抗原或抗体时可不必空腹，采2 mL血凝固后分离到100～200 μL血清，即可吸入带盖的洁净小塑料管中，放入含有干冰或冰块的保温杯，装在用填充料塞紧的邮寄纸箱里，如采患者静脉血有困难时可耳垂采血4～5滴盛于小塑料指形管中，待血凝固后，分离出2～3 μL的血清，同上法包装邮寄即可（查一种寄生虫的血清量不得少于2～3 μL）。

凡在现场采集的蠕虫、原虫、昆虫样本及血清样本，基层防疫单位无法完成病原鉴定或血清学检测的，应及时包装邮寄或派专人运送至上级有关检疫部门进行检测。

二、寄生虫诊断抗原的制备

可用于寄生虫病免疫诊断的抗原主要有天然抗原、基因工程重组抗原、噬菌体肽库模拟抗原等，但常用的抗原主要为天然抗原。按照寄生虫学标准，天然抗原可分为以下几类。

(1) 可溶性外抗原：从活的寄生虫、被寄生的细胞或培养的蠕虫细胞系中释放的抗原。

(2) 可溶性体抗原：从寄生虫或被寄生细胞中浸出的表面或内部抗原。

(3) 死寄生虫、寄生虫碎片或分泌泡。

(4) 生活的全虫。

(5) 线虫的体腔液。

(6) 绦虫幼虫的囊液。

按照寄生虫的生活史，抗原还可分为属特异性、种特异性、株特异性和期特异性抗原等。近年来，随着基因工程技术的发展和不断成熟，基因工程重组抗原和噬菌体肽库模拟抗原也开始得到应用，促进了寄生虫病新型免疫诊断技术的研发。

常用的抗原分离、纯化和鉴定方法如下。

1. 分离 ①虫体抗原的分离：收集虫体，将虫体用生理盐水反复洗涤以除去体表黏附物，然后在磷酸盐缓冲液中制成匀浆，离心后的上清液即为可溶性虫体抗原。②寄生虫排泄分泌(ES)抗原：多采自虫体的培养液。③膜抗原：膜蛋白分表面蛋白和膜组成蛋白，采用金属螯合物或高离子强度的缓冲液溶解表面蛋白，采用清洁剂、有机溶剂和其他溶剂如尿素、盐酸胍等分离膜组成蛋白。

2. 纯化 可采用凝胶层析或凝胶过滤、离子交换层析、亲和层析等方法对粗抗原进行纯化。

3. 鉴定 抗原的鉴定包括抗原组分及化学性质鉴定、抗原的活性及抗特异性鉴定。十二烷基磺酸钠聚丙烯酰胺凝胶电泳(SDS-PAGE)、双向电泳、放射免疫沉淀、抗原的氨基酸序列测定、Western blotting、dot-ELISA 等技术可用于抗原的鉴定。

(丁环宇 何孝崇)

项目十　临床寄生虫检验实践训练

浓聚法视频讲解

痰液、乳糜尿检查视频讲解

血液检查视频讲解

一、实验室规则

实验室是供学生进行实验的重要场所。在实验室内，学生通过实物观察和技术操作，进一步理解、巩固和掌握理论课内容，掌握寄生虫检验、鉴定等基本技能。学生必须遵守实验室的有关规章制度。

(1) 进实验室上课时必须穿白大衣，并携带教材、实验指导、实验报告本及必要的文具(如钢笔、彩色铅笔和小尺等)。

(2) 实验前做好预习，明确实验目的和要求，了解每个实验的基本原理和具体做法，通过实验加深和巩固已学过的理论知识，从而达到理论和实践相结合的目的。

(3) 严格遵守操作程序，爱护教学标本、仪器、试剂和动物，如有遗失或损坏应报告老师，并按学校规定进行适当赔偿。

(4) 实验操作时要耐心细致，自己动手，独立思考，严格要求，培养实事求是的科学态度和认真负责的作风。

(5) 上课要准时，不得无故缺席、迟到或早退，特殊情况外出或早退应向老师请假。

(6) 遵守课堂纪律，保持实验室的安静，关闭手机，不得高声谈笑、随便走动或进行与实验无关的活动。

(7) 动物尸体、玻片、器皿、垃圾应按要求放到指定地点，严禁丢入水池内，以免堵塞排水管。

(8) 保持实验室整洁，禁止吸烟、喝水、饮食，实验结束，值日生应负责搞好实验室的清洁卫生，离开实验室前应关好水、电和门窗。

二、生物显微镜的使用与保养

普通生物显微镜的组成有机械部分、照明部分和光学部分，其主要结构和部件名称参见实验图 1。

【显微镜使用】

低倍镜的使用方法如下。

(1) 取镜和放置：显微镜平时存放在柜或箱中，用时从柜中取出，右手紧握镜臂，左手托住镜座，将显微镜放在自己左肩前方的实验台上，镜座后端距桌边 1～2 寸(1 寸＝3.33 cm)为宜，便于坐着操作。

(2) 对光：用拇指和中指移动旋转器(切忌手持物镜移动)，使低倍镜对准镜台的通光孔(当转动听到碰叩声时，说明物镜光轴已对准镜筒中心)。打开光圈，上升聚光器，并将反光镜转向光源，以左眼在目镜

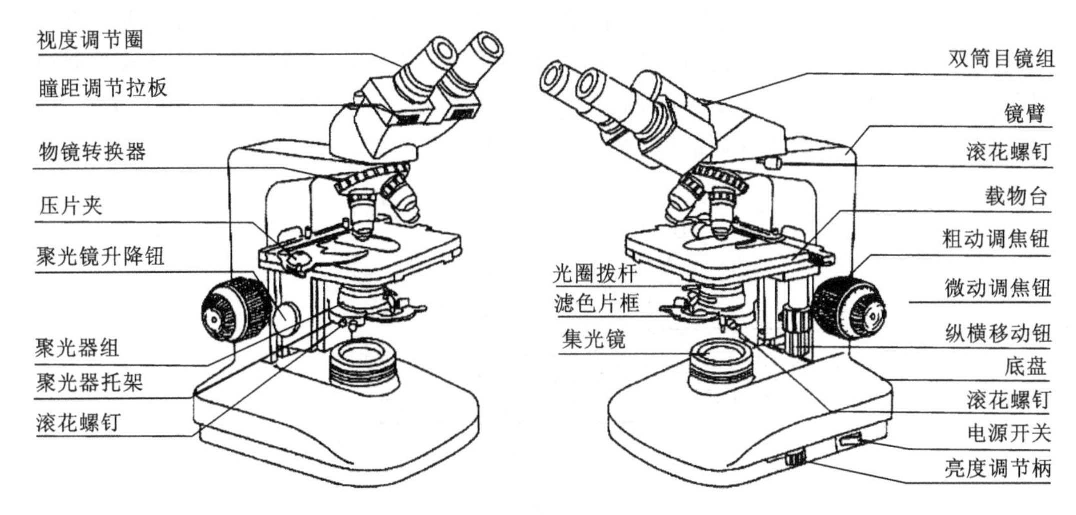

实验图 1　生物显微镜结构示意图

上观察(右眼睁开),同时调节反光镜方向,直到视野内的光线均匀明亮为止。

(3) 放置玻片标本:取一玻片标本放在镜台上,一定要使有盖玻片的一面朝上,切不可放反,用推片器弹簧夹夹住,然后旋转推片器螺旋,将所要观察的部位调到通光孔的正中。

(4) 调节焦距:以左手转动粗调节器,使镜台缓慢地上升至物镜距标本片约 5 mm 处,应注意在上升镜台时,切勿在目镜上观察。一定要从右侧看着镜台上升,以免上升过多,造成镜头或标本片的损坏。然后,两眼同时睁开,用左眼在目镜上观察,左手顺时针方向缓慢转动粗调节器,使镜台缓慢下降,直到视野中出现清晰的物像为止。调节焦距时,要认清物镜的放大倍数,不同倍数的工作距离不同(实验图 2)。

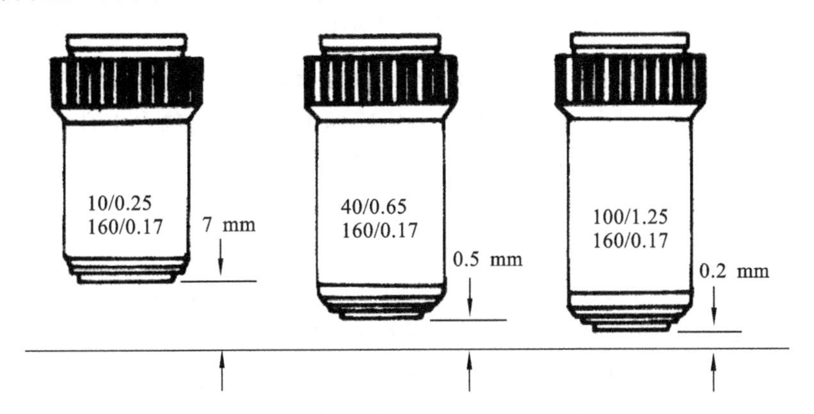

实验图 2　三种物镜及其工作距离

高倍镜的使用方法如下。

(1) 选好目标:一定要先在低倍镜下把需进一步观察的部位调到中心,同时把物像调节到最清晰的程度,才能进行高倍镜的观察。

(2) 转动转换器,调换上高倍镜头,转换高倍镜时转动速度要慢,并从侧面进行观察(防止高倍镜头碰撞玻片),如高倍镜头碰到玻片,说明低倍镜的焦距没有调好,应重新操作。

(3) 调节焦距:转换好高倍镜后,用左眼在目镜上观察,此时一般能见到一个不太清楚的物像,可将细调节器的螺旋转动 0.5～1 圈,即可获得清晰的物像(切勿用粗调节器),如果视野的亮度不合适,可用集光器和光圈加以调节,如果需要更换玻片标本时,必须 (切勿转错方向)转动粗调节器使镜台下降,方可取下玻片标本。

油镜的使用方法如下。

(1) 先用低倍物镜观察标本的概况。

(2) 把所要观察的部分移到视野中央,然后更换高倍物镜。

(3) 把载物台下降(或镜筒上升)约 1.5 cm,再把油镜转到工作位置。

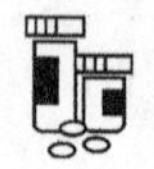

(4) 在盖玻片上所要观察的位置滴一小滴香柏油，细心拧动粗调节器，使载物台慢慢上升(或镜筒慢慢下降)。这时要从侧面仔细观察物镜前端与标本之间的距离，先使物镜前端与香柏油滴接触(原理见实验图 3)，然后再慢慢上升载物台(或慢慢下降镜筒)，至物镜前端接近而没有碰到盖玻片为止。这步操作要特别小心，防止油镜压碎标本或损坏油镜(油镜的工作距离为 0.2 mm)。

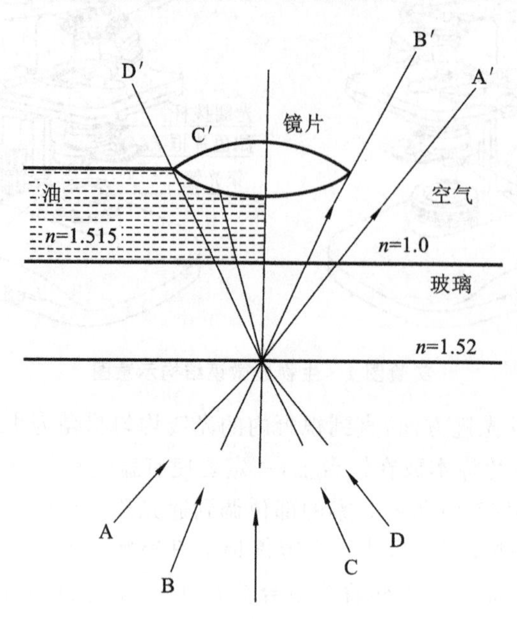

实验图 3 油镜使用原理

1. 光线 C、D、C′、D′通过载玻片经香柏油折射，使进入物镜中的光线量较多；

2. 光线 A、B、A′、B′通过载玻片经空气折射，使进入物镜中的光线量减少

(5) 眼睛从目镜中观察，拧动细调节器，使载物台慢慢下降(或镜筒慢慢上升)到能看清标本为止。这步操作要特别注意不要把细调节器的方向拧错，以防压碎标本。如因载物台上升或镜筒下降过了或不到位，必须再从侧面观察，重复操作直至物像看清为止，仔细观察并绘图。

(6) 再次观察：下降载物台(或提升镜筒)，换上另一玻片，依次用低倍镜、高倍镜和油镜观察、绘图。重复观察时可比第一次少加香柏油。

(7) 观察完毕后，下降载物台(或提升镜筒)约 1 cm，移开物镜镜头，取出玻片，及时做清洁工作。先用干的擦镜纸擦 1～2 次，把大部分油去掉，再用二甲苯滴湿的擦镜纸擦 2 次，最后再用擦镜纸擦 1 次，擦镜纸要折成 4 层以上，且擦过之处不能再次擦拭，擦拭时要顺镜头的直径方向，不要沿镜头的圆周擦。擦拭要细心，动作要轻，不可用力擦，如果聚光器上有油滴也要同样清洁。载玻片上的油可用"拉纸法"擦净，即把一小张擦镜纸盖在载玻片油滴上，在纸上滴一些二甲苯，趁湿把纸往外拉，这样连续做 3～4 次，即可干净。

(8) 擦净显微镜，将各部分还原。对号放入显微镜柜中。

注意：如果你使用的是带电光光源的显微镜，取出显微镜后，先将电源插头插入电源插座，检查亮度调节柄确定在最低处时，方可开启电源开关，转动亮度调节旋钮至合适的亮度。观察完毕，检查显微镜，按规定清洁后，下降镜台，转动亮度调节旋钮至最低位置，然后关电源，拔电源插头，将显微镜放回原处。

【观察方法】

(1) 镜检时载物台不可倾斜，以免液体流出影响观察及污染显微镜。

(2) 观察标本时，每一个视野都要详细观察。为了减少遗漏，可按一定方向转动上下左右推进器如"↓→↑→↓→"进行观察(实验图 4)。如有可疑物像，可放大倍数观察。

(3) 不论放大倍数如何，光线的强度都要适宜。一般来说，高倍、油镜和比较厚的标本要求较强的光；低倍、无色标本光线宜弱。调节光线的强弱可通过上下调节聚光器或光圈的扩大和缩小或调节光源的强弱来控制。

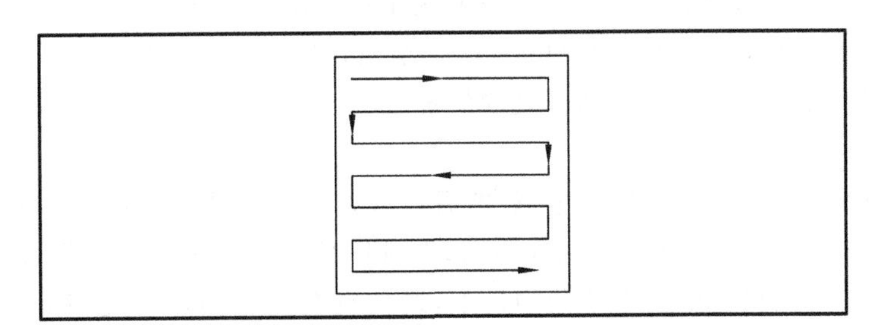

实验图4 标本顺序观察法示意图

【显微镜的维护】

显微镜是比较贵重的仪器，也是学习的重要工具之一，维护好它十分重要。

(1) 提取显微镜时，一手持柄，一手托住底座，保持镜身的垂直，防止反光镜和目镜脱落。显微镜的部件不得互相调换，如有损坏，立即向老师报告。

(2) 检查粪便标本时，如要用高倍镜观察，必须加上盖玻片，防止粪水污染镜头，如不小心污染，应立即擦干净。

(3) 用高倍镜或油镜观察时，宜细调、微调，并小心转动，避免压碎、损坏镜头和标本。

(4) 每次使用显微镜后都要擦拭干净，镜台、镜座用软布擦去污物和灰尘。擦镜头必须用擦镜纸，不能用草纸或纱布等。油镜使用后，应立刻用擦镜纸擦干净镜头上的油，然后用擦镜纸蘸少许二甲苯拭抹镜头，最后用擦镜纸擦干残余的二甲苯。若油已干，可蘸少许二甲苯擦净，再用擦镜纸擦干。如镜头沾上较顽固的污物也用同样的方法拭抹。

(5) 收镜时将镜头旋到一侧，将聚光镜旋落，避免两镜头相撞。将亮度调节旋钮转至最低位置，把光源调至最小，关上电源。最后加上镜罩（或置于镜箱内），放回原处。

三、显微测微尺使用方法

在对寄生虫检测中，测定寄生虫大小，一般用显微测微尺。显微测微尺由目镜测微尺（ocular micrometer）和镜台测微尺（stage micrometer）组成（实验图5）。

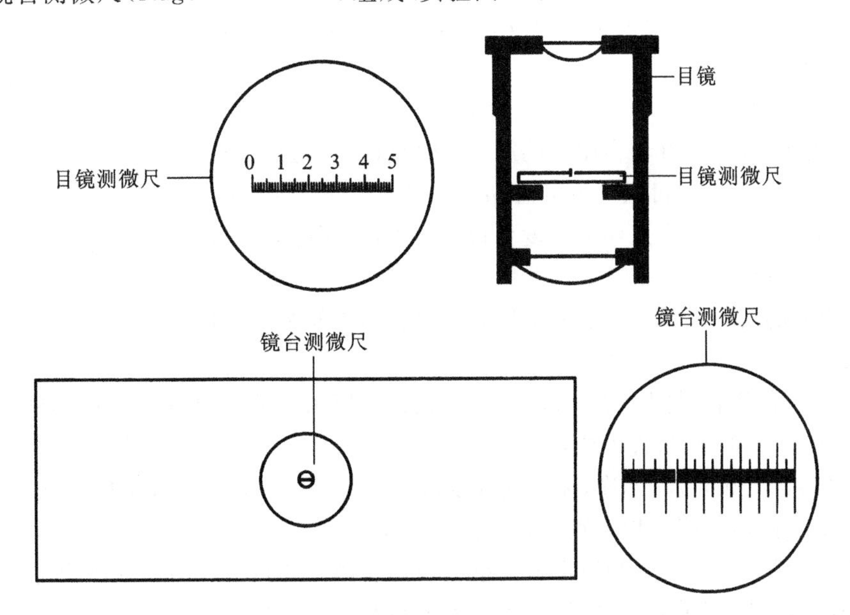

实验图5 显微测微尺结构示意图

目镜测微尺，简称目微尺，是用于测定寄生虫大小的尺子。为1块直径20 mm的圆形玻璃片，它上面有直线刻度或网格式标尺，直线刻度标尺用来测量物体的长度或宽度，网格式标尺可用来测量物体的面积。

镜台测微尺，简称台微尺，是用于标定目微尺的，为1块特制的载玻片。其中央镶有1个刻度标尺，全长1 mm，共划分成10个大格，每个大格又分成10个小格，共100个小格，每个小格长0.01 mm，即10 μm，在标尺的外围有1个黑色环，利于找到标尺的位置。

【方法步骤】

(1) 先将目镜从镜筒中抽出，旋去接目透镜，然后将目微尺放在目镜镜面上。注意应将目微尺上有刻度的一面朝下，再将接目透镜旋上，把目镜插入镜筒，先对目微尺在不同放大倍数的物镜下进行标定。

(2) 目微尺的标定方法：将台微尺夹于载物台上，调焦直至能看到台微尺刻度。此时，目微尺和台微尺同时显示在视野中，转动目镜，使目微尺的标尺直线与台微尺的标尺直线尽量靠近、平行，最终使两直线重合，再移动台微尺，使两个微尺的左边一端平齐，然后从左到右找出两个微尺另一侧重合的直线（实验图6）。

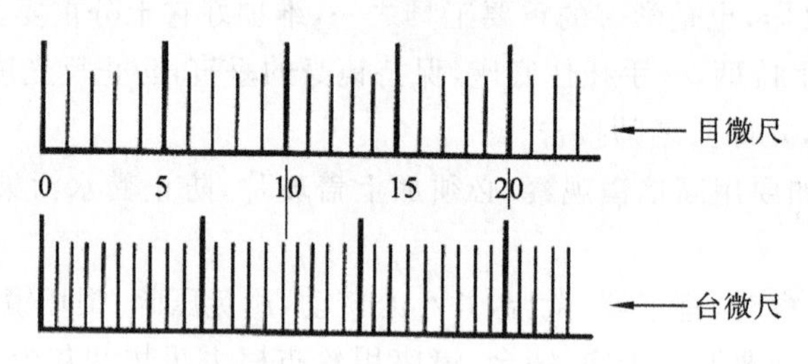

实验图6 显微测微尺标定示意图

(3) 分别计数重合线之间台微尺和目微尺各自包含的小格数，根据公式计算出目微尺每个小格的长度（格值）。计算公式如下。

目微尺每格值(μm)＝ 台微尺的格数/目微尺的格数×10

式中，10为台微尺每个小格长10 μm。

(4) 目微尺标定后，就可进行测定。从载物台上取下台微尺，换上标本片，从标定时的物镜视野中寻找目标虫卵，记录被检标本占目微尺的格数，然后乘以每个小格代表的长度，即得出目标虫卵的长度或宽度。

【注意事项】

为减少测量误差，应对目微尺的格值测量3次，求其平均值。如果更换不同放大倍数的镜头，必须重新标定目微尺，才能再次测量。

【计算方法】

例如，目微尺的第33格正好与台微尺的第22格重合，代入公式：

目微尺每格值(μm)＝ 22/33×10＝6.6 μm

当用低倍镜测出某种寄生虫虫卵的长度为目微尺4格，而已知每格等于6.6 μm时，则该虫卵的长度为：6.6 μm×4＝26.4 μm。

消化道寄生虫病的实验室诊断一般要求取疑似患者的粪便标本进行检查。

【注意事项】

(1) 保证粪便新鲜，送检时间一般不超过24 h，尤其对原虫滋养体检查，必须在粪便排出后0.5 h内进行，或暂时保存在35～37 ℃条件下待查。

(2) 盛粪便的容器必须干燥、洁净、无尿液或水混入，以及无药物、泥土或杂质污染。

(3) 容器外贴上标签，注明受检者姓名和受检目的等。

(4) 受检粪量一般为5～10 g（约拇指节大小），若要求做粪便自然沉淀或血吸虫毛蚴孵化，受检粪量一般不少于30 g，检查蛲虫成虫或绦虫节片则留检一天内全部粪量。

(5) 要严格按照粪检程序进行操作，特别是镜检时要熟悉每个病原体形态特点，遵循顺序观察的原则，以免漏检。

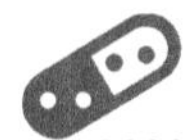

实验1 消化道寄生虫实验室检查

一、粪便直接涂片法

粪便直接涂片法视频讲解

粪便直接涂片法适用于直接检查蠕虫卵、原虫的包囊和滋养体。方法虽简便，由于取材较少，故检出率较低，若连续涂片三张，可提高检出率。粪便的稀释剂为生理盐水，能使病原体在等渗环境下保持原有的活动力和形态。

【方法步骤】

1. 蠕虫卵检查 在洁净的载玻片中央，滴1滴生理盐水，用竹签或牙签挑取米粒大小粪便，置于生理盐水中均匀涂抹。其厚度以载玻片置于报纸上能透过粪膜隐约辨认薄片下的字迹为宜。一般在低倍镜下检查，如发现可疑虫卵转用高倍镜检查时，需用盖玻片，以免污染镜头。镜检时光线要适当，过强的光线会影响观察效果。应注意虫卵与粪便中的异物区别，可依据虫卵的形状、大小、颜色、卵壳和内含物等的不同加以鉴别。由于雌性蛔虫排卵量较大，该法特别适用于检查蛔虫卵，涂片一张的检出率为80%～85%，涂片三张的检出率可达90%～95%。

2. 原虫检查

(1) 活滋养体检查：方法同检查蠕虫卵，但涂片要薄而均匀。若检查溶组织内阿米巴，对其黏液粪便标本，要取黏液部分。在气温较低时，要注意保温，必要时可用保温盒保持温度，或先将载玻片和生理盐水略加温，使滋养体保持活动状态便于观察。

(2) 包囊碘液染色检查：以碘液代替生理盐水滴加于载玻片上，挑取米粒大小的粪便置于碘液中，均匀涂片，加盖玻片。若需同时检查滋养体，可在载玻片的另一端滴1滴生理盐水，与上述方法相同涂抹粪便标本，再加盖玻片。这样可使一端查活滋养体，而加碘液的另一端查包囊，染色后的包囊呈黄色或棕黄色，糖原泡为棕红色，囊壁、核仁和拟染色体均不着色。

碘液配方：碘化钾4 g，溶于100 mL蒸馏水中，再加入碘2 g，溶解后置于棕色蒸馏瓶中即可使用。

【考核标准】

粪便直接涂片法

考核层次：熟练掌握　　　　规定时间：10 min

项目分值	考核内容	应得分	评分细则
准备质量标准 (10分)	1. 仪表端庄、衣帽整齐	2	每项1分
	2. 物品备齐、放置有序	3	少一项扣1分
	3. 说出实验目的及用途	5	错一项扣1分
操作流程质量标准 (70分)	4. 于洁净载玻片中央滴加生理盐水(碘液)1滴	5	按步骤给分
	5. 以竹签挑取粪便可疑部分，约米粒大小，与生理盐水混匀	15	
	6. 将粪液涂展成薄膜，厚度适宜	20	
	7. 低倍镜下检查(碘液法需加盖玻片)	20	正确使用低倍镜
	8. 高倍镜检查	10	若不检查，分值加在第7步
全程质量标准 (20分)	9. 操作熟练	5	酌情给分
	10. 操作步骤及方法正确	5	
	11. 实验结果客观	5	
	12. 记录并分析实验结果	5	

二、厚涂片透明法

厚涂片透明法适用于检查蠕虫卵。

【方法步骤】

用大小约 4 cm×4 cm 的 100 目/25.4 mm(1 英寸)的尼龙网覆盖在标本上,用塑料刮片在筛网上刮取粪便约 50 mg,置于载玻片上,用浸透甘油-孔雀绿溶液的玻璃纸片覆于粪便上,以胶塞轻压住使粪便展开约 20 mm×25 mm 大小模块。置于 30～36 ℃的温箱中约 30 min,待粪膜稍干并透明即可镜检。

本法要注意掌握粪膜的适当厚度和透明时间,若粪膜过厚,透明时间短,虫卵难以发现;若透明时间长,虫卵则变形,也不易辨认。如检查钩虫卵时,透明时间一般不要超过 30 min。

玻璃纸的制备:将玻璃纸剪成大小约 22 mm×300 mm 的小片,浸入甘油-孔雀绿溶液(含纯甘油 100 mL,水 100 mL 和 3%孔雀绿 1 mL)中,浸泡 24 h 以上,直至玻璃纸呈现绿色。

【考核标准】

厚涂片透明法

考核层次:熟练掌握　　规定时间:60 min

项目分值	考核内容	应得分	评分细则
准备质量标准(10 分)	1. 仪表端庄、衣帽整齐	2	按项给分
	2. 物品备齐、放置有序	3	
	3. 说出实验目的及用途	5	
操作流程质量标准(75 分)	4. 制备甘油-孔雀绿溶液及玻璃纸	5	按步骤给分
	5. 通过筛网刮取粪标本上挤溢出的粪便	5	
	6. 置定量板于载玻片上,用刮棒填满模孔	5	
	7. 刮去多余部分,掀起定量板	5	
	8. 覆盖含甘油-孔雀绿溶液的玻璃纸	10	
	9. 展平,用压板加压粪样成椭圆形	10	
	10. 30～36 ℃温箱透明 30 min	10	
	11. 镜检计虫卵数	10	计错一个扣 1 分
	12. 计算每克粪便虫卵数	15	错全扣
全程质量标准(15 分)	13. 操作熟练	5	酌情给分
	14. 操作步骤、程序正确	2	
	15. 实验结果客观	3	
	16. 记录并分析结果	5	

三、定量透明厚涂片法

改良厚涂片法视频讲解

【方法步骤】

定量透明厚涂片法适用于各种粪便内蠕虫卵的检查及计数,可测定人体内蠕虫的感染度(虫荷),也可判断药物驱虫的效果。此法系在厚涂片透明法的基础上,定量刮取粪便,并检出粪内全部虫卵予以计数。应用改良聚苯乙烯作定量板(实验图 7),大小为 40 mm×30 mm×1.37 mm,模孔为一长圆孔,孔径为 8 mm×4 mm,两端呈半圆形,孔内平均可容纳粪样 41.7 mg。操作时将定量板置于载玻片上,用手指压住定量板的两端,自筛网上刮取的粪便填满模孔,刮去多余的粪便。掀起定量板,载玻片上留下一长条形的粪样。将浸

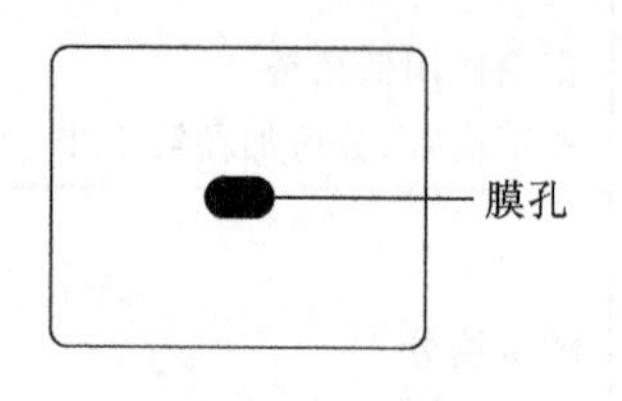

实验图 7　定量板

透甘油-孔雀绿溶液的玻璃纸(22 mm×30 mm)覆盖在粪样上，用胶塞轻轻加压，使粪样展平铺成一长椭圆形，在 25 ℃经 1 h 后即可镜检，顺序观察并记录粪样中的全部虫卵数。将虫卵数乘以 24，再乘以粪便性状系数(成形便为 1，半成形便为 1.5，软湿便为 2，粥样便为 3，水泻便为 4)，即为每克粪便虫卵数，并根据排便量和常见蠕虫的每条雌虫每天的排卵数计算出虫荷。注意事项同厚涂片透明法。

雌虫数=(每克粪便含卵数×24 h 粪便克数)/已知雌虫每天排卵总数

成虫总数=雌虫总数×2

实验表 1 为各种蠕虫每条雌虫每日排卵数。

实验表 1　各种蠕虫每条雌虫每日排卵数

虫　名	产卵数/日/条(平均数)
华支睾吸虫	1600～4000(2400)
姜片虫	15000～48000(25000)
卫氏并殖吸虫	10000～20000
日本血吸虫	1000～3500
猪带绦虫	30000～50000/孕节
牛带绦虫	97000～124000/孕节
十二指肠钩虫	10000～30000(24000)
美洲钩虫	5000～10000(9000)
蛔虫	234000～245000(240000)
鞭虫	1000～7000(2000)

【考核标准】

定量透明厚涂片法

考核层次:熟练掌握　　　　规定时间:60 min

项目分值	考核内容	应得分	评分细则
准备质量标准(10 分)	1. 仪表端庄、衣帽整齐	2	按项给分
	2. 物品备齐、放置有序	3	
	3. 说出实验目的及用途	5	
操作流程质量标准(75 分)	4. 制备甘油-孔雀绿溶液及玻璃纸	5	按步骤给分
	5. 通过筛网刮取粪便标本上挤溢出的粪便	5	
	6. 置定量板于载玻片上，用刮棒填满模孔	5	
	7. 刮去多余部分，掀起定量板	5	
	8. 覆盖含甘油-孔雀绿溶液的玻璃纸	10	
	9. 展平，用压板加压粪样成椭圆形	10	
	10. 30～36 ℃温箱透明 30 min	10	
	11. 镜检计虫卵数	10	计错一个扣 1 分 错全扣
	12. 计算每克粪便虫卵数	15	
全程质量标准(15 分)	13. 操作熟练	5	酌情给分
	14. 操作步骤、程序正确	2	
	15. 实验结果客观	3	
	16. 记录并分析结果	5	

四、饱和盐水浮聚法

饱和盐水浮聚法利用某些蠕虫卵的比重小于饱和盐水，虫卵可浮于水面的原理。此法适用于检查各种线虫卵，尤以检查钩虫卵的效果最好，也可检查带绦虫卵和微小膜壳绦虫卵，但不适宜检查吸虫卵和原虫包囊。

【方法步骤】

用竹签挑取如黄豆大小(约 1 g)粪块置于盛有少量饱和盐水的浮聚瓶内(高 3.5 cm、直径 2 cm 的圆筒形小瓶,也可用青霉素小瓶替代),将粪便充分捣碎并与盐水搅匀后,加饱和盐水至瓶口,用竹签挑去浮于水面的粪渣,再慢慢加饱和盐水至稍高于瓶口而不溢出为度。在瓶口轻轻覆盖一张载玻片,注意勿产生气泡;如有较大气泡,应揭开载玻片加满饱和盐水后再覆盖之。静置 15 min 后,将载玻片垂直提起并迅速翻转,置于镜下观察(实验图 8)。

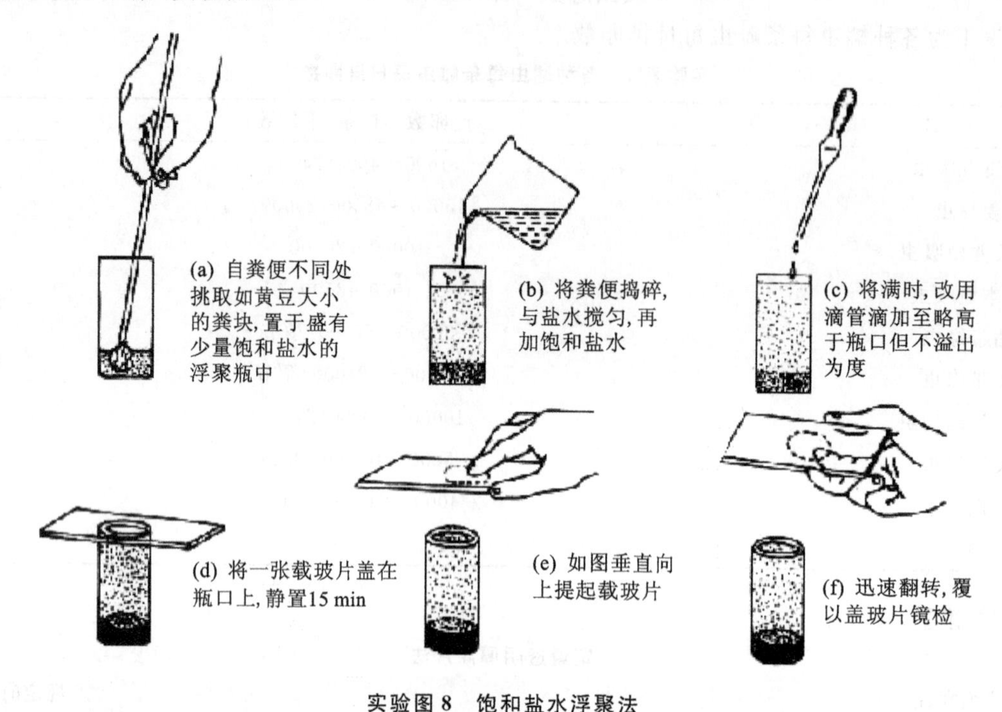

实验图 8　饱和盐水浮聚法

饱和盐水的配制:烧杯中盛的清水煮沸后,慢慢加入食盐并不断搅动,直至食盐不再溶解为止,冷却后的液体即为饱和盐水。100 mL 沸水加食盐 35～40 g。

【考核标准】

饱和盐水浮聚法

考核层次:熟练掌握　　　　规定时间:30 min

项目分值	考核内容	应得分	评分细则
准备质量标准 (10 分)	1. 仪表端庄、衣帽整齐	2	每项 1 分
	2. 物品备齐、放置有序	3	少一项扣 1 分
	3. 说出实验目的及用途	5	错一项扣 1 分
操作流程质量标准 (80 分)	4. 自粪便不同处挑取如黄豆大小的粪块,置于盛有少量饱和盐水的浮聚瓶内	10	分要点给分
	5. 将粪便捣碎与盐水搅匀	10	按步骤给分
	6. 再加饱和盐水至瓶口,挑出粗大粪渣	10	按步骤给分
	7. 将满时,改用滴管滴加至液面略高于瓶口但不溢出为度	10	溢出扣 5 分
	8. 在瓶口轻轻覆盖一张载玻片,静置 15 min	10	酌情给分
	9. 将载玻片向上提起并且迅速翻转	10	分步给分
	10. 覆以盖玻片,镜检	20	按要求给分
全程质量标准 (10 分)	11. 操作熟练	2	酌情给分
	12. 操作程序、步骤正确	3	
	13. 实验结果客观	2	
	14. 记录实验结果并解释	3	

五、自然沉淀法

沉淀法视频讲解

自然沉淀法主要用于蠕虫卵的检查，蠕虫卵比重大于水，可沉于水底，虫卵可集中，经过水洗后，视野较清晰，易于检出，但较费时。适用于比重较大的吸虫卵检查，比重较大的原虫包囊也可用此法。

【方法步骤】

取粪便 20～30 g，加水调成混悬液，经 60 目铜筛过滤于 500 mL 三角量杯内，用水冲散粪渣，再加水至离杯口 2 cm 处，静置 20～30 min，缓缓倒去上层粪液，加满清水后，再次沉淀，如此重复 2～3 次，最后倾去上层粪液，吸取沉淀物涂片镜检。若检查原虫包囊，则每隔 6 h 换水 1 次，使包囊充分沉于水底（实验图 9）。

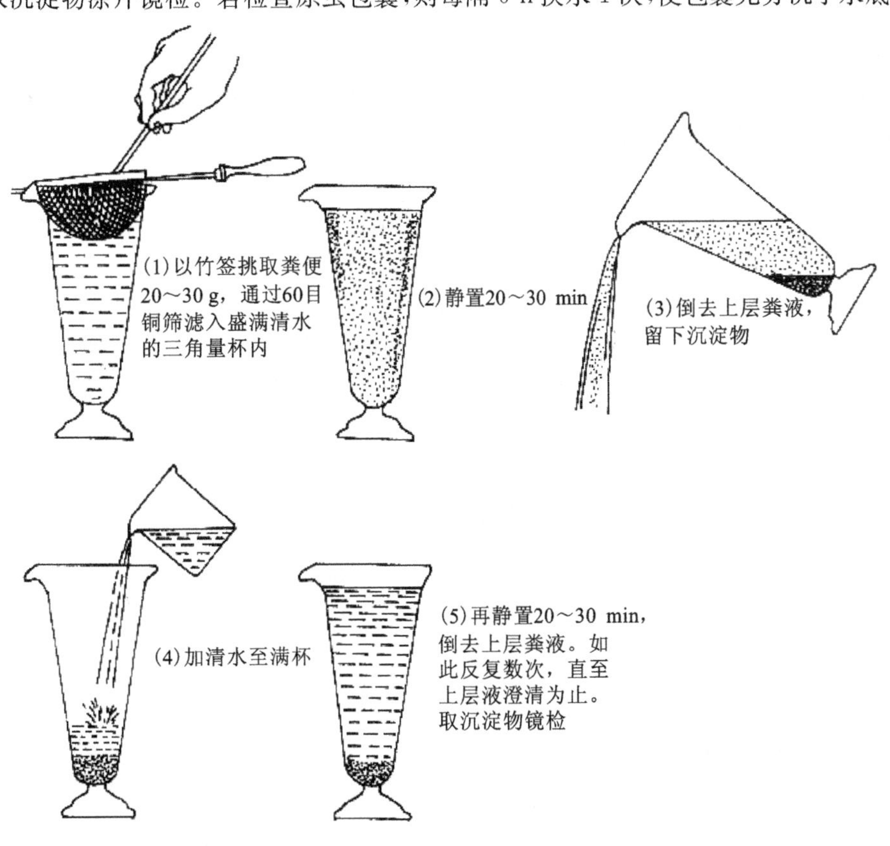

实验图 9　自然沉淀法

【考核标准】

自然沉淀法

考核层次：基本掌握　　　　规定时间：90 min

项目分值	考核内容	应得分	评分细则
准备质量标准（10 分）	1. 仪表端庄、衣帽整齐	2	每项 1 分
	2. 物品备齐、放置有序	3	少一项扣 1 分
	3. 说出实验目的及意义	5	错一项扣 1 分
操作流程质量标准（80 分）	4. 用竹签挑取粪便 20～30 g，通过 60 目铜筛滤入盛满清水的三角量杯内	15	按要求给分
	5. 静置 20～30 min，倒去上层粪液，留下沉淀物	10	视操作给分
	6. 再加清水至满杯，再静置 20～30 min 倒去上层粪液，如此反复数次，直到上层液澄清为止	25	分步给分
	7. 弃去上层液，用滴管吸取沉淀物一滴置于载玻片中，涂成粪膜	10	视质量给分
	8. 镜检	20	操作规范给分

续表

项目分值	考核内容	应得分	评分细则
全程质量标准（10分）	9. 操作熟练	2	酌情给分
	10. 操作程序、步骤正确	3	
	11. 实验结果客观	2	
	12. 记录并报告实验结果	3	

六、钩蚴培养法

毛蚴、钩蚴孵化法视频讲解

【方法步骤】

钩蚴培养法亦称试管滤纸培养法。在适宜的温度和湿度下，钩虫卵在数日内发育并孵出幼虫，一般在3～5天后，可用肉眼或放大镜观察，检出率为直接涂片法的7倍，也优于饱和盐水浮聚法，孵出的丝状蚴可做虫种鉴定。

取1 cm×10 cm的洁净试管1支，加冷开水1.5～2 mL。将滤纸剪成与试管内径等宽但略短于试管长度的"T"字形，上端用铅笔写上受检者的姓名或编号、受检日期。用竹签挑取约0.4 g粪便均匀涂于滤纸中2/4处，上下各1/4处不涂粪便。将滤纸条沿管壁插入试管内，使滤纸条下端空白处的1/2浸入水中，以保持液面高度。3天后，可见试管底部有做蛇形运动的钩蚴。如无钩蚴，可继续培养观察至第5天。如需做虫种鉴定，用吸管从管底吸出钩蚴镜检，气温较低时可将试管放入30 ℃左右温箱中数分钟后，再做检查。

【考核标准】

钩蚴培养法(试管法)

考核层次：基本掌握　　　　规定时间：30 min

项目分值	考核内容	应得分	评分细则
准备质量标准（10分）	1. 仪表端庄、衣帽整齐	2	每项1分
	2. 物品备齐、放置有序	3	少一项扣1分
	3. 说出实验目的及用途	5	错一项扣1分
操作流程质量标准（70分）	4. 取洁净试管1支，加冷开水1.5～2 mL	5	
	5. 取混匀的黄豆大小粪便涂于事先剪好的"T"字形滤纸条上2/4处，横条部分标记	15	按步骤给分
	6. 将滤纸条插入试管内至与水面接触。但勿使粪便混入水中	15	按步骤给分
	7. 将试管置于20～30 ℃孵育箱内培养并注意补充蒸发的水分	10	按要求给分
	8. 5天后取出滤纸条，以肉眼或放大镜观察水中有无蛇形运动的钩蚴	20	按要求给分
	9. 必要时吸取管底沉淀物镜检	5	若本步不检查，分值加在第8步
全程质量标准（20分）	10. 操作熟练	5	酌情给分
	11. 操作程序、步骤正确	5	
	12. 实验结果客观	5	
	13. 记录并分析实验结果	5	

七、肛门拭子法

肛门拭子法视频讲解

肛门拭子法用于蛲虫卵、蛲虫成虫、牛带绦虫卵及牛带绦虫孕节的检查。蛲虫在患者的肛门周围及会阴部皮肤上产卵，牛带绦虫脱落的孕节从患者肛门排出或主动溢出时，常将节片挤破，使虫卵黏附于肛门周围的皮肤上。一般在清晨排便前取材。

【方法步骤】

先将无菌棉签浸入盛有 2 mL 生理盐水的试管内，取出时在试管内壁上挤去过多的生理盐水。充分暴露患者肛门后用棉签擦拭肛门周围，随后将棉签放入原试管中，提起棉签，在试管内充分搅匀，使黏附在棉签上的虫卵脱落，挤尽棉签上的生理盐水，然后弃去棉签，将该试管静置 15 min 或离心沉淀，弃上清液，吸取沉淀物镜检，或加饱和盐水浮聚后镜检。

【考核标准】

肛门拭子法

考核层次：基本掌握　　　　规定时间：10 min

项目分值	考核内容	应得分	评分细则
准备质量标准（10分）	1. 仪表端庄、衣帽整齐	2	每项1分
	2. 物品备齐、放置有序	3	少一项扣1分
	3. 说出实验目的及用途	5	错一项扣1分
操作流程质量标准（70分）	4. 用无菌棉签蘸取生理盐水，轻轻擦拭受试者肛门周围的皮肤	25	按操作过程给分
	5. 擦拭完全后，将棉签涂在备好的洁净载玻片上，然后加盖玻片	20	按操作过程给分
	6. 镜检	25	按操作过程给分
全程质量标准（20分）	7. 操作熟练	5	酌情给分
	8. 操作程序、步骤正确	5	
	9. 实验结果客观准确	5	
	10. 记录并分析结果	5	

八、肛周蛲虫成虫检验

蛲虫雌虫常在宿主入睡后爬至肛门周围产卵，因此可在肛周被检获。

【方法步骤】

在患者入睡 2～3 h 后或肛门瘙痒惊醒时，充分暴露其肛门，仔细观察肛门周围皮肤，如发现白色小虫，用透明胶纸黏附后贴于载玻片上镜检。也可用镊子将小虫夹入有生理盐水的小瓶内，蛲虫会产卵于生理盐水中，再将其转入有医用乙醇的小瓶内，固定后鉴定。也可在次日将生理盐水离心沉淀后取沉淀物镜检虫卵。

九、粪便虫体检查法

孕节检查法视频讲解

此法包括绦虫检查法和带绦虫孕节检查法，前者常用于驱虫疗效评估，后者可作为带绦虫的病原检查和虫种鉴定。

【方法步骤】

1. 绦虫检查法 取患者服药后 24～72 h 的全部粪便，加水搅匀，用 40 目铜筛或纱布滤除粪渣，经水反复冲洗后，倒在盛有清水的大玻璃器皿中，器皿下衬以黑纸，检出混杂在粪渣中的虫体进行鉴别。

2. 带绦虫孕节检查法 猪带绦虫或牛带绦虫的孕节可从链体上脱落，随粪便排出体外或主动逸出肛门，或服药后驱出虫体。粪便中的虫体可采用绦虫法，或直接取出孕节用清水洗净，置于两张载玻片之间，轻轻压平，对光观察虫体结构、鉴定虫种。若是孕节，可根据子宫分支情况直接鉴定，也可用小号针头连接结核菌素注射器，从孕节后端正中处生殖孔的位置插入子宫，徐徐注入墨汁或卡红染液，用手指轻压使染液分布于侧支中。拔出针尖后，洗去节片表面黏附的染液，子宫分支显现黑色或红色，便于观察、鉴别。

卡红染液的配制：钾明矾饱和液 100 mL，卡红 3 g，冰醋酸 10 mL，混合液置于 37 ℃温箱内过夜，过滤后即可使用。

【考核标准】

带绦虫孕节检查法

考核层次：基本掌握 规定时间：30 min

项目分值	考核内容	应得分	评分细则
准备质量标准（10 分）	1. 仪表端庄、衣帽整齐	2	每项 1 分
	2. 物品备齐、放置有序	3	少一项扣 1 分
	3. 说出实验目的及用途	5	错一项扣 1 分
操作流程质量标准（75 分）	4. 戴乳胶手套，将墨汁用结核菌素注射器注入孕节的子宫主干至侧支充满墨汁	25	视操作给分
	5. 用镊子夹取孕节，夹在两张载玻片间，轻压	15	视操作给分
	6. 镜检，鉴定虫种	25	视操作给分
	7. 妥善处理用物	10	视操作给分
全程质量标准（15 分）	8. 操作熟练	5	酌情给分
	9. 操作程序、步骤正确	5	
	10. 实验结果客观	3	
	11. 记录实验结果	2	

十、铁苏木素染色法

此法主要用于各种阿米巴和蓝氏贾第鞭毛虫滋养体和包囊的染色鉴定。

【方法步骤】

用竹签挑取少许粪便，按一个方向在洁净的载玻片上涂成薄粪膜，立即放入 60 ℃ 的肖氏固定液 2 min。依次将标本放入碘乙醇、70％及 50％乙醇中各 2 min，用自来水和蒸馏水各洗一次。再置入 40 ℃ 2％铁明矾溶液 2 min，流水冲洗 2 min，放入 40 ℃ 0.5％苏木精溶液中染色 5～10 min，再流水冲洗 2 min，放入冷 2％铁明矾溶液中褪色 2 min。将载玻片置显微镜下检查褪色情况（观察时勿干燥载玻片），如颜色偏深，应继续褪色，直至核膜、核仁清晰可见为止。然后，流水冲洗 15～30 min，至标本显现蓝色，再用蒸馏水冲洗一次。最后，依次在 50％、70％、80％、95 ％乙醇（2 次）中逐渐脱水各 2 min，在二甲苯中透明 3～5 min 后用中性树胶封片。

染色后，原虫胞质呈灰褐色，胞核、包囊内的染色体及溶组织内阿米巴滋养体吞噬的红细胞均被染成墨色，糖原泡则被溶解，呈空泡状。

十一、溶组织内阿米巴的人工培养法

当受检者被疑感染了某种寄生虫，而直接的病原检查为阴性时，可考虑做寄生虫的人工培养。以下介绍溶组织内阿米巴的人工培养法。

【方法步骤】

（一）常用培养基

1. 营养琼脂双向培养基 液相部分：氯化钠 8 g，氯化钾 0.2 g，氯化钙 0.2 g，氯化镁 0.01 g，磷酸二氢钠 2 g，磷酸氢二钾 0.3 g，蒸馏水 1000 mL。固相部分：牛肉浸膏 3 g，蛋白胨 5 g，琼脂 15 g，液体 1000 mL(见液相部分)。配制液相部分时，氯化钾与氯化钙各加少许蒸馏水分别另装小瓶，高压蒸汽灭菌冷却后再合并在一起。先配液相部分 2000 mL，取 1000 mL 配固相部分，当固相部分的各成分经沸水浴 2～3 h 完全溶解后，观察有无残渣，若有，需经 4 层纱布过滤。趁热将滤液分装试管，每管 5 mL，加棉塞，高压蒸汽灭菌后制成斜面，冷却后放入 4 ℃冰箱备用。接种前每管加液体部分 4.5 mL，灭活小牛血清 0.5 mL，米粉 20 mg(大米置研钵中，研成粉末，再加水研细，烘干后分装小瓶内，经 180 ℃烤箱消毒 3 次)。操作在无菌条件下进行。

2. 洛克(Locke)液鸡蛋血清培养基 成分：洛克液(氯化钠 9.0 g，氯化钾 0.4 g，氯化钙 0.2 g，碳酸氢钠 0.2 g，葡萄糖 2.5 g，蒸馏水 1000 mL)70 mL，鸡蛋 4 个，灭活马血清 0.5 mL，米粉 20 mg。先配制洛克液，55.1 kPa 高压灭菌 20 min。氯化钾与氯化钙分装，高压蒸汽灭菌后再与其他成分合并。鸡蛋用肥皂水刷洗，再用 70%乙醇消毒蛋壳后，用玻璃棒敲碎蛋壳，将蛋清、蛋黄倾入装有 50 mL 洛克液的烧瓶内，充分混匀，分装至消毒试管内，每管 5 mL，斜置并加热至 70 ℃约 1 h 灭菌。24 h 及 48 h 各以 80 ℃及 85 ℃加热 1 h 灭菌，冷却后置 4 ℃冰箱中备用。接种前每管加洛克液 4.5 mL，马血清 0.5 mL，米粉 20 mg，青霉素、链霉素各 1000 U/mL 控制细菌繁殖。

（二）培养方法

1. 取材 粪便、肝穿刺物、肠黏膜或其他病变组织均可用作为培养材料。材料要新鲜，脓血便最好在 15 min 内接种，成形便可在 1～2 天内接种。

2. 接种与培养 取脓血便、稀便或肝穿刺物 0.5 mL，含包囊的成形便则取如黄豆大小的粪，接种至试管内并与培养液混匀；或将粪便以自然沉淀法浓集包囊，吸取沉淀物 0.5 mL 接种之。试管置于 37 ℃温箱中培养，24 h、48 h 及 72 h 后观察有无阿米巴生长。

（丁　丽）

实验 2　肝脏与胆管寄生虫实验室检查

适用于肝脏与胆管内寄生虫的检查方法较多，如粪便直接涂片法、改良厚涂片法、自然沉淀法、倒置沉淀法、离心沉淀法、醛醚沉淀法、汞碘醛离心沉淀法、氢氧化钠消化法、十二指肠引流液检查法、组织检查法等。本节主要介绍倒置沉淀法、十二指肠引流液检查法及棘球蚴砂的显微镜检查。

一、倒置沉淀法

取约 0.5 g 粪便放入青霉素瓶内，加少许蒸馏水调匀后，再加蒸馏水至大半瓶，用 60 目金属筛或双层湿纱布过滤至另一青霉素瓶中，细心滴加蒸馏水至满瓶，但不能外溢。取一张清洁载玻片盖在青霉素瓶口上，将两者一起翻转，青霉素瓶倒置于载玻片上。静置 15～20 min，将青霉素瓶与载玻片一起迅速翻转，并立即提起载玻片快速翻片，翻片时防止水滴洒落，用载玻片直接镜检。本方法所用器材较少，不需化学试剂，简便快速，适用于华支睾吸虫卵等比重较大的蠕虫卵。但视野清晰度稍差。

二、十二指肠引流液检查法

将十二指肠导管细心地插入十二指肠，抽取十二指肠液，按抽取标本的先后顺序依次分装甲、乙、丙、丁四管，在容器上必须标明。采集标本后，立即送检，收到标本应尽快检查完毕，以免有形成分被破坏。甲管胆汁从胆总管排出，呈金黄色；乙管胆汁从胆囊排出，呈深褐色；丙管胆汁从肝总管排出，呈柠檬黄色;丁管液体来自十二指肠,为灰白色或淡黄色。其中对肝胆系统寄生虫病有诊断意义的是来自胆囊的胆汁(乙管)。将各部分十二指肠引流液分别滴在载玻片上,加盖玻片后直接镜检。为提高检出率,可离心浓集后再镜检,即将引流液加适量生理盐水稀释后,以 2000 r/min 离心 5～10 min,取沉淀物涂片镜检,如引流液过于黏稠,可加 10% NaOH 后再离心。该法往往在临床症状可疑而粪检阴性时选用。

三、棘球蚴砂的显微镜检查

肝脏内的棘球蚴可因外伤、挤压、震动、穿刺等外因及炎症浸润穿孔或手术不慎等造成破裂,大量棘球蚴液、棘球蚴砂外流,进入胆道、腹腔、肺内和胸腔等部位。棘球蚴液和棘球蚴砂可以随痰液和尿液排出,或者进入腹腔和胸腔而引起腹水和胸水,因此,取痰液、尿液、腹水和胸水等标本,查棘球蚴砂或棘球蚴碎片具有确诊意义。从手术摘除的疑似棘球蚴肿物中查见棘球蚴砂也具有诊断意义。方法为将痰液、尿液、腹水、胸水等标本分别滴于载玻片上,加盖玻片直接镜检。为了提高检出率,可经标本离心浓集后,取沉淀物涂片镜检。如查到棘球蚴砂或棘球蚴碎片即可确诊。

(董春辉)

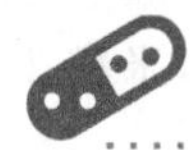

实验 3 脉管系统寄生虫实验室检查

由于脉管系统内寄生虫的寄生部位及离体途径不同,决定了病原学检查方法不同,本节主要介绍丝虫、血吸虫、疟原虫和杜氏利什曼原虫病原学检查方法。

【注意事项】

(1) 涂制血膜用的载玻片用前需经过洗涤液处理,再用自来水或蒸馏水冲洗,在 95% 乙醇中浸泡,擦干或烤干后使用。

(2) 对于晚期或慢性丝虫患者,若采用其他体液成分检查时,需先加抗凝剂,再用水稀释 10 倍后离心镜检。

(3) 进行粪便检查时,采到粪样后,应立即送检,冬季防止结冰,夏季防止日晒。

一、血膜染色法

血膜染色法是诊断疟疾、丝虫病的基本方法,可从耳垂或指尖取血,婴儿可于足部取血。先用 75% 乙醇棉签擦拭取血部位,待干后持采血针迅速刺入皮肤 1～2 mm,挤出血滴涂片。间日疟宜在发作后数小时采血;恶性疟在发作初期采血可见大量环状体,1 周后可见配子体。丝虫成虫寄生于淋巴系统内,但产出的微丝蚴主要在血循环中,且具有夜现周期性,故采血应在晚 9 时至次晨 2 时之间进行为宜。

【方法步骤】

1. 血膜制片 疟原虫检查多用薄血膜或厚血膜法,前者取血量少,涂面大,疟原虫分散,但虫体形态结构清晰,易于做虫种鉴别;后者取血量较多,红细胞较集中,在疟原虫数量较少时便于发现,但因制片时血细胞相互堆积挤压,疟原虫皱缩变形,缺乏经验者较难辨认。故最好在 1 张载玻片上同时做厚、薄血膜(实验图 10),以便比较观察。

(1) 薄血膜制片:在载玻片 1/3 与 2/3 交界处蘸血一小滴,以一边缘光滑的载玻片为推片,将推片一端置于血滴之前,并与载玻片形成 30°～45°夹角,待血液沿推片端缘扩散时,均匀、迅速、适当地用力向前推形成薄血膜。血量不宜太多或太少,两玻片间的夹角要适当,否则血膜会过厚或过薄。推片时用力要均匀,一次推成,切勿中途停顿或重复推片,理想的薄血膜,应该是血细胞分布均匀、无裂缝、整个血膜呈舌形。

(2) 厚血膜制片:于载玻片的另一端 1/3 处蘸血一滴,以推片的一角,将血滴自内向外做螺旋形摊开,使之成为直径 0.8～1 cm 的厚血膜。厚血膜为多层血细胞的重叠,约等于 20 倍薄血膜的厚度,过厚则血膜易脱落,过薄则达不到浓集虫体的目的。

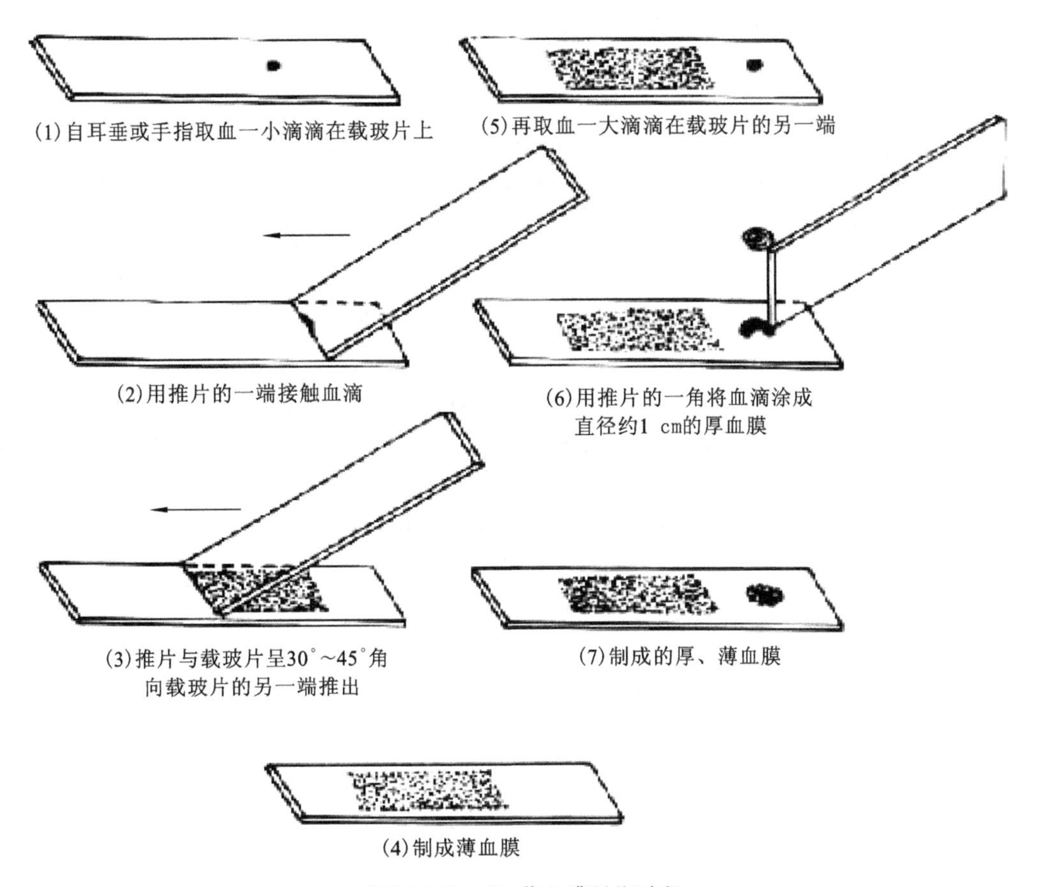

实验图 10　厚、薄血膜制作过程

血片充分晾干，用甲醇或无水乙醇固定薄血膜。如薄、厚血膜在同一玻片上，切勿将固定液流到厚血膜上，厚血膜上滴加蒸馏水进行溶血，待血膜呈灰白色时，将水倒去，晾干后再用甲醇固定。

注意：将厚、薄两种血膜涂在同一张载玻片上，方法是将载玻片分成六等份，将厚血膜涂在第三格的中央，薄血膜涂在第四格前缘至第六格中部，一、二格备贴标签及编号用。厚、薄血膜需用蜡笔画线分开，以免溶血时影响薄血膜或薄血膜用甲醇固定时影响厚血膜。检查微丝蚴制备厚血膜时，需取血 3 大滴（相当于 60 mm^3），涂成直径为 1.5～2.0 cm 的圆形或 2.5 cm×1.5 cm 的长方形厚血膜。

2. 染色

(1) 姬氏染色(Giemsa staining)法：此法染色效果良好，血膜褪色较慢，保存时间较久，染色技术也易掌握，适用于染大批量血片标本。

染液配制：姬氏染液粉 1 g，甲醇 50 mL，甘油 50 mL。将姬氏染液粉置于研钵中（最好用玛瑙研钵），加少量甘油充分研磨，加甘油再磨，直至 50 mL 甘油加完为止，倒入棕色瓶中，然后分几次用少量甲醇冲洗钵中甘油染粉，倒入玻璃瓶直至 50 mL 甲醇用完为止，塞紧瓶口，充分摇匀，置 65 ℃温箱内 24 h 或室温阴暗处 1～2 周后过滤备用。

染色方法：用 pH7.0～7.2 的缓冲液稀释姬氏染液，比例为 15～20 份缓冲液加 1 份姬氏染液。用蜡笔画出染色范围，将稀释的姬氏染液滴于已固定的薄、厚血膜上，染色半小时（室温），再用上述缓冲液冲洗，血片晾干后镜检。

(2) 瑞氏染色(Wright's staining)法：此法操作简单，适用于临床诊断，但甲醇蒸发很快，掌握不当易在血片上发生染液沉淀，并较易褪色，保存时间不长，多用于临时性检验。

染液配制：瑞氏染液粉 0.1～0.5 g，甲醇 97 mL，甘油 3 mL。将瑞氏染液粉加入甘油中充分研磨，然后加少量甲醇，研磨后倒入瓶内，再分几次用甲醇冲洗钵中的甘油溶液，倒入瓶内直至用完为止，摇匀，24 h 后过滤备用。

染色方法：瑞氏染液含甲醇，薄血膜不需先固定，厚血膜则需先经溶血，待血膜干后才能染色。染色前先将溶过血的厚血膜和薄血膜一起用蜡笔画好染色范围，以防滴加染液时外溢。滴染液使覆盖全部厚、薄血膜，30 s 至 1 min 后加等量蒸馏水，轻轻摇动载玻片，使蒸馏水和染液混匀，此时出现一层灿铜色浮膜，3～5 min 后用水缓慢从玻片一端冲洗（注意勿先倒去染液或直对血膜冲洗），至血膜呈现紫灰色为止，晾干后镜检。

血膜染色法是诊断丝虫病最常用的方法，不仅可以避免漏检，还可鉴别虫种和定量计数微丝蚴。除了此方法外，还可用鲜血片法、血离心浓集法和薄膜过滤浓集法。

①鲜血片法：自耳垂或指尖取血 1 大滴于载玻片上，加蒸馏水 1 滴溶血，加盖玻片后在低倍镜下观察活动的微丝蚴。

②血离心浓集法：静脉采血 2 mL，用肝素或枸橼酸钠抗凝剂加 9 倍量蒸馏水溶血，离心沉淀，取沉淀物镜检。

③薄膜过滤浓集法：用含 0.1 mL 5%枸橼酸钠抗凝剂的注射器抽取受检者静脉血 1 mL，摇动注射器，使之与抗凝剂混匀，次日再抽蒸馏水 9 mL，摇匀至血液完全溶解，去掉针头，慢慢推动注射器针芯，使溶血的混悬液通过过滤器，然后用生理盐水反复冲洗滤膜 3 次。去除滤膜，置于有 0.1%亚甲蓝染液的器皿内染色 3 min，水洗，待干后经二甲苯透明，载玻片上加盖玻片镜检。

【操作考核标准】

血膜染色法

考核层次要求：熟练掌握　　规定时间：15 min

项目分值	考核内容	应得分	评分细则
准备质量标准（10 分）	1. 仪表端庄、严肃认真	2	每项 1 分
	2. 物品备齐、放置有序	3	少一项扣 1 分
	3. 说出实验目的及用途	5	错一项扣 1 分
操作流程质量标准（70 分）	4. 正确采集末梢血	10	按步骤给分
	5. 制备薄、厚血膜	25	
	6. 固定、染色	20	
	7. 镜下检查	15	
全程质量标准（20 分）	8. 操作熟练	5	酌情给分
	9. 操作步骤及方法正确	5	
	10. 实验结果客观	5	
	11. 记录并分析实验结果	5	

二、溶血离心沉淀法

溶血离心沉淀法又称浓集湿血片染色法，不需特殊仪器设备，是基层医院快速、准确地诊断疟原虫的良好方法。

【方法步骤】

往离心管内加入 2/10000 的白皂素蒸馏水溶液 1 mL，取受检者耳垂血一大滴滴于该试管内，混匀后常规离心 5 min，吸去上清液，底部沉淀物摇匀。取一滴滴于干净载玻片上，再用直径为 1.5～2.0 mm 的铁丝棒依次蘸取 0.4%的伊红液和姬氏染液，先后与该载玻片上的液体混匀，然后覆以 22 mm×22 mm 盖玻片，即可在油镜下检查，镜检 10 min 查不到疟原虫者为阴性。

经该法处理后的标本，白皂素液破坏了大部分正常红细胞，少量未被破坏的红细胞边缘为紫色，呈锯齿状。感染疟原虫的红细胞对染料的吸附能力较正常红细胞强，除少数感染小滋养体期的红细胞发生变形外，其他含各期疟原虫的红细胞皆不变形，且着色较深，疟原虫胞浆染为深蓝色，核为紫红色，疟色素为褐色，在镜下较易识别。由于白皂素破坏了正常的红细胞，离心又使疟原虫浓集于试管底部，使单位面积内含虫数量增多，从而提高了检出率。但在操作时，试管内白皂素与血液混合后放置时间及离心时间都不宜过长，否则会出现絮状物，影响检出结果。

三、穿刺涂片染色法

该法主要用于检出利什曼原虫无鞭毛体。从穿刺安全和简便角度出发，临床上多采用骨髓穿刺，其次是淋巴结穿刺及皮肤活检。

【方法步骤】

1. 骨髓穿刺 一般常做髂骨穿刺，嘱患者侧卧，暴露髂骨部位，视年龄大小，选用17～20号带有针芯的干燥无菌穿刺针，从髂骨前上棘后约1 cm处刺入皮下，当针尖触及骨面时，再慢慢地钻入骨内0.5～1.0 cm即可拔出针芯，接2 mL干燥注射器，抽取骨髓液。取少量骨髓液做涂片，甲醇固定，同薄血膜染色法进行染色，油镜检查。

2. 淋巴结穿刺 检出率低于骨髓穿刺，但方法简便、安全。对于以往治疗的患者，因其淋巴结内原虫消失较慢，故仍有一定价值。穿刺部位一般选腹股沟部，先将局部皮肤消毒，用左手拇指和食指捏住一个较大的淋巴结，右手用一干燥无菌6号针头刺入淋巴结。稍待片刻，拔出针头，将针头内淋巴结组织液滴于载玻片上，做涂片、染色检查。

3. 皮肤活检 感染利什曼原虫的患者皮肤上出现丘疹和结节等，疑似皮肤型黑热病患者，可选择皮肤较明显之处做局部消毒，用干燥灭菌的注射器，刺破皮肤处，抽取组织液做涂片；或用消毒的锋利小剪，从皮损表面剪取一小片皮肤组织，以切面做涂片；也可用无菌解剖刀切一小口，刮取皮肤组织做涂片。以上涂片均用瑞氏或姬氏染液染色，如涂片未见原虫，可割取丘疹或结节，做组织切片染色检查。

四、体液内微丝蚴检查法

【方法步骤】

对慢性或晚期丝虫病患者，可取鞘膜积液、乳糜尿、乳糜腹水等体液离心涂片或染色查微丝蚴，但检出率常较低。含乳糜的液体可加乙醚使脂肪充分溶解，去除上面的脂肪层，加水稀释10倍后，以1500～2000 r/min离心3～5 min，取沉淀物涂片直接镜检活微丝蚴或染色镜检。若液体中因蛋白含量高而呈胶状，可先加抗凝剂，然后用水稀释10倍，按上述条件离心沉淀镜检。

五、毛蚴孵化法

毛蚴孵化法(miracidium hatching method)是依据血吸虫内毛蚴在适宜温度的水中，短时间内可孵出的特性而设计，适用于早期血吸虫病患者的粪便检查。其特点是将沉淀法和孵化法结合进行，可提高检出率。

【方法步骤】

取粪便约30 g，先经重力沉淀法处理，将粪便沉淀物倒入三角烧瓶内，加清水(凉开水)至瓶口，在20～30 ℃的条件下，经4～6 h后用肉眼或放大镜观察结果。可见水面下呈白色点状物做直线游动的毛蚴为阳性结果。必要时可用吸管吸出白色点状物镜检。如无毛蚴，每隔4～6 h(24 h内)观察一次，气温高时，毛蚴在短时间内孵出，故在夏季要用1.2%食盐水或冰水冲洗粪便，最后一次改用室温清水(实验图11)。

六、环卵沉淀试验

环卵沉淀试验(circum-oval precipitating test，COPT)是诊断血吸虫病特有的免疫学试验。虫卵内成熟毛蚴分泌可溶性虫卵抗原(SEA)，透过卵壳上的微孔渗出，与待检者血清中特异性抗体结合后，在虫卵周围出现光镜下可见的泡状或指状沉淀物。

【方法步骤】

1. 操作 在载玻片上加受试者血清2滴，取鲜卵或干卵100～150个，混匀后加24 cm×24 cm盖玻片，石蜡密封四周，置于37 ℃温箱中48 h，镜下观察结果。

2. 结果判断 在虫卵周围出现泡状、片状或细长卷曲状折光性沉淀物，根据沉淀物面积及性状，判定反应强弱。

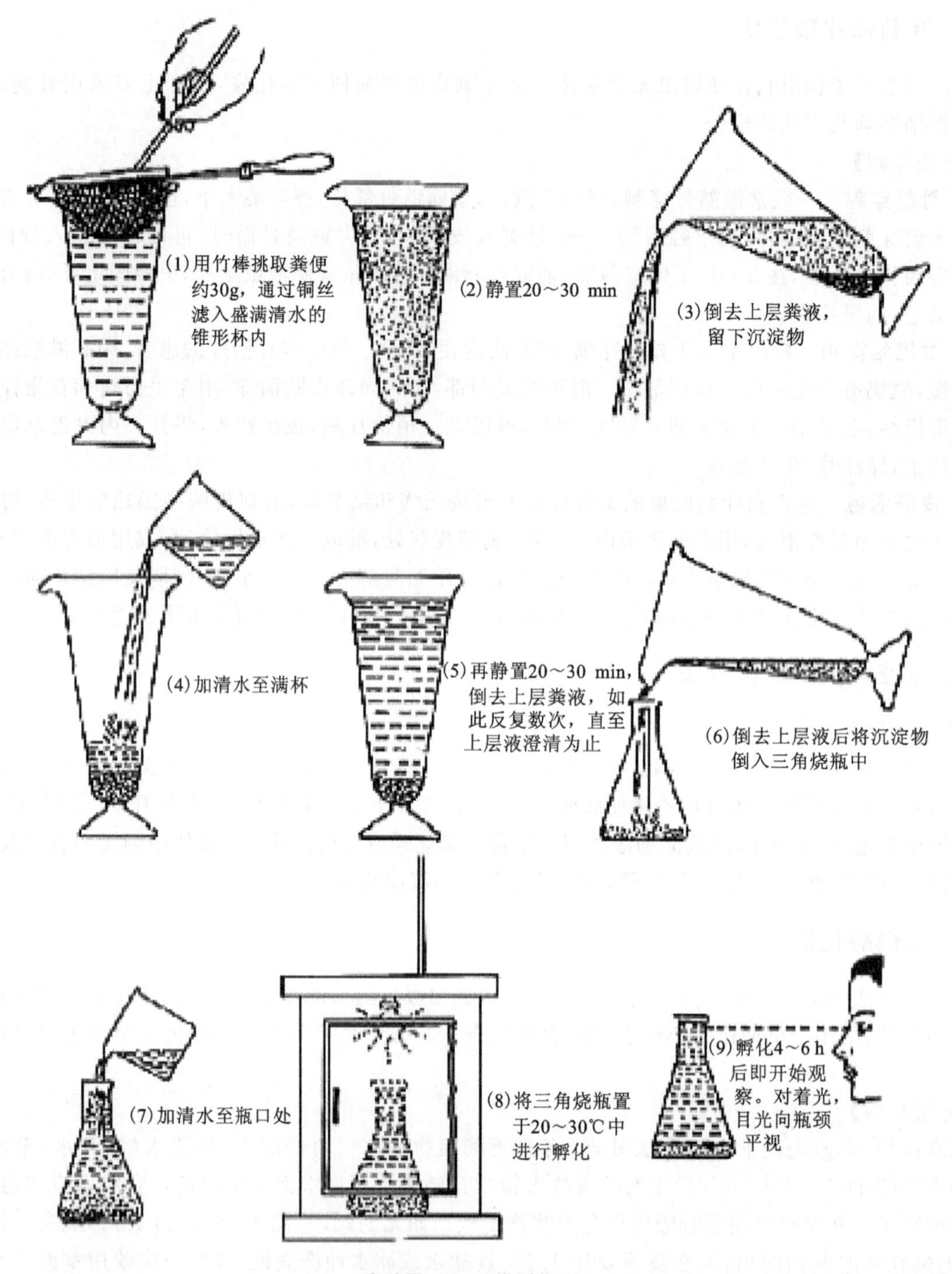

实验图 11　毛蚴孵化法

(1) 强阳性反应(＋＋＋)：虫卵周围有大泡状、球状或环状沉淀物，大于虫卵面积，或细长，等于或大于虫卵直径的 2 倍。

(2) 阳性反应(＋＋)：虫卵周围有泡状沉淀物，面积大于虫卵面积的 1/2，或棒状沉淀物等于或大于虫卵的直径。

(3) 弱阳性反应(＋)：虫卵外周局部有小球状沉淀物，累计面积小于虫卵面积的 1/2，或指状沉淀物小于虫卵直径。

(4) 阴性反应(－)：虫卵周围无沉淀物，或仅出现小于 10 μm 的泡状沉淀物。

根据环沉率(100 个卵中阳性虫卵数)做出报告，环沉率大于 5％为阳性结果。COPT 的敏感率高(94.1％～100％)、假阳性率较低(2.5％～5.6％)，且具有操作简单、经济等优点。因此，COPT 不但可作为临床治疗患者的依据，还可用作考核治疗效果、流行病学调查及监测疫情。

七、直肠活组织检查法

慢性及晚期血细胞患者肠壁组织增厚，虫卵排除受阻，故粪便中不易查获虫卵，可做直肠活组织检查。

【方法步骤】

用直肠镜钳取直肠黏膜组织，做切片或置于两块载玻片间压薄，镜检虫卵。可仔细区分活卵、死卵和变性卵。活卵椭圆形，淡黄色，卵壳薄而边缘整齐，内含毛蚴或卵黄细胞及胚细胞；死卵呈黑灰色，卵壳增厚和边缘不清，卵内毛蚴呈团块状，卵黄细胞和胚细胞分解成大量的碎片或颗粒；虫卵死亡后形态变化不明显的称为近期变性卵，形态变化明显的称为远期变性卵。

对未治疗患者检出的虫卵，不论死活均有参考价值；对有治疗史的患者，如有活卵或近期变性卵，表明受检者体内有成虫寄生；若为远期变性卵或死卵，则提示受检者曾经有过血吸虫感染。目前，流行区血吸虫患者大多经过一次或多次治疗，检查到活卵的病例很少，并且此方法有一定的危险性，故不适用于大规模应用。

八、尼龙绢筛集卵法

此法用孔径略大于和略小于日本血吸虫卵的两个尼龙绢筛滤除粪便中的粪渣，能较快、较好地收集血吸虫卵，此法是诊断慢性血吸虫病的首选方法，可显著提高检出率。

【方法步骤】

取粪便 30～50 g 置于杯内，用少量水将粪便搅匀，经粗筛过滤后的粪液，用两个重叠的尼龙绢筛(120 目在上，200 目在下)收集，用一定压力的自来水边洗边筛，直至流水变清为止，继而将留有粪液的 200 目尼龙筛浸泡在 20%NaOH 溶液中消化 10 min，自来水冲洗去掉细渣，吸取筛内粪渣镜检虫卵。

应特别注意的是尼龙绢筛在使用前后均应经来苏液浸泡和自来水冲洗干净，避免虫卵嵌在筛孔中造成交叉感染。此外，筛孔的孔径若被破坏可显著影响检出率。

九、原虫培养法

【方法步骤】

1. 前鞭毛体培养 常用 3N 培养基。

(1) 3N 培养基制备：1.4 g 琼脂、0.6 g 氯化钠加入 90.0 mL 双蒸水中，加热溶解后每 3～5 mL 分装入培养管中，用棉塞塞紧管口，121 ℃ 20 min 灭菌，待冷却至 48 ℃时，每管加入新鲜无菌去纤维蛋白兔血 1.5 mL，混匀后斜置冷却成斜面。每管加入洛克液 0.2～0.3 mL，置于 37 ℃温箱中培育 24 h，证明无菌后即可应用，4 ℃冰箱储存备用。接种前加青霉素和链霉素。

(2) 操作步骤：取皮肤或组织、骨髓标本加入培养管中，拧紧螺盖，置于 22～28 ℃温箱中培养，每 2～3 天取少量培养液镜检或染色镜检，一旦发现前鞭毛体则应立即取数滴培养液转入新鲜培养基。若为阴性，应转种培养 1 个月再报告结果。

2. 无鞭毛体培养 利什曼原虫的无鞭毛体寄生在哺乳动物的单核-巨噬细胞内，也可体外培养在这类细胞内，例如，可在巨噬细胞培养株 J774G8 内培养或在直接从外周血分离的巨噬细胞内培养，前者巨噬细胞分裂，且虫体大量增殖，但有时会混有前鞭毛体。后者则适用于短期实验，虽然虫体自身增殖，但巨噬细胞并不分裂。无鞭毛体还可以生长在无细胞的培养基中。这种无鞭毛体可以被巨噬细胞迅速吞噬，并在细胞内分裂，可转化为前鞭毛体。一般培养温度为 33 ℃，每 96 h 转种一次。

3. 疟原虫培养 四种人体疟原虫的红内期，仅恶性疟原虫可以成功地在体外长期培养。但操作复杂，需要 O 型血人的红细胞、人血清及由 3%氧气、4%二氧化碳和 93%氮气组成的气体充在培养瓶内。但仍需要基本的培养液如 RPMI1640 等。

红外期培养，恶性疟原虫和间日疟原虫都可以成功，这对开展疟原虫疫苗研究具有重要意义。

(张洁莉)

实验4 神经系统寄生虫实验室检查

寄生在神经系统的寄生虫种类较多，但大都并非神经系统的专性寄生虫，脑部仅是虫体在全身寄生和造成损害的器官之一。广州管圆线虫主要为动物寄生虫，也可侵入人体。人因生食或半生食福寿螺或褐云玛瑙螺等而感染。该虫被认为是引起内脏幼虫移行症的重要病原体。幼虫可侵犯中枢神经系统引起嗜酸性粒细胞增多性脑膜脑炎或脑膜炎，以脑脊液中嗜酸性粒细胞显著升高为特征。幼虫也可寄生于眼。诊断本病可依据有无接触或吞食含本虫的螺类中间宿主的病史。脑脊液变化以及免疫学检测有助于诊断。预防措施主要是改变不良饮食习惯，不吃生的或半生的螺肉、蛙肉等。耐格里属阿米巴和棘阿米巴为自生生活阿米巴，普遍存在于自然界。当人接触水体时阿米巴侵入脑部，导致原发性阿米巴脑膜脑炎、棘阿米巴角膜炎等。佩戴隐形眼镜者，要加强自我防护。

一、脑脊液离心镜检

脑脊液中可以查到的寄生虫有肺吸虫卵、日本血吸虫卵、包生绦虫原头蚴、粪类圆线虫幼虫、棘颚口线虫幼虫、广州管圆线虫幼虫、溶组织内阿米巴滋养体、致病性自生生活阿米巴及弓形虫滋养体等。但是这些虫体在脑脊液中为数甚少，容易漏检。

【方法步骤】

取脑脊液 2 mL，2000 r/min，离心 5 min，弃上清液，取沉渣涂片直接镜检。检查阿米滋养体时，为了不影响其活力，不能用离心沉淀法，应选择自然沉淀法，取沉渣涂片镜检。对于致病性自生生活阿米巴及弓形虫的检查，需涂片后用甲醇固定，瑞氏或姬氏染色镜检方可鉴定。

二、动物接种及人工培养

疑有寄生虫感染的活组织或分泌物可通过动物接种及人工培养法进行检查。将此活组织或分泌物中病原体接种于易感动物或人工培养基中生长、繁殖，然后做实验诊断和科学研究，多用于溶组织内阿米巴、弓形虫、利什曼原虫、阴道毛滴虫、致病性自生生活阿米巴以及旋毛虫等。

常用的动物有各种品系的小白鼠。

【方法步骤】

1. 刚地弓形虫 刚地弓形虫对宿主的选择性不强，所有实验动物均可感染，但普遍使用小白鼠。小白鼠为急性感染，一般经腹腔感染，3 天后即可死亡。在小鼠腹腔中有大量腹水，腹水中含弓形虫滋养体。如果为弱毒成囊虫株，在感染 3 周后陆续对脑组织压片可检查到包囊。

将体重 18～25 g 的小白鼠腹部皮肤进行消毒，取患者体液 0.5～1 mL，用无菌注射器经腹腔接种，观察小鼠发病情况，如出现竖毛、萎缩、进食减少，且出现腹水，则抽取腹水涂片镜检。若为阴性，再取此鼠的肝、脾或脑组织研磨成匀浆，按 1∶10 比例加入无菌生理盐水稀释，进行第二代接种，若仍为阴性，可连续传代 2～3 次或更多次，以明确诊断。

2. 杜氏利什曼原虫 取患者骨髓穿刺液加 0.5 mL 无菌生理盐水稀释，或用病鼠捣碎的肝、脾组织研磨成匀浆，按 1∶10 比例加入无菌生理盐水稀释。取 0.5～1 mL 稀释液注射于田鼠或长爪沙鼠的腹腔或睾丸内，1 个月后感染会波及全身，处死小鼠，取肝、脾或睾丸剪开，用剖面直接涂片，姬氏染色，镜检。若无虫体，可连续传代 2～3 次或更多次。动物接种是诊断黑热病非常有价值的方法。

3. 旋毛虫 取患者的骨骼肌或取患者就餐点获得的肉 15 g 左右，直接喂小白鼠或长爪沙鼠，或将病鼠的骨骼肌制成薄片置于解剖镜下检查，计数旋毛虫囊包，经口喂小白鼠含 100～200 条旋毛虫囊包的骨骼肌。2 周后解剖小白鼠，取膈肌或骨骼肌压片、镜检囊包，或用人工消化液（胃蛋白酶 1 g，盐酸 1 mL，蒸馏水 100 mL）过夜消化后，离心，取沉淀物检查。若无虫体，可连续传代 2～3 次或更多次以明确诊断。

4. 溶组织内阿米巴的体外培养 制备洛氏液：NaCl 9.0 g，$CaCl_2$ 0.2 g，KCl 0.4 g，$NaHCO_3$ 0.2 g，葡萄糖 2.5 g，蒸馏水 1000 mL，高压灭菌后存放。

洛氏鸡蛋血清培养基制备方法：取鸡蛋 4 个用肥皂水洗净蛋壳，再用 70%乙醇消毒。破壳，将蛋黄和蛋清倾入含有 70%洛氏液的三角烧瓶中，加玻璃珠摇动，使其充分混合，分装入消毒试管内，每管 5 mL，70 ℃下放置 1 h，制成斜面，121 ℃ 20 min 高压灭菌。接种前每管加洛氏液 4.5 mL、灭活马血清 0.5 mL 和米粉 20 mg。

培养方法：取含溶组织内阿米巴滋养体或包囊的粪便约 0.5 g，无菌接种于培养基。置于 37 ℃温箱中孵育 24～48 h，取沉淀物检查。

5. 杜氏利什曼原虫的培养 制备 NNN 培养基：取琼脂(Difco)1.4 g，NaCl 0.6 g，双蒸水 90.0 mL 混合，加热溶解，121 ℃ 15 min 高压灭菌，冷却至 50 ℃。加新鲜无菌去纤维兔血(4 ℃可保存 10 天)10 mL，混匀，分装入消毒试管内，每管 4 mL，制成斜面。4 ℃下直立试管，使培养基斜面底部积有冷凝水，快速冷却可增加冷凝水。将试管置于 37 ℃孵箱中，24 h 后取出，检查无菌后方可使用，4 ℃冰箱储存备用。

培养方法：无菌条件下取患者骨髓、淋巴结穿刺液或皮肤刮取物，加 0.2 mL 洛氏液混合，迅速注入培养基内，拧紧螺盖，置于 22～28 ℃孵箱中培养，10～20 天后吸取试管底部混合液，涂片，镜检前鞭毛体。

(丁环宇　何孝崇)

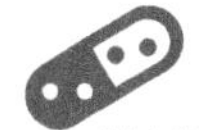

实验 5　皮肤与组织寄生虫实验室检查

一、活组织检查

肌肉活组织检查视频讲解

(一) 骨髓和淋巴结穿刺活检

骨髓和淋巴结穿刺活检用于检查杜氏利什曼原虫无鞭毛体。操作按内科操作常规进行，骨髓穿刺点取髂前上棘处，淋巴结穿刺多选择腹股沟淋巴结。仅需少许骨髓液或淋巴结组织液，将之滴于洁净载玻片上，制成涂片，干燥后经甲醇固定，染色同薄血膜染色，油镜下观察。骨髓穿刺检出率高于淋巴结穿刺。阳性者可见巨噬细胞内含多个点状的无鞭毛体。

(二) 皮肤组织液检查

皮肤组织液检查用于检查杜氏利什曼原虫无鞭毛体。选择有明显病变处的皮肤，消毒后用针或刀片刺破皮肤，吸取少许组织液，制片、染色和观察方法均同上。

(三) 肌肉组织活检

肌肉组织活检用于检查寄生在肌肉组织里的旋毛虫幼虫。操作按外科操作常规进行，手术切取患者腓肠肌或肱二头肌处米粒大小组织，置于载玻片上，滴加 50%甘油 1 滴，覆以载玻片并均匀用力压平，显微镜下观察。阳性者可见呈梭形的幼虫囊包。

(四) 皮下结节活检

皮下结节活检用于检查寄生于皮下的并殖吸虫童虫和猪带绦虫的囊尾蚴。操作按外科操作常规进行，剥开结节后，可见相应的虫体；也可将摘除的皮下结节制成病理切片后检查。

(五) 肠黏膜活检

肠黏膜活检用于检查日本血吸虫虫卵或溶组织内阿米巴滋养体。

1. 检查日本血吸虫虫卵 对粪检和免疫学检查均不能确定的血吸虫病疑似病例，可考虑进行直肠黏膜活检。检查前应询问患者有无出血史并测定出、凝血时间，嘱其排空粪便。操作时受检者取胸膝位或左侧卧位，直肠镜前端和镜筒外涂抹甘油或石蜡油等润滑剂，经肛门缓慢插入约 6 cm，抽出镜芯，灯光直视下选择病变部位。钳取米粒大小黏膜组织，置于两张载玻片间，轻压后显微镜下观察。检获的虫卵因在组织中停留时间的不同可分为活卵、近期变性卵和远期变性卵三种，因此，检获虫卵的诊断意义应结合病史和临床表现等做出综合判断。

2. 检查溶组织内阿米巴滋养体 通过纤维结肠镜取肠黏膜溃疡边缘组织或刮拭物，直接涂片或涂片后染色观察，同粪便检查的相应操作。检出率高于粪便检查。

二、旋毛虫环蚴沉淀试验

【实验原理】

卵内毛蚴或胚胎分泌的抗原物质经卵壳微孔渗出，与检测血清内的特异性抗体结合，可在虫卵周围形成特殊的复合物沉淀，在光镜下判读反应强度并计数，反应卵的百分率称为环沉率。

【实验目的及要求】

(1) 掌握幼虫囊包的形态特点和病原学诊断方法。

(2) 通过动物实验了解其生活史和致病作用。

【实验内容】

(1) 旋毛虫幼虫囊包染色标本。

(2) 旋毛虫幼虫囊包浓集法：人工消化沉淀法可提高检出率。将可疑肌肉组织剪碎，按 1∶20(w/v) 加 1% 胃蛋白消化液(取胃蛋白酶粉 10 g、浓盐酸 10 mL、蒸馏水 990 mL)，置于 37 ℃恒温箱或水浴锅内 1～2 h，不断搅拌。沉淀 30 min，弃去上清液，留下沉淀物镜检旋毛虫。

(3) 动物感染和解剖实验的感染方法如下。

①取感染 6 周的阳性小白鼠，处死，取一小块肌肉压片检查，并计算囊包数。

②将含有约 30 个囊包的肌肉喂给小白鼠。

③正常饲养。

解剖观察如下。

①将已感染旋毛虫幼虫囊包 6 周的小白鼠处死解剖。

②取小白鼠小肠，剪开并用清水洗涤、轻刮，在洗涤液的沉渣中找成虫。

③取膈肌、颊肌、腿部肌肉等压片找幼虫囊包。

【实验诊断】

(一) 病原学诊断

采用活组织检查法，自发病 10 日以上患者的腓肠肌或肱二头肌取材，压片镜检找到囊包可确诊。此法可靠，但因取材的局限性，检出率仅为 50%，尤其轻度感染和早期感染者不易检出。此外，还可将患者吃剩的肉类压片镜检，以作佐证。

(二) 免疫学检查

常用于轻度感染或早期诊断。方法包括皮内试验(ID)、间接血凝试验(IHA)、间接荧光抗体试验(IFA)、酶联免疫吸附试验(ELISA)等，其中以 IFA 和 ELISA 法敏感性、特异性较好。可选择 2～3 种方法同时检测，2 种以上检测结果阳性可诊断。

【临床意义】

阳性：旋毛虫病。絮状试验阳性率达 95%以上，特异性高，而且方法简便，利于快速诊断；环蚴沉淀试验对诊断早期旋毛虫病非常有用，但对慢性感染则无诊断价值；补体结合试验可诊断晚期旋毛虫病，敏感且特异性高；IFA 与 ELISA 特异性很高，对早期和轻度感染都有诊断价值。

三、疥螨

【实验目的】

掌握疥螨的基本构造及形态结构特点。

【实验器材】

光学显微镜、消毒针、石蜡油、载玻片、盖玻片、刀片、墨水、乙醇、棉签。

【实验方法】

1. 针挑法 在双目解剖镜下直接观察皮损部位，发现有隧道及其盲端内的疥螨轮廓，即用消毒针尖挑出虫体，放在有石蜡油的载玻片上，于显微镜下鉴定。阳性率可高达95%以上。

2. 刮片法 选择新出的、未经搔抓无结痂的丘疹，用消毒的外科刀片蘸少许无菌石蜡油滴在其表面，平刮数下至油滴内有小血点为度。取丘疹顶部的角质层部分，连刮6～7个丘疹，将刮取物移至载玻片上的石蜡油滴内，加盖玻片镜检。

3. 墨水染色检查 以墨水涂抹可疑的隧道病灶，墨水会渗入隧道，用乙醇擦去多余墨水，可以明显地区别出隧道与周围的组织。

四、蠕形螨

【实验目的】

(1) 了解蠕形螨一般形态特点。

(2) 通过本实验验证皮肤病患者的始作俑者，主要是一种寄生虫——毛囊蠕形螨。

【适应证】

蠕形螨虫病、痤疮、酒渣鼻。

【实验器材】

手术刀、载玻片、盖玻片、生理盐水、显微镜、透明胶带、甘油、光学显微镜。

【实验方法】

1. 挤刮涂片法 选取鼻沟、颊部及颧部等皮损区，用刮刀或手挤压，将挤出物置于载玻片上，滴一滴生理盐水，盖上盖玻片并轻轻压平，镜检有无蠕形螨。

2. 透明胶带法 于睡前将面部洗净，将透明胶带贴于上述部位，数小时或过夜后，取下胶带贴于载玻片上镜检。检查时若透明胶纸下气泡较多影响观察，可将透明胶纸揭开后加1滴甘油再贴于载玻片上，以保证检出率。

3. 挤粘结合法 在检查部位粘贴透明胶带后，再用拇指挤压粘贴部位，取下胶带镜检。此法检出率较高。

五、蝇蛆和虱

蝇　蛆

【实验目的及要求】

掌握蝇后气门形态，熟悉蝇发育过程及生活史各期一般形态特征。

(一) 成蝇

1. 成蝇口器 舐吸式口器，由基喙、中喙和唇瓣组成。唇瓣一对，椭圆形，其内有许多气管样构造。

2. 成蝇足 足部多毛，末端有爪及爪垫各一对，爪垫多细毛，并能分泌黏液。

3. 蝇的习性观察 取成蝇3～5只，放入干净玻璃罩内，半小时后观察罩壁上的蝇吐出的污物。

(二) 幼虫(蛆)液浸标本

圆锥形，前端较细，后端呈截面，无足无眼，乳白色，具有后气门，后气门的形态因种类而异。

(三) 蛹液浸标本

表面有一层硬的蛹壳，5～8 mm长，两端略圆，形似红豆，初期呈乳黄色，后逐渐呈棕褐色或棕黑色。

虱　子

【实验目的及要求】

认识虱成虫形态特征。

灰白色或灰色，体背腹扁平，分头、胸、腹三部。头略呈锥形，黑眼一对，刺吸式口器，足三对，短，跗节末端有一爪与胫节末端的胫突相对形成攫握器，紧握宿主的头发或衣服纤维。

（一）体虱

常在腋窝处、腰带及衣领处的衣缝发现虱或虱卵，根据衣缝处的成虫及卵可以确诊体虱病。

（二）头虱

一般累及头皮，并且多累及儿童。枕部及耳后部受累最多。偶尔胡须及其他有毛的部位也可存有头虱。最有效的诊断方法是用篦子梳理头发，可以检出最小的一期若虫、虫卵和卵壳。如果没有发现虱成虫，应隔数天后再做检查。在用药后的两周内应随访观察疗效。从头皮和头发获得的可疑标本，应进一步做镜检确诊，区别空卵壳和发周角质套，后者松散地附着在发杆上，可沿着发杆移动。

（三）耻阴虱

感染者自己取样时常未能采集到难以采集的部位或主要感染部位的耻阴虱，致使遗漏了为数不多的虱或虱卵而造成漏诊。在患者搔抓已除去了所有的虱和虱卵或患者已非常仔细地除去了所有的虱和虱卵时，应做推测性诊断。阴虱除常寄生在阴部外，也可在躯干、手臂、腿、腋窝以及胡须、眉毛及睫毛上被发现，睫毛寄生多见于儿童，也常见于头皮特别是头皮边缘，尤其是头发稀疏的老年人和婴儿。

（宋晓光　王建设）

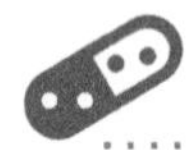

实验6　呼吸系统寄生虫实验室检查

呼吸系统寄生虫病的实验室诊断一般取疑似患者的痰液标本进行检查。在临床上为避免寄生虫死亡，收集到痰液标本后应立即检查，常用方法有直接涂片法和消化沉淀法。

【注意事项】

(1) 标本采集前应刷牙或漱口，以新鲜晨痰为好，不应混有唾液及鼻咽分泌物。

(2) 盛痰液的容器须干燥洁净，无其他污染物。

(3) 详细记录标本的来源、颜色、性状、日期及其他相关信息。

(4) 标本宜保温并及时送检。

(5) 部分病原生物具有传染性，检验过程中要认真戴好口罩，穿好工作服，做好自身防护，以免发生院内感染。

(6) 检查完毕后的标本及容器消毒后妥善处理。

一、痰液检查

痰液消化沉淀法视频讲解

1. 直接涂片法　适用于卫氏并殖吸虫卵和溶组织内阿米巴滋养体等的检查。在载玻片上加1～2滴生理盐水，挑取少许痰液，尽量取带脓血的部分，涂成薄膜，加盖玻片镜检。检查溶组织内阿米巴滋养体时，若环境温度较低则标本应注意保温，最好立即检查。检查卫氏并殖吸虫卵时，镜下未查见虫卵但见有夏科-莱登结晶和嗜酸性粒细胞，仍提示有卫氏并殖吸虫感染的可能，多次涂片检查均为阴性者可改用消化沉淀法。

2. 消化沉淀法　收集患者24 h痰液，置于烧杯中，加入等量10% NaOH溶液，用玻璃棒搅匀。置于37 ℃温箱中，2～3 h后痰液被消化为稀液状。放入离心管内，1500 r/min离心5～10 min，弃上清液，吸取沉渣涂片镜检。该法适用于卫氏并殖吸虫卵、细粒棘球蚴原头蚴、蛔虫幼虫、钩虫幼虫、粉螨等的检查。

【操作考核标准】

痰液消化沉淀法

考核层次要求:掌握　　规定时间:10 min

项目分值	考核内容	应得分	评分细则
准备质量标准(10分)	1. 仪表端庄、严肃认真 2. 物品备齐、放置有序 3. 说出实验目的及用途	2 3 5	每项1分 少一项扣1分 错一项扣1分
操作流程质量标准(70分)	4. 收集患者24 h痰液,置于烧杯中 5. 加入等量10%NaOH溶液,用玻璃棒搅匀 6. 置于37 ℃温箱中,消化痰液2～3 h 7. 放入离心管内,1500 r/min离心5～10 min 8. 弃上清液,吸取沉淀物涂片镜检	5 15 20 20 10	按步骤给分 正确使用低倍镜
全程质量标准(20分)	9. 操作熟练 10. 操作步骤及方法正确 11. 实验结果客观 12. 记录并分析实验结果	5 5 5 5	酌情给分

二、气管镜检查

用纤维支气管镜取活检材料做切片、印片或研碎后涂片、染色镜检。也可以用纤维支气管镜收取支气管肺泡灌洗液40～50 mL,经3000 r/min离心10 min,弃去上清液,取沉淀物涂片,染色镜检。此法适用于卡氏肺孢子虫的检查。

(陈新江)

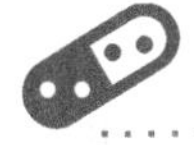

实验7　眼部寄生虫实验室检查

结膜吸吮线虫主要寄生在犬、猫、兔等动物眼部结膜囊内,偶尔也可寄生于人眼,引起结膜吸吮线虫病。自患者眼部取出虫体,镜检确定虫种即可确诊。

【注意事项】

(1) 用结膜表面麻醉剂1%丁卡因滴眼。

(2) 用眼科镊取出结膜囊内的虫体。

(3) 将虫体置于载玻片上在低倍镜下镜检。

(4) 若虫体寄生在前房可行角膜缘切开取虫,术后做抗炎等处理。

【操作考核标准】

结膜吸吮线虫成虫检查法

考核层次要求:熟练掌握　　规定时间:10 min

项目分值	考核内容	应得分	评分细则
准备质量标准(10分)	1. 仪表端庄、严肃认真 2. 物品备齐、放置有序 3. 说出检查目的及用途	2 3 5	每项1分 少一项扣1分 错一项扣1分

续表

项目分值	考核内容	应得分	评分细则
操作流程质量标准（70分）	4. 用结膜表面麻醉剂1%丁卡因滴眼并作用10 min左右	15	按步骤给分
	5. 用眼科镊取出结膜囊内的虫体	5	
	6. 将虫体置于载玻片上在低倍镜下镜检	20	
	7. 低倍镜下检查	20	正确使用低倍镜
	8. 若虫体寄生在前房可行角膜缘切开取虫，术后做抗炎等处理	10	
全程质量标准（20分）	9. 操作熟练	5	酌情给分
	10. 操作步骤及方法正确	5	
	11. 检查结果客观	5	
	12. 记录并分析检查结果	5	

（曾镇桦）

实验8　泌尿生殖系统寄生虫实验室检查

泌尿生殖系统可寄生多种寄生虫，病原学检查主要是取尿液、阴道分泌物、鞘膜积液、前列腺液等分泌物，检查到虫体即可确诊。因此，正确地采集、保存及检查标本，可保证实验室检查的准确性，为临床诊断提供科学依据。

【注意事项】

(1) 取新鲜标本立即送检。

(2) 天气寒冷时注意保温，以增加阴道毛滴虫的活动力。

(3) 经期女性患者不宜检查阴道分泌物标本，标本采集前24 h应禁止房事、盆浴、阴道检查、灌洗及局部上药等。

(4) 采集尿液时为避免干扰，取中段尿，注意避免强光照射。

(5) 采集标本的容器应采用清洁干燥有盖的，不可污染；容器外应详细记录标本来源、性状、日期及其他相关信息。

一、尿液离心沉淀法

【方法步骤】

1. 尿液收集方法　根据患者基本情况的不同，选择收集方法不同。

(1) 自然排尿法：患者清洗双手、尿道口及其周围皮肤，自然排尿，将适量尿液收集于清洁有盖的容器中。根据检查目的和要求不同，收集尿液的种类、尿程、尿量则有所不同。尿液种类包括晨尿、随机尿、计时尿。尿程包括前段尿、中段尿、终末尿、全程尿。一般原则上应留取新鲜尿，以清晨第一次尿为佳，留取中段尿。

(2) 膀胱导管或穿刺法：对于自然排尿困难的患者或为了避免女性患者阴道分泌物的污染，可采用膀胱导管。必要时，在耻骨弓上穿刺膀胱取尿。

2. 检查方法　尿液中阴道毛滴虫常用检查方法为离心沉淀法。取尿液3～5 mL，置于离心管内，以2000 r/min离心3～5 min，吸取沉渣涂片镜检。必要时可取沉渣涂片，待干后，甲醇固定，再用瑞氏或姬氏染色，镜检。

二、阴道分泌物检查

【方法步骤】

1. 标本采集 用无菌棉拭子在阴道后穹隆、子宫颈及阴道壁上拭去分泌物，置于1～2 mL温生理盐水的试管内送检。因阴道毛滴虫最适温度为25～42 ℃，在温度较低的情况下标本应注意保温，以保持阴道毛滴虫的活动能力。

2. 检查方法 阴道分泌物主要用来检查阴道毛滴虫，偶尔也可查见蛲虫卵、蛲虫等。

(1) 生理盐水直接涂片法：滴1～2滴温生理盐水于载玻片上，取阴道分泌物与生理盐水混合制成涂片，覆以盖玻片镜检。室温低时，将载玻片在酒精灯火焰上迅速来回数次略加温后镜下观察滴虫活动力。

(2) 涂片染色法：取阴道分泌物做生理盐水涂片或经离心沉淀吸取沉渣涂片，干燥固定后进行革兰染色，也可干燥后用甲醇固定，进行瑞氏或姬氏染色后镜检，观察虫体内部结构。

(3) 培养法：接种阴道分泌物于肝浸汤培养基内，置于37 ℃温箱中培养，孵育48 h后吸取管内沉渣做涂片镜检，检查有无原虫生长。

肝浸汤培养基：兔肝15 g，蛋白胨2 g，氰化钠0.5 g，半胱氨酸盐酸盐0.2 g，麦芽糖1 g，蒸馏水100 mL。先将兔肝剪碎，加蒸馏水100 mL混匀，在冰箱中冷浸48 h，每天振摇。将冷浸液加热煮沸30 min，4层纱布过滤，补足蒸发的水分，再过滤，得清亮的肝浸液。在肝浸液中加入上述的其他成分，完全溶解后调整pH值至5.7，分装试管，每管8 mL，加棉塞。55.1 kPa高压灭菌20 min，4 ℃冰箱内储存备用。临用时每管加灭活小牛血清2 mL及青霉素、链霉素少许。

【操作考核标准】

尿液离心沉淀法

考核层次要求：熟练掌握　　　　规定时间：10 min

项目分值	考核内容	应得分	评分细则
准备质量标准 (10分)	1. 仪表端庄、严肃认真	2	每项1分
	2. 物品备齐、放置有序	3	少一项扣1分
	3. 说出实验目的及用途	5	错一项扣1分
操作流程质量标准 (70分)	4. 取尿液3～5 mL置于离心管内	15	
	5. 2000 r/min离心3～5 min	5	
	6. 吸取沉渣涂片	20	按步骤给分
	7. 低倍镜下检查	20	
	8. 高倍镜下检查	10	正确使用低倍镜
全程质量标准 (20分)	9. 操作熟练	5	酌情给分
	10. 操作步骤及方法正确	5	
	11. 实验结果客观	5	
	12. 记录并分析实验结果	5	

(石中全)

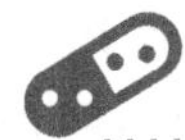

实验9　寄生虫诊断抗原的制备

寄生虫诊断抗原包括可溶性抗原、分泌-排泄抗原、囊尾蚴的囊液抗原、原虫的虫体抗原、基因工程重组抗原、噬菌体肽库模拟抗原，以及抗独特型抗体等。

一、蠕虫抗原

(一) 血吸虫抗原

1. 血吸虫成虫和虫卵的收集 ①一般先将动物固定于接种板上(小鼠可先剪毛后固定)，注意固定小鼠时，橡皮筋不宜缚得太紧；而固定家兔时，则须将棉纱绳缚紧其四肢。②用弯头手术剪剪去动物腹毛，剪毛范围依接种尾蚴量而定，勿剪破皮肤。一般小鼠为 1.5 cm^2，家兔为 4.0 cm^2 左右。③用棉签涂适量除氯水均匀涂抹于剪毛部位皮肤以湿润之。④将感染日本血吸虫的阳性钉螺置于除氯水中，按常规方法逸出尾蚴。将载有定量尾蚴的盖玻片覆盖在去毛皮肤上，立刻计时，接种小鼠、家兔时间一般为 15～20 min。尾蚴接种数量：40～50 个/鼠，或 200～1000 个/兔。注意接种时间内应保持接种部位潮湿，并且不使盖玻片脱落，冬季则应维持室温 20 ℃左右为宜。⑤接种毕，取下盖玻片，同时用脱脂药棉拭干动物皮肤，对动物进行编号和做标记后，按雌雄分笼饲养。⑥一般饲养 42～45 天后剖杀小鼠或家兔，采用心脏灌注方法收集成虫。新鲜活虫用生理盐水漂洗 3 次后，收集分装置于－20 ℃备用。同时取出肝脏分离虫卵。

2. 虫卵抗原的制备 将纯虫卵用丙酮脱水、脱脂干燥。取干燥虫卵 1 g 研磨成细粉，加入 1：10000 硫柳汞生理盐水 100 mL，使其成为 1%的混悬液。将此混悬液放入冰箱内，每天冰融 2 次，连续 5 天，然后超声粉碎，4 ℃条件下，高速(10000 r/min)离心 20 min。经离心后的上清液即为虫卵抗原原液，保存于－20 ℃中备用。

3. 成虫可溶性抗原的制备 以上述方法感染家兔，于感染后 45 天左右剖杀家兔，取出成虫加适量灭菌生理盐水，于匀浆器中冰浴匀浆 10 min，再置于冰浴中超声粉碎 15 min(功率 1500 W，每次 3 s，间歇 1 s)，4 ℃下冷浸 48 h，4 ℃下 10000 r/min 离心 30 min，取上清液测蛋白质含量后分装，－20 ℃冻存备用。

4. 尾蚴可溶性抗原的制备 按常规方法逸出并收集尾蚴，用接种环挑取尾蚴于冰浴的适量的 PBS 溶液中，在冰浴条件下超声波处理(超声 4 s，间隔 6 s，循环 50 次)，测蛋白含量后分装，－20 ℃冻存备用。

5. 血吸虫组分抗原的制备 ①取雌、雄虫和虫卵粗抗原各 1.5 mL，分别沿管壁缓缓加入层析管(DEAE22 纤维素离子交换层析柱)，使纤维素与抗原物质之间形成界面混匀状态。②待粗抗原渗入层析柱后，再用洗脱液不断滴入层析管，进行洗脱。③层析管下端用华氏试管收集洗脱液，每管收集 3 mL，每种抗原各收集 18 管。④测定 3 组各管内洗脱液的 OD 值，分别得出 3 个峰值。各收集峰值前后 OD 值较高的 2～3 管洗脱液混合，即可获得雌、雄虫和虫卵 3 种纯化组分抗原。通过 SDS-PAGE 和 Western blotting 分析，组分抗原含有粗抗原的主要免疫反应成分，去除了多数与日本血吸虫免疫无关蛋白。⑤经 UV-210 紫外分光光度计 280 nm/260 nm 波长测定，计算出各组蛋白质含量，分装后置于－20 ℃保存备用。

6. 重组抗原的制备 以日本血吸虫 32 kD 重组抗原的制备为例。按常规方法制备 rSj 32 抗原的基因工程菌，将工程菌在 LB 液体培养基中培养，增菌至 OD_{600}＝0.4～0.6 后加入诱导剂异丙基-β-D-硫代半乳糖苷(IPTG)至终浓度为 1 mmol/L，37 ℃继续培养 5 h 后，于 4 ℃下 4000 r/min 离心 10 min，收取菌体并以 0.1 mol/L Tris-HCl 缓冲液(pH8.0)重悬。经超声粉碎后，4 ℃条件下，10000 r/min 离心 10 min，取沉淀物用 0.1 mol/L Tris-HCl 缓冲液(pH8.0)洗涤 3～5 次，弃上清液，取沉淀物溶于 8 mol/L 尿素中，－20 ℃冻存备用。

（二）华支睾吸虫

1. 成虫的收集 ①囊蚴分离：自华支睾吸虫流行区采集麦穗鱼等淡水鱼类，将含有华支睾吸虫囊蚴的鱼肉切碎，用研钵捣烂成肉末状，称重后，放入三角烧瓶内，按 1：5 或 1：10 比例加入人工消化液(胃蛋白酶 1 g，盐酸 1 mL，蒸馏水 100 mL)，置于 37 ℃温箱中 12 h，期间以玻璃棒多次搅拌，促使其充分消化。消化完成后倾去上层液体，加入适量生理盐水稀释，通过 40～60 目筛网过滤于三角量杯内，静置 1 h，而后倾去上浮液，再加入适量生理盐水，静置 30 min 后倾去上浮液，按此法经数次清洗沉淀，至上浮液变清为止。遂将沉渣分次倾入培养皿中于解剖显微镜下镜检。用毛细吸管吸取囊蚴并集中于小凹皿内于 4 ℃备用。②动物接种：采用灌注法经口感染长爪沙鼠，囊蚴数量以 30～50 个/鼠为宜。40 天后解剖长爪沙鼠，从胆管中收集成虫，并用生理盐水洗涤虫体，或取囊蚴感染的新西兰兔，3 个月后处死并取出肝脏，从肝胆管中取出成虫，用生理盐水洗 2 次，PBS(磷酸盐缓冲液 0.2 mol/L，pH7.2～7.4)洗 3 次，置于－20 ℃冻存备用。

2. 粗抗原制备 将冲洗过的新鲜虫体置入匀浆器中，加入等体积的 PBS，在冰浴条件下用漩涡混合器打匀 5 min，12000 r/min 离心 30 min，收集上清液，用紫外分光光度法测定蛋白质含量，－20 ℃保存备用。或取冰冻成虫 50 条，无菌生理盐水洗 2 次，置于 2 mL 玻璃匀浆器中，冰浴研磨约 10 min，将匀浆液转入 1.5 mL EP 管中，4 ℃下 10000 r/min 离心 10 min，留取上清液，用紫外分光光度法测定蛋白质含量，－20 ℃保存备用。

3. 分泌-排泄抗原及虫卵抗原的制备 采集新鲜虫体，用 PBS 冲洗 3 次，置于 0.01 mol/L、pH7.2 的 PBS 培养液中(内含抗生素)37 ℃培养 15 h，收集上清液，4 ℃ 3000 r/min 离心 10 min，分离虫卵，并用 12000 r/min 离心 30 min 去除杂质，取上清液即得分泌-排泄抗原，紫外分光光度计测定蛋白质含量，分装，－20 ℃保存备用。

4. 代谢抗原的制备 ①无菌条件下打开猫腹腔，将肝脏连同胆囊一并取出，放入盛有无菌生理盐水的玻璃平皿内，剪开胆管挤出虫体，用含高浓度抗生素(高于常用量 10 倍)的生理盐水反复冲洗虫体，然后移入含高浓度青霉素、链霉素及两性霉素的培养基内，在 37 ℃、5%CO_2条件下培养 24 h，而后改为不含两性霉素的培养基培养。②虫体在含两性霉素的培养基玻璃平皿内培养 24 h 后，改为常规无血清培养基进行培养，隔天换液，同时收集培养液(内含代谢抗原)。

5. 粗抗原的纯化(亲和层析法) ①交联抗体的制备：收集华支睾吸虫患者血清数份，混匀，取 7.5 mL 加到 50 mL 烧杯内，加等量 PBS(0.01 mol/L，pH7.4)稀释，磁力搅拌下缓缓加入 7.5 mL 饱和 $(NH_4)_2SO_4$液(终浓度 33%)，静置 30 min，3000 r/min 离心 10 min，弃上清液，沉淀用 15 mL PBS 溶解，再用同法盐析 1 次，沉淀用 2 mL PBS 溶解，经 pH8.5、0.1 mol/L $NaHCO_3$透析过夜，用紫外分光光度法测定蛋白质含量，－20 ℃保存备用。②抗体偶联及亲和层析：称取 5 g $CNBr_2$活化的 Sepharose 4B 干胶，经 120 mL、1.23 mol/L HCl 浸泡 15 min，pH8.5、0.1 mol/L $NaHCO_3$ 15 min，洗涤 2 次，在磁力搅拌下缓缓加入 2 mL 交联抗体溶液(含 90 g 蛋白)，室温振荡约 2 h，留洗脱液测蛋白质浓度，计算抗体偶联率。将偶联抗体的凝胶装柱，充分洗脱后加华支睾吸虫匀浆液，室温结合 1 h，用 pH7.2、0.01 mol/L PBS 冲洗至 A_{280}值为 0。用 pH2.8、0.2 mol/L 甘氨酸-HCl 解离抗原蛋白，分管收集洗脱液，并立即用 1 mol/L $NaHCO_3$中和至 pH7.2，测定抗原收获量，装透析袋，用 PEG20000 浓缩样品，再经 pH7.4 的 PBS 透析平衡过夜。分装后－20 ℃保存。

6. 重组抗原的制备 以 3-磷酸甘油醛脱氢酶(GTAPDH)重组蛋白制备为例：①重组质粒的诱导表达：将重组质粒 pGEX-4T-1-GAPDH 的单菌落接种至 20 mL 含氨苄西林(100 μg/mL)的 LB 液体培养基中，37 ℃、250 r/min 振摇过夜。取其 20 mL 接种至 6L LB 培养基中，37 ℃、250 r/min 振摇至吸光度(A_{600}值)约为 0.6 时，取其 1 mL 作为诱导前阴性对照物，进行 SDS-PAGE 分析。剩余菌液加入异丙基-β-D-硫代半乳糖苷(IPTG)至终浓度为 0.2 mmol/L，26 ℃、250 r/min 诱导过夜，取其 1 mL 为诱导对照物，用于 SDS-PAGE 分析。诱导过夜后立即将菌液 4 ℃、10000 r/min 离心 20 min 收集沉淀(菌体)，－20 ℃过夜。②重组蛋白 CsGAPDH 亲和层析纯化：将－20 ℃过夜的细菌沉淀置于冰上溶解 15 min，按每克细菌湿重加入 5 mL 细胞裂解液(50 mmol/L Tris-HCl，1 μmol/L 乙二胺四乙酸(EDTA)，100 mmol/L NaCl，pH8.0)重悬菌体，加入溶菌酶至终浓度 1 mg/mL，冰浴 30 min。4 ℃下超声破菌 4 min，加入 RNase A 10 μg/L，DNase Ⅰ 5 μL/L，冰浴 10～15 min。4 ℃、12000 r/min 离心 20 min，重复 2 次，收集上清液，用 0.22 μm 微孔滤膜过滤除菌。取其 5 μL 进行 SDS-PAGE 分析，检查重组蛋白可溶性。按照 GST 标签蛋白纯化试剂盒操作说明纯化重组蛋白、收集样品，－20 ℃保存备用。③酶切：将上述蛋白洗脱液注入 GST 亲和层析柱中，注入 10 mL 吸附液使之平衡。40 μL 凝血酶溶于 1 mL 冰浴 PBS，缓慢加入层析柱，将层析柱放置于室温下酶切 14～18 h 后，继续注入 4 mL 吸附液并收集样品，取其样品 5 μL 进行 SDS-PAGE 分析，鉴定酶切效果。采用 Bradford 法分别测定牛血清白蛋白(BSA)标准蛋白 100～500 μg/mL 系列浓度及阴性空白管吸光度(A_{595}值)，绘制标准曲线，计算重组蛋白 CsGAPDH 浓度。分装后－20 ℃保存备用。

(三) 肺吸虫

肺吸虫抗原可分为虫卵抗原、囊蚴抗原、幼虫抗原和成虫抗原等。按其来源，可分为虫体抗原、表膜抗原、分泌-排泄抗原等。常用的肺吸虫病免疫诊断抗原多为成虫生理盐水或磷酸盐缓冲液的浸出物。

1. 肺吸虫成虫的收集 自卫氏并殖吸虫流行区采集自然感染的溪蟹。取溪蟹去壳后用研钵磨碎，加入适量的0.45%生理盐水，用钢筛滤去粗渣，滤液自然沉淀，倾去上清液(换水2～3次，至上清液澄清为止)，吸取沉渣于培养皿内置双目镜下检查囊蚴。使用专制的并具有一定生理弯曲的吸管，经口腔直接插入动物食管将囊蚴缓缓灌注入胃。小鼠接种数量：50～80个/鼠。注意小鼠接种包含囊蚴的水量以每鼠200 μL为宜，或用肉类将囊蚴包裹后喂犬。囊蚴数量视实验犬的大小而定，每只可喂100～200个囊蚴。饲养2～3个月后将实验动物麻醉致死，剖开胸腔暴露肺脏，可见肺表面有结节状或球状虫囊，剪开虫囊检获虫体，用生理盐水洗涤虫体后收集。

2. 可溶性抗原制备 方法一：滤纸吸干虫体体表水分，经冰冻干燥后研成粉末，加生理盐水配制成1%溶液，冷浸、反复冻融后超声粉碎，4 ℃条件下12000 r/min离心30 min，上清液即为成虫可溶性抗原。测蛋白质含量，分装后置于−20 ℃保存备用。方法二：将取出的活成虫在生理盐水中培养24 h，然后用生理盐水洗涤3次，按1∶4加入0.01 mol/L Tris-HCl缓冲液(pH6.7)及适量玻璃粉研磨成匀浆，经超声处理后，10000 r/min离心15 min，上清液即为成虫可溶性抗原，紫外分光光度计测定蛋白质浓度，分装后置于−20 ℃保存备用。方法三：将卫氏并殖吸虫成虫用双蒸水洗涤3次，加入少量双蒸水，在冰浴中研磨后用超声波细胞粉碎仪破碎，置于4 ℃和−70 ℃反复冻融2天，每天磁力搅拌1次，冻融后的匀浆用低温高速冷冻离心机4 ℃、12000 r/min离心30 min，上清液即为卫氏并殖吸虫成虫可溶性抗原，紫外分光光度计测定蛋白质含量，分装后置于−70 ℃冰箱冻存备用。

(四) 猪囊尾蚴

1. 猪带绦虫孕节和囊尾蚴的收集 于屠宰工厂从患囊虫病猪身上收集猪带绦虫孕节，采集含囊尾蚴的新鲜猪肉，在相对无菌条件下剥离囊尾蚴，−70 ℃保存备用。

2. 囊液抗原的制备 严格选取壁薄、囊液透明的囊尾蚴，经PBS洗涤后，用干净滤纸吸去液体，然后以无菌注射器穿刺囊壁收集囊液，4 ℃下12000 r/min离心30 min，上清液即为粗抗原。测定蛋白质含量，分装后置于−20 ℃保存。粗抗原可用pH7.6、0.05 mol/L Tris-HCl缓冲液稀释，再经Sephadex G-150柱层析后，用280 nm波长测OD值，呈驼峰曲线(751分光光度计)，第一峰组段为提纯抗原。

3. 全囊及头节囊壁抗原制备 剥离全囊，去掉囊液的头节和囊壁进行洗涤后，研磨、超声处理，冷浸、冻融后，12000 r/min离心30 min，上清液即为粗抗原。

4. 可溶性抗原的制备 ①取出−70 ℃冻存囊虫标本，加适量PBS，在冰浴中匀浆，并超声粉碎(150 W，5 min)，然后交替置于−70 ℃和室温冻融5次，4 ℃冷浸24 h，4 ℃、10000 r/min离心20 min，上清液即为水溶性抗原。测定蛋白质浓度后，分装，于−20 ℃备用。②取上述离心沉淀物，加入8 mol/L尿素溶液，充分混匀后超声粉碎(150 W，10 min)，4 ℃冷浸过夜，4 ℃、10000 r/min离心30 min，上清液即为尿素溶性抗原。测定蛋白质浓度后，分装，于−20 ℃备用。

5. 六钩蚴抗原的制备 取鲜活的猪带绦虫孕节100节剪碎，加1%胃蛋白酶5 mL于37 ℃温箱，消化50 min，PBS反复清洗；0.7%次氯酸钠常温孵化5 min，Percoll液分层：六钩蚴液与Percoll液比为1∶5，4 ℃、5000 r/min离心30 min。抽取中间液置于−70 ℃冰箱反复冻融，超声裂解仪160 W超声5 min(间隔10 s，超声5 s)，循环2次，涂片镜检无六钩蚴完整虫体。4 ℃、6000 r/min离心30 min，测其蛋白质含量，0.22 μm滤过除菌，分装保存于−20 ℃备用。

(五) 丝虫

1. 马来丝虫成虫的收集 用马来丝虫感染期幼虫腹腔感染长爪沙鼠。6个月后，从感染鼠腹腔收集成虫。

2. 马来丝虫成虫冰冻切片抗原的制备 从感染马来丝虫的长爪沙鼠腹腔液中收集马来微丝蚴，用PBS(或生理盐水)洗净，蒸馏水漂洗1次后，包埋于3%～5%甲基纤维素中，用冷冻切片机制成厚4～5 μm的切片(每一切片含4～6个虫体横断面)，贴附于洁净的载玻片上，用丙酮固定，干燥保存于−20 ℃备用。

3. 马来微丝蚴断片抗原的制备 从感染马来丝虫的长爪沙鼠腹腔液中收集马来微丝蚴，用PBS(或生理盐水)洗净。其混悬液置于冰格过夜，次日离心浓集，以甲醇固定，然后进行反复超声断碎，超声粉碎机输出功率不小于 25 W(每次 30 s,间隔 30～60 s,共 3～5 min),至微丝蚴断片长 20～30 μm。滴 1 滴微丝蚴断片混悬液(≥100 断片/滴)在洁净的载玻片上,经 50 ℃左右热烘固定 3 min 后使用。

4. 马来丝虫成虫可溶性抗原的制备 方法一:感染马来丝虫长爪沙鼠的腹腔收集马来丝虫成虫。虫体经生理盐水洗涤和蒸馏水漂洗后,置于丙酮脱脂干燥,然后加 0.01%硫柳汞生理盐水研磨成匀浆,冻融 3 天(每天 2 次)后置于 4 ℃冷浸 3～4 天,超声粉碎后低温高速(7000 r/min)离心 30 min,上清液即可溶性抗原。测抗原蛋白质含量,－20 ℃保存备用。方法二:解剖马来丝虫感染的沙鼠,收集成虫雌雄各半,以 PBS 反复冲洗,于 RPMI 1640 培养基(不含小牛血清)中培养 48 h 后,再以 PBS 冲洗 3 次,弃除宿主细胞和雌虫子宫内微丝蚴。冰浴中于组织匀浆器中研磨,4 ℃过夜提取,5000 r/min 离心 30 min,测抗原蛋白质含量,－20 ℃保存备用。

5. 微丝蚴抗原的制备 腹腔灌洗沙鼠腹腔中微丝蚴,经 10% Ficoll 梯度离心,收集微丝蚴,PBS 离心冲洗 3 次,冰浴中超声粉碎,反复冰融 3 次,4 ℃过夜提取,测蛋白质含量,－20 ℃保存备用。

(六) 广州管圆线虫

1. 标本的收集 ①成虫和幼虫的收集:从流行区采集福寿螺,将其压碎、去壳、组织匀浆后,置于人工消化液(0.2%胃蛋白酶,0.7% HCl)中 37 ℃消化 2 h,解剖镜下分离广州管圆线虫Ⅲ期幼虫(L3,感染期幼虫),经口感染 SD 大鼠,45 天后从大鼠肺动脉分离得广州管圆线虫成虫。②福寿螺的人工感染:取 80 条活跃幼虫灌胃感染 SD 大鼠,6 周后,每隔 12 h 收集 1 次粪便,将所有粪便浸泡在除氯水中,过滤、淘洗 5～6 次,每次静置 15～30 min 后倾去上清液,用除氯水稀释沉渣,配制Ⅰ期幼虫混悬液,备用。将过滤、淘洗后的广州管圆线虫Ⅰ期幼虫混悬液搅匀(含Ⅰ期幼虫 150000 条左右),倒入玻璃缸(59 cm×55 cm×33 cm)内,加水至深 1 cm。再将禁食 24 h 的福寿螺放入容器内使其感染,24 h 后取出福寿螺用清水洗净,置于(25.5±0.64) ℃恒温室的水族缸饲养,备用。

2. 成虫可溶性抗原的制备 用生理盐水漂洗分离到的虫体 3～4 次后,将虫体置于－20 ℃冰冻干燥,研磨成粉,冷丙酮脱脂 3 次。经冰浴超声粉碎后反复冻融,4 ℃、30000 r/min 离心 20 min,上清液即为成虫可溶性抗原,测定蛋白质含量,－20 ℃保存备用。

3. 组分抗原(AC32)的制备 制备成虫粗抗原,粗抗原进行 12% SDS-PAGE 后,凝胶浸入预冷的 10 mmol/L的 KCl 溶液,4 ℃放置 10 min 后,根据标准分子量蛋白准确切取 32 kD(1 D＝1 u)蛋白带,将含目的蛋白质的胶块装入孔径 14000 kD 的透析袋,加 0.5 倍 Tris-甘氨酸电泳缓冲液(不含 SDS)于水平电泳槽 200 V 电渗 1 h,反转电极电渗 1 h,袋内渗液经 4 ℃、12000 r/min 离心 15 min。取上清液经 pH7.2, 10 mmol/L PBS 透析,袋内液体即为纯化的 AC32,测定蛋白质含量,－20 ℃保存备用。

(七) 旋毛虫

1. 成虫和幼虫的收集 ①每只 SD 大鼠经口灌胃感染 10000 条旋毛虫感染性肌肉幼虫,感染后第 6 天处死大鼠,取出并纵行剪开小肠,用无菌生理盐水洗去肠内容物。将剪成 2～3 cm 长的小肠段放入线虫幼虫分离器中,加入 37 ℃预温的无菌生理盐水至肠管,放入 37 ℃孵箱内,4 h 后收集分离器中成虫,经无菌生理盐水反复沉淀洗涤可得纯净的成虫。②每只小鼠经口感染旋毛虫肌幼虫 2000 条,35 天后剖杀,取骨骼肌剪碎,用 1%胃蛋白酶、1%盐酸,37 ℃、18 h 消化获取旋毛虫肌幼虫。

2. 成虫可溶性抗原的制备 按 1∶3 体积加无菌生理盐水于成虫中,置于－20 ℃冰箱冷冻。24 h 后取出冷冻的成虫,在冰浴下用匀浆器电动研磨 30 min,4 ℃冷浸 24 h,再次冰浴下研磨至显微镜下观察无大块的虫体碎片为止。4 ℃、10000 r/min 离心 30 min,收集上清液,测其蛋白质浓度后,－20 ℃储存。

3. 成虫分泌排泄抗原的制备 将收集到的纯净成虫用含青霉素、链霉素的无菌生理盐水洗 3 次,然后将成虫移入不含小牛血清的 RPMI 1640 培养液中(按 1000 条/mL 成虫培养),37 ℃旋转培养。每天观察成虫存活及产新生幼虫的情况,分离成虫和新生幼虫,成虫继续培养达 1 周。收集的培养液低温真空浓缩,0.1 mol/L Tris-HCl 缓冲液(pH7.1)透析。测其蛋白质浓度后,－20 ℃储存。

4. 幼虫可溶性粗抗原的制备 将收集到的纯净幼虫冻融、匀浆、超声后以 10000 r/min 离心 30 min,其上清液即为旋毛虫可溶性粗抗原,再将其经 Sephadex G-200 层析,收集 B 峰经过透析、浓缩,测其蛋白质浓度后,－20 ℃储存。

5. 幼虫分泌排泄抗原的制备 将收集到的纯净活幼虫洗净后按10000条幼虫/mL量加入含有青霉素(500 μg/mL)及链霉素(500 μg/mL)的RPMI 1640培养液于37 ℃分别培养24 h、48 h、72 h,用滤膜过滤去除幼虫,滤液装入透析袋中,于蒸馏水中反复透析到无色为止,经浓缩后即为旋毛虫肌幼虫分泌排泄抗原,测其蛋白质浓度后,−20 ℃储存。

二、原虫抗原

(一)阿米巴原虫

1. 阿米巴原虫的体外培养 取脓液、黏液处稀便0.5 mL或黄豆大小的成形便接种在有营养琼脂双向培养基或洛克氏鸡蛋血清培养基的试管内,37 ℃培养,培养后于24 h、48 h、72 h取混浊部分镜检获得虫体。

2. 阿米巴原虫粗抗原的制备 体外培养的阿米巴虫体,生理盐水清洗,超声粉碎,5000 r/min离心30 min,取上清液即为抗原,测其蛋白质浓度后,−20 ℃储存。

(二)隐孢子虫

1. 隐孢子虫的收集 ①动物模型的建立(保种):用集虫法从患者或病畜粪便中收集隐孢子虫卵囊,经PBS或生理盐水清洗后梯度离心纯化。按10个/克卵囊以管饲法接种豚鼠幼鼠或成鼠,2周后即有明显感染表现。②卵囊的分离纯化:从实验动物粪便中收集卵囊,先采用不连续蔗糖梯度离心法初步纯化后,再用孔径3 μm含搅拌器的除菌器CsCl梯度离心,获得纯化的卵囊。③脱囊:用次氯酸钠处理卵囊,将卵囊放置在脱囊液中(胆汁与0.25%胰蛋白酶比例为1∶1,pH7.5~8.0),置于37 ℃、5% CO_2培养箱中脱囊,脱囊后的子孢子再次经CsCl梯度离心纯化。④体外培养:经纯化或未经纯化的脱囊后子孢子用PBS洗涤2次。用RPMI 1640培养基(含10%小牛血清)重悬后置于单层人胚肺细胞的培养瓶中,于37 ℃、5% CO_2条件下培养4 h后,在相差显微镜下观察虫体发育情况。用胰蛋白酶消化人胚肺细胞,置于2.5% K_2CrO_4溶液中(4 ℃)4 h。经PBS洗涤后,离心收集虫体备用。

2. 抗原的制备 取高度纯化的新鲜无杂质的卵囊(10^7个/mL),反复冻融3次,置于冰上超声处理45s× 5次(50 mV),制备卵囊匀浆(CPH抗原),测定蛋白质浓度后,−20 ℃储存待用。

(三)疟原虫

1. 恶性疟原虫的体外培养 采自恶性疟原虫感染者的抗凝全血,放入离心管中以1500 r/min离心10 min,弃上清液。加等量RPMI 1640完全培养液,混匀后计算红细胞的疟原虫感染率。用50%正常人红细胞液将红细胞感染率稀释为0.1%~0.2%,混匀。于1 mL感染率为0.1%~0.2%的红细胞悬液中加入4 mL RPMI 1640完全培养液,将上述混悬液分装于25 mL培养瓶内,每瓶3~5 mL,置于37 ℃、5% CO_2培养箱内进行常规培养。每24 h,取出培养瓶,吸去上清液约2.5 mL,再加入等量新的RPMI 1640完全培养液,即半量换液。再放回培养箱继续培养。培养4天后,需要加新的正常红细胞,即再按上述步骤重复换液。通过涂片染色镜检,观察原虫生长情况。当红细胞感染率在3%~5%之间时,应分瓶培养。

2. 全虫抗原制备 已知疟原虫的血液,无须分离提纯,涂成抗原片即可用于间接免疫荧光抗体试验。

(四)弓形虫

1. 弓形虫速殖子的收集 从液氮中取出弓形虫RH株或其他虫株,常规复苏后,腹腔接种BALB/c小鼠,72 h收集感染鼠腹水转种2代后,无菌抽洗小鼠腹腔液离心、洗涤,血细胞计数板计数速殖子数,用PBS调整浓度。

2. 速殖子可溶性抗原的制备 取纯净的弓形虫速殖子,加灭菌双蒸水,混匀,超声粉碎或反复冻融5次,10000 r/min离心30 min,取上清液加等量1.7% NaCl溶液即为可溶性抗原,又称胞质抗原。测其蛋白质浓度后,−20 ℃储存。

3. 速殖子膜抗原的制备 取纯净的弓形虫速殖子,超声粉碎,45000 r/min离心30 min,上清液为胞质抗原。取沉淀物用生理盐水洗净后制成20%混悬液。取0.5 mL悬液,加2.5 mL的0.5 %表面活性剂 Nonidet P40，在 4 ℃振荡溶解 15 min，4000 r/min 离心 10 min，上清液即为弓形虫膜抗原。测其蛋白质浓度后，−20 ℃储存。

（五）杜氏利什曼原虫

1. 前鞭毛体的收集 制备 NNN 培养基，将培养基倒入 10 mL 玻璃管中，每管含琼脂 2 mL，兔血 1 mL。从黑热病患者骨髓中分离的杜氏利什曼原虫，接种鞭毛体，25 ℃培养，于接种培养第 7 天后，采用血细胞计数器计数，观察培养液中鞭毛体的数量。

2. 可溶性抗原的制备 方法一：常规法收集前鞭毛体，在冷却下用中速振幅超声粉碎（1～2 次，2～3 min）；0 ℃、10000 r/min 离心 30 min，吸取上清液；测其蛋白质浓度后，−20 ℃储存。方法二：NNN 培养基中培养 7 天的前鞭毛体，用 PBS 洗涤 3 次后，反复冻融 10 次，10000 r/min 离心 30 min，上清液即为抗原。

三、医学节肢动物（尘螨）抗原

1. 屋尘螨人工饲养

（1）生态条件：采用生化培养箱培养，设定湿度为 70%～75%，温度 24.8～25.3 ℃，并在通气和防霉的环境下屋尘螨才能繁殖和生长，为保证温、湿度，每天由专人观察生化培养箱 2 次，用饱和盐水和硅胶来调节干、湿度。

（2）饲料配方：以全麦粉为主加以适量的麦皮、干酵母、虾皮、牛肉粉、维生素 C、肌醇、胆固醇、山梨酸等混合物，经磨碎，高温、高压除霉灭菌后封装备用。

（3）屋尘螨的培养：从哮喘和过敏性鼻炎的患者或正常人家中收集的床尘、枕尘中（500 份）挑出活的尘螨，放入小烧杯中加饲料先进行饲养，需挑出多个活螨且有雌雄一起才能繁殖，经过 2 个月如有繁殖则挑出进行鉴定，如为屋尘螨则接种于另一加饲料的烧杯中，如不能繁殖则放弃，再另外挑出活螨进行饲养。正式的饲养用干燥玻璃缸，下层用饱和盐水，中层用塑料盆，饲料放在盆中，把挑出的活螨放入盆中，塑料盆缘涂一层凡士林以防螨虫爬出，玻璃干燥缸边缘亦涂一层凡士林，盖一平面玻璃盖，中央制成 10 cm×10 cm 的大孔，并用滤纸将孔覆盖，在滤纸边缘亦用凡士林涂之，用滤纸的目的是使饲养缸内能保持一定的氧气。

（4）标本的收集：挑出一批经鉴定的活的屋尘螨进行饲养，2～3 个月后用爬盘法可收集活螨一批，并制片进行再次鉴定，后换上新的饲料再行饲养，收集到的活螨经清洗，用 95%乙醇浸泡，风干，制成纯屋尘螨的干粉备用。

2. 粉尘螨可溶性抗原的制备 将 0.5 g 经丙酮脱脂尘螨干粉研磨后加 0.01 mol/L、pH7.4 PBS 至 25 mL，超声粉碎 8 min，置于 4 ℃冰箱过夜，12000 r/min 低温离心 12 min，其上清液为粉尘螨水溶性抗原，将离心后的沉渣溶于 20 mL 的 8 mol/L 尿素溶液中，再用上述方法离心，其上清液为尿素溶性抗原。测其蛋白质浓度后，−20 ℃储存。

3. 粉尘螨分泌排泄抗原的制备 冷冻的粉尘螨代谢培养基 100 g，经乙醚脱脂后制成浸液，取 100 mL 经 50%～80%饱和硫酸铵分级沉淀。第 2 次离心沉淀物以 0.01 mol/L、pH7.0 PBS 15 mL 稀释，4 ℃透析 48 h，测其蛋白质浓度后，−20 ℃储存。

4. 尘螨 Dff F3（Der f Ⅲ）的分离和纯化 用活化的聚丙烯酰胺葡聚糖凝胶 Sephacryl-200HR（美国 Sigma 公司）装柱（100 cm×2 cm），以 0.01 mol/L、pH7.0 PBS 平衡。取上述透析溶液 15 mL 沿管壁轻微加入层析柱，于自动收集仪收集洗脱液 60 余管，测定每管样品蛋白含量吸光度（A_{280}值）。第 3 峰值的样品即为 Dff F3，经浓缩，再于蒸馏水中透析过夜，−20 ℃保存备用。按常规方法稍做改良后对 Dff F3 进行分离，即将已分离的上述蛋白组分 Dff F3 再经电泳进一步分离纯化。测其蛋白质浓度后，−20 ℃储存。

（丁环宇　何孝崇）

中英文名词对照

A

阿米巴病	amoebiasis
阿米巴穿孔素	amoeba
阿米巴性肝脓肿	amebic liver abscess
十二指肠钩口线虫	*Ancylostoma duodenale*
广州管圆线虫	*Angiostrongylus cantonensis*
节肢动物	arthropod
蛔虫病	ascariasis
似蚓蛔线虫	*Ascaris lumbricoides*

B

结肠小袋纤毛虫	*Balantidium coli*
吸槽	bothrium
马来布鲁线虫	*Brugia malayi*

C

带虫者	carrier
尾蚴性皮炎	cercarial dermatitis
夏科-莱登结晶	Charcot-Leyden crystals
恙螨	chigger mite
唇足纲	Chilopoda
环卵沉淀试验	circum-oval precipitating test，COPT
绦虫纲	Class Cestoda
线虫纲	Class Nematoda
吸虫纲	Class Trematoda
华支睾吸虫	*Clonorchis sinensis*
轴柱	columella
实质核型	compact nucleus
浓集法	concentration method
伴随免疫	concomitant immunity
接合生殖	conjugation
伸缩泡	contractile vacuole
甲壳纲	Crustacea

圆叶目 Cyclophyllidea
包囊 cyst
拟囊尾蚴 cysticercoid
猪囊尾蚴 cysticercus cellulosa
牛囊尾蚴 cysticercus bovis
葡萄状囊尾蚴 cysticercus racemosus
胞口 cytostome

D

终宿主 definitive host
蠕形螨 demodicid mite
变性 denaturation
倍足纲 Diplopoda
DNA 探针 DNA probe
斑点 ELISA dot-ELISA

E

包虫病 echinococcosis
细粒棘球绦虫 *Echinococcus granulosus*
溶组织内阿米巴 *Entamoeba histolytica*
蛲虫病 enterobiasis
蠕形住肠线虫 *Enterobius vermicularis*
酶联免疫吸附试验 enzyme-linked immunosorbent assay,ELISA
肠外阿米巴病 extraintestinal amoebiasis
延伸 extension

F

布氏姜片吸虫 *Fasciolopsis buski*
丝虫 filaria
鞭毛 flagellum
浮聚法 floataion method
蝇 fly
食源性寄生虫病 food-borne parasitosis

G

配子生殖 gametogony
土源性蠕虫 geohelminth
蓝氏贾第鞭毛虫 *Giardia lamblia*
姬氏染液 Giemsa's stain
姬氏染色 Giemsa's staining
糖原泡 glycogen vacuole

H

蠕虫	helminth
蠕虫病	helminthiasis
钩蚴性皮炎	hookworm dermatitis
宿主	host
棘球蚴砂	hydatid sand
微小膜壳绦虫	*Hymenolepis nana*
微小膜壳绦虫病	hymenolepiasis nana

I

免疫荧光试验	immunofluorescence assay,IFA
感染阶段或感染期	infective stage
昆虫纲	Insecta
皮内抗原试验	intradermimal antigen test
皮内试验	intradermimal test,ID
中间宿主	intermediate host

L

杜氏利什曼原虫	*Leishmania donovani*
生活史	life history
虱	Louse

M

医学原虫	medical protozoa
汞碘醛	merthiolate-iodine-formaldehyde
中绦期	metacestode
分子杂交	molecular hybridization
蚊	mosquito
互利共生	mutualism
蝇蛆病	myiasis

N

线虫	nematode
美洲板口线虫	*Necator americanus*

O

机会性致病原虫	opportunistic protozoan

P

斯氏狸殖吸虫	*Pagumogonimus skrjabini*
卫氏并殖吸虫	*Paragonimus westermani*
寄生虫	parasite
人兽共患寄生虫病	parasitic zoonosis
寄生	parasitism
寄生虫检验技术	parasitological laboratory medicine
转续宿主	paratenic host
表膜	pellicle
吞噬	phagocytosis
胞饮	pinocytosis
多聚酶链反应	polymerase chain reaction,PCR
聚乙烯醇	polyvinyl alcohol
包囊前期	precyst
带虫免疫	premunition
节片	proglottid
原头蚴	protoscolex
原虫	protozoan
假叶目	Pseudophyllidea

R

保虫宿主	reservoir host
顶突腺	rostellar gland
顶突	rostellum

S

白蛉	sandfly
日本裂体吸虫	*Schistosoma japonicum*
裂体增殖	schizogony
头节	scolex
沉淀法	sedimentation method
性传播疾病	sexually transmitted disease,STD
裂头蚴病	sparganosis
交合刺	spicule
曼氏迭宫绦虫	*Spirometra mansoni*
孢子增殖	sporogony
链体	strobila
粪类圆线虫	*Strongyloides stercoralis*
共生	symbiosis

T

牛带绦虫 *Taenia saginata*
猪带绦虫 *Taenia solium*
吸虫 trematoda
旋毛形线虫 *Trichinella spiralis*
毛首鞭形线虫 *Trichuris trichiura*
滋养体 trophozoite
无菌培养 sterile culture

V

虫媒病 vector borne disease
泡状核 vesicular nucleus

W

鞭虫 whipworm
瑞氏染液 Wright's stain
瑞氏染色 Wright's staining
班氏吴策线虫 *Wuchereria bancrofti*

（董春辉）

参考文献

CANKAOWENXIAN

[1] 陆予云，丁丽，吴秀珍. 寄生虫检验技术[M]. 武汉：华中科技大学出版社，2012.

[2] Lynne Shore Garcia(美). 诊断医学寄生虫学[M]. 张进顺，李薇，孙新，等译. 5 版. 北京：人民卫生出版社，2010.

[3] 高兴政. 医学寄生虫学[M]. 3 版. 北京：北京大学医学出版社，2008.

[4] 詹希美. 人体寄生虫学[M]. 北京：人民卫生出版社，2005.

[5] 曹励民. 寄生虫学检验[M]. 3 版. 北京：人民卫生出版社，2010.

[6] 张苹. 寄生虫学及寄生虫检验技术[M]. 北京：高等教育出版社，2005.

[7] 曾宪芳. 寄生虫学和寄生虫学检验[M]. 北京：人民卫生出版社，1997.

[8] 胡野. 病原生物与免疫学基础[M]. 郑州：郑州大学出版社，2003.

[9] 曹宁. 病原生物与免疫学基础[M]. 北京：高等教育出版社，2005.

[10] 陈兴保. 病原生物学和免疫学[M]. 6 版. 北京：人民卫生出版社，2009.

[11] 许正敏，韩乐云. 免疫与病原生物[M]. 武汉：湖北科学技术出版社，2008.

[12] 陈少华，王锦，叶泽秀. 病原生物学与免疫学基础[M]. 武汉：华中科技大学出版社，2010.

[13] 陈育民，罗江灵. 病原生物学与免疫学[M]. 2 版. 西安：第四军医大学出版社，2011.

[14] 仇锦波. 寄生虫学检验[M]. 2 版. 北京：人民卫生出版社，2002.

[15] 周本江，郑葵阳. 医学寄生虫学[M]. 北京：科学出版社，2007.

[16] 陈淑增，魏秋芬，杨翀. 病原生物学与免疫学[M]. 武汉：华中科技大学出版社，2010.

[17] 沈继龙. 临床寄生虫学与检验[M]. 3 版. 北京：人民卫生出版社，2007.

[18] 刘晶星. 医学微生物学与寄生虫学[M]. 2 版. 北京：人民卫生出版社，2006.

[19] 吴观陵. 人体寄生虫学[M]. 3 版. 北京：人民卫生出版社，2005.

[20] 陈建平. 人体寄生虫学[M]. 成都：四川大学出版，2006.

[21] 罗恩杰. 寄生虫学与寄生虫学检验[M]. 北京：人民军医出版社，2006.

[22] 陈兴保，仇锦波，李朝品. 人体寄生虫学[M]. 北京：人民军医出版社，2003.

[23] 陈育民，罗江灵. 病原生物学与免疫学[M]. 2 版. 西安：第四军医大学出版社，2011.

[24] 卢圣栋. 生物技术与疾病诊断[M]. 北京：化学工业出版社，2002.

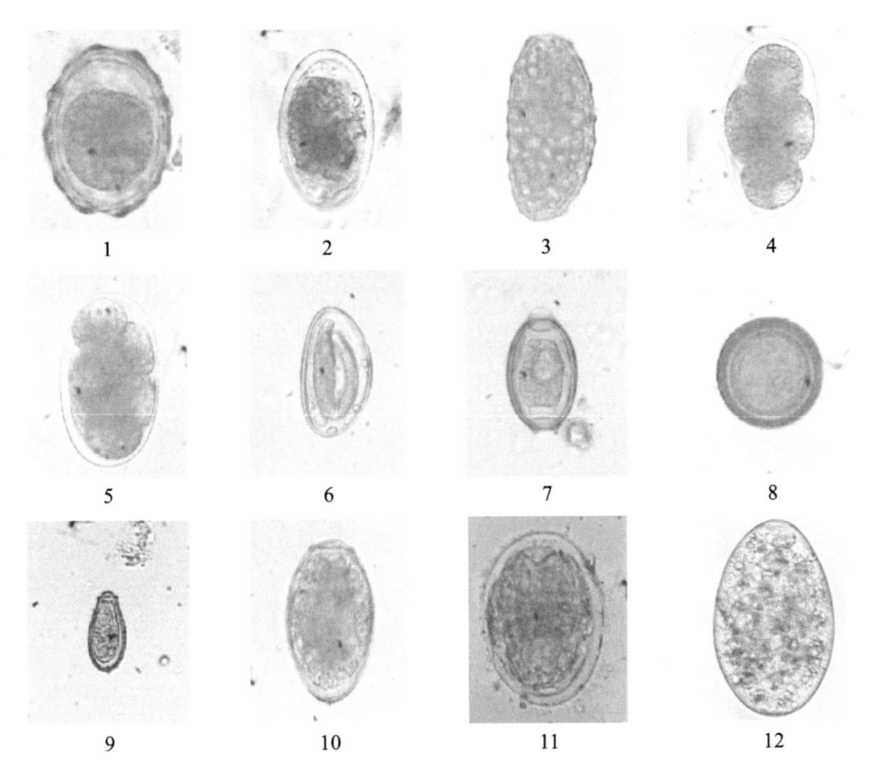

彩图 1　常见人体寄生虫虫卵

1.蛔虫卵(受精);2.蛔虫卵(受精、脱蛋白膜);3.蛔虫卵(未受精);4、5.钩虫卵;6.蛲虫卵;7.鞭虫卵;8.绦虫卵;9.华支睾吸虫卵;10.肺吸虫卵;11.日本血吸虫卵;12.姜片吸虫卵

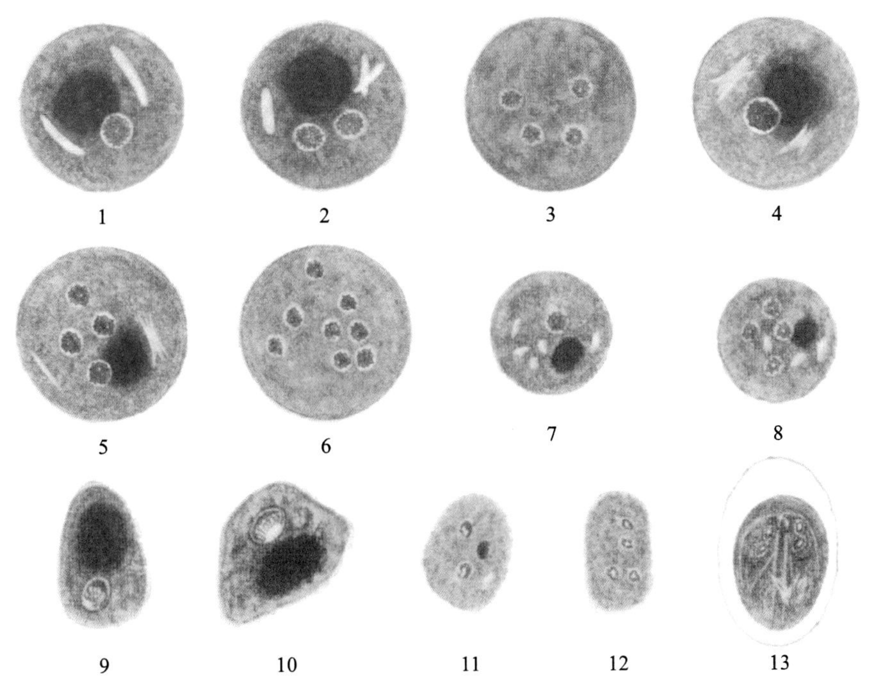

彩图 2　人体肠道常见寄生虫原虫包囊(碘液染色)

1.溶组织内阿米巴单核包囊;2.溶组织内阿米巴双核包囊;3.溶组织内阿米巴四核包囊;4.结肠阿米巴单核包囊;5.结肠阿米巴四核包囊;6.结肠阿米巴八核包囊;7、8.哈氏内阿米巴包囊;9、10.布氏嗜碘阿米巴包囊;11、12.微小内蜒阿米巴包囊;13.蓝氏贾第鞭毛虫包囊

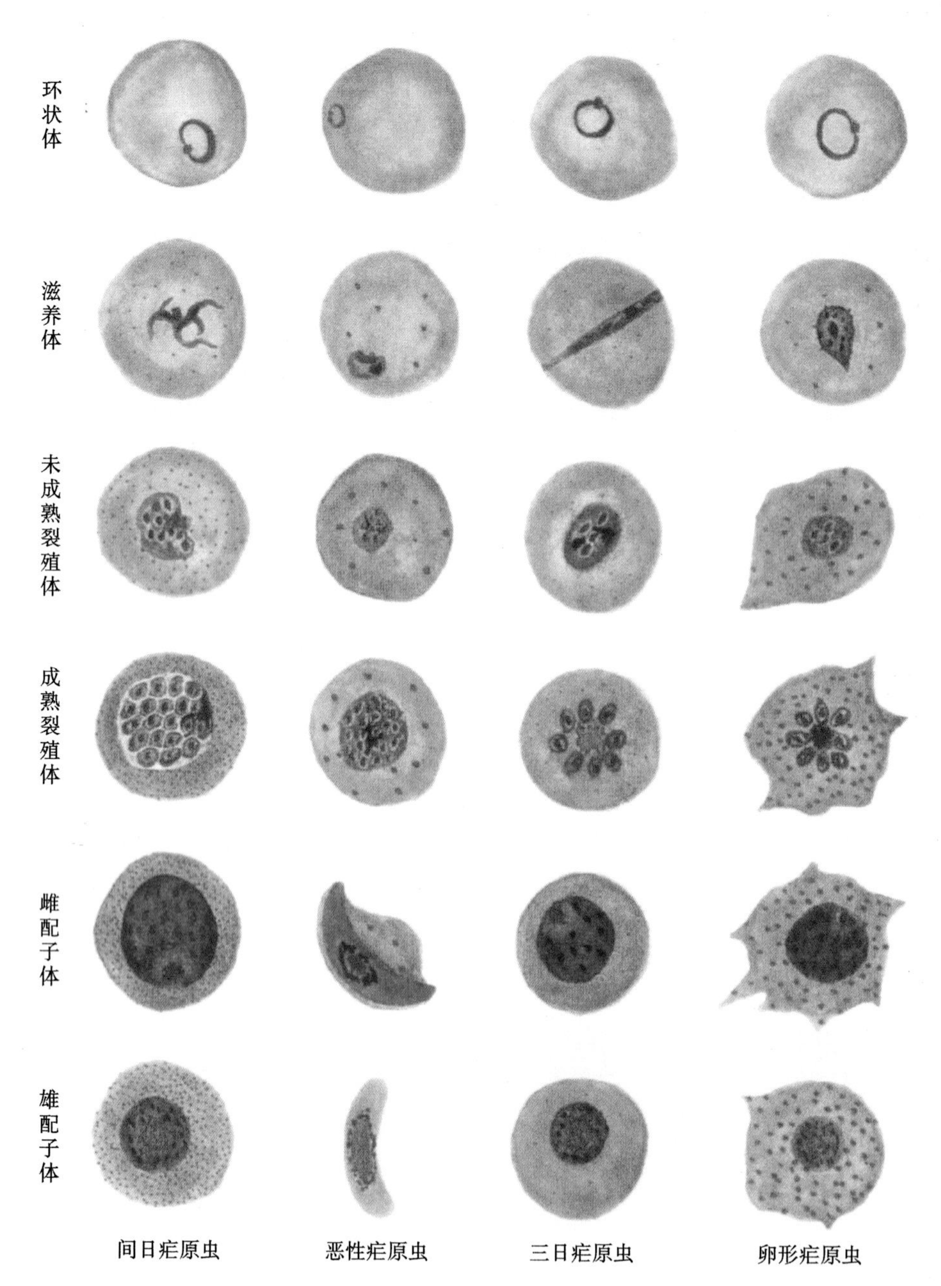

彩图3　四种疟原虫红内期生活史各期形态(瑞氏染色和姬氏染色)